INFECTION CONTROL
THE JAPANESE JOURNAL OF INFECTION CONTROL

インフェクションコントロール 2025年 春季増刊

スタッフの疑問に対応できる

最新版

感染対策のQ&A厳選集56

指導セットつき

ダウンロード

ダウンロードして使える

エビデンスや具体的な取り組みをもとに、効果的な説明方法や対策の進め方を解説！

編集
深尾亜由美
岐阜大学医学部附属病院
副病院長・看護部長（感染管理認定看護師）

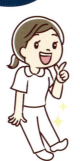

JN208565

メディカ出版

はじめに

　近年、新型コロナウイルス感染症（COVID-19）によるパンデミックやデジタル技術の急速な進化、診療報酬改定に伴う地域連携の活性化など、ICT を取り巻く環境は変化し続けており、求められる役割も多様化が進んでいます。

　このような現代は VUCA の時代、「Volatility（変動性）」「Uncertainty（不確実性）」、「Complexity（複雑性）」「Ambiguity（曖昧性）」と呼ばれます。流れが速く、不確実で複雑かつ曖昧な時代には、現状に合わせた臨機応変な対応が必要とされます。そして、多様性、価値観の違い、合理性への対応が複雑な時代であり、リスク管理、患者サービス、病院経営面などから最適解を導き出し、どうにかしてうまく対応することが求められます。昨今、ICT メンバーやリンクナースがスタッフから受ける質問のなかには、マニュアル通りにはいかない、回答に迷うことが増えたと実感しておられる方も多いのではないでしょうか。

　本増刊は、ICT メンバーやリンクナースが遭遇するスタッフからの質問に対して、エビデンスとなる根拠や自施設での取り組みをもとに、効果的な説明方法や提案の進め方について、第一線でご活躍されている先生方に執筆いただいています。編者である自身も原稿を読み、著者の先生方のさまざまな工夫や苦労に触れ、改めて感染管理の魅力ややりがいを実感しました。ICT の読者が、正解のない問いに対して「腑に落ちる」対応を考えるヒントになり、そして感染管理の醍醐味を感じていただける一冊となれば幸いです。

　最後に、ご執筆いただいた著者の先生方、INFECTION CONTROL 編集担当者の皆様には、多忙ななかにもかかわらずご尽力いただけたことに心より感謝申し上げます。

2024 年 11 月

岐阜大学医学部附属病院 副病院長・看護部長（感染管理認定看護師）
深尾亜由美

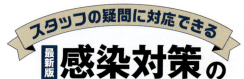

INFECTION CONTROL
THE JAPANESE JOURNAL OF INFECTION CONTROL
インフェクションコントロール
2025年 春季増刊

スタッフの疑問に対応できる
最新版 感染対策のQ&A厳選集56
ダウンロードして使える 指導セットつき

編集　深尾亜由美　岐阜大学医学部附属病院 副病院長・看護部長（感染管理認定看護師）

はじめに	3
執筆者一覧	6
資料ダウンロード方法	7

第1章　スタッフからの質問への対応のコツと進め方 🔽ダウンロード

1	ICTメンバーとしての指導方法のコツと心構え	10
2	上長や施設長からの質問への対応のコツと心構え	16
3	感染対策がうまくいっていない病棟へのアプローチのコツ	22
4	感染対策がうまくいっていない高齢者施設へのアプローチのコツ	30
5	感染対策がうまくいっていない診療所へのアプローチのコツ	36
6	感染対策がうまくいっていない保育所へのアプローチのコツ	42

第2章　最新版 ICTに必要なスタッフ指導セット 🔽ダウンロード

1	感染対策の基本的な知識や情報の指導ツール	50
2	新型コロナウイルス感染症関連の指導ツール	57
3	環境整備関連の指導ツール	64
4	医療処置時の指導ツール	72
5	高齢者施設・障がい者施設の指導ツール	82

第3章 ケアについてのQ&A 🔵ダウンロード

- **1** 手指衛生に関するQ&A ⋯⋯⋯⋯⋯⋯⋯⋯⋯⋯⋯⋯⋯⋯⋯⋯⋯ 88
- **2** PPE着脱に関するQ&A ⋯⋯⋯⋯⋯⋯⋯⋯⋯⋯⋯⋯⋯⋯⋯⋯⋯ 97
- **3** 口腔・気管吸引に関するQ&A ⋯⋯⋯⋯⋯⋯⋯⋯⋯⋯⋯⋯⋯ 107
- **4** 清潔ケアに関するQ&A ⋯⋯⋯⋯⋯⋯⋯⋯⋯⋯⋯⋯⋯⋯⋯⋯ 115
- **5** 経腸栄養に関するQ&A ⋯⋯⋯⋯⋯⋯⋯⋯⋯⋯⋯⋯⋯⋯⋯⋯ 124
- **6** 尿道留置カテーテルに関するQ&A ⋯⋯⋯⋯⋯⋯⋯⋯⋯⋯ 132
- **7** 末梢静脈カテーテルに関するQ&A ⋯⋯⋯⋯⋯⋯⋯⋯⋯⋯ 140
- **8** 中心静脈カテーテルに関するQ&A ⋯⋯⋯⋯⋯⋯⋯⋯⋯⋯ 149
- **9** 口腔ケアに関するQ&A ⋯⋯⋯⋯⋯⋯⋯⋯⋯⋯⋯⋯⋯⋯⋯⋯ 160

第4章 環境整備のQ&A 🔵ダウンロード

- **1** 清掃に関するQ&A ⋯⋯⋯⋯⋯⋯⋯⋯⋯⋯⋯⋯⋯⋯⋯⋯⋯⋯⋯ 170
- **2** 清掃時の消毒薬や物品の使い方に関するQ&A ⋯⋯⋯⋯ 178
- **3** 水回りに関するQ&A ⋯⋯⋯⋯⋯⋯⋯⋯⋯⋯⋯⋯⋯⋯⋯⋯⋯⋯ 187
- **4** その他の環境整備に関するQ&A ⋯⋯⋯⋯⋯⋯⋯⋯⋯⋯⋯ 195

第5章 感染症への対策のQ&A 🔵ダウンロード

- **1** 新型コロナウイルスに関するQ&A ⋯⋯⋯⋯⋯⋯⋯⋯⋯⋯ 206
- **2** インフルエンザ・結核に関するQ&A ⋯⋯⋯⋯⋯⋯⋯⋯⋯ 215
- **3** VREやその他の感染症に関するQ&A ⋯⋯⋯⋯⋯⋯⋯⋯⋯ 224

第6章 ICT活動のQ&A 🔵ダウンロード

- **1** ラウンドに関するQ&A ⋯⋯⋯⋯⋯⋯⋯⋯⋯⋯⋯⋯⋯⋯⋯⋯ 234
- **2** リンクナースの指導・兼任ICNの動き方に関するQ&A ⋯ 243
- **3** 地域連携に関するQ&A ⋯⋯⋯⋯⋯⋯⋯⋯⋯⋯⋯⋯⋯⋯⋯⋯ 251

索引⋯⋯⋯⋯⋯⋯⋯⋯⋯⋯⋯⋯⋯⋯⋯⋯⋯⋯⋯⋯⋯⋯⋯⋯⋯⋯⋯⋯⋯⋯ 258

表紙・本文デザイン：創基 市川 竜　イラスト：福井典子、藤井昌子　＊本書の情報は、2024年11月現在のものです。

執筆者一覧

第1章

1	手塚宜行	岐阜大学
2	尾崎明人	朝日大学病院
3	坂田美樹、三鴨廣繁	愛知医科大学
4	高見澤一穂	医療法人 啓仁会 法人本部
5	村上啓雄	ぎふ綜合健診センター／岐阜大学医学部附属地域医療医学センター
6	細田清美	社会福祉法人 恩賜財団 済生会支部 福井県済生会病院

第2章

1	山口尚美	地方独立行政法人 大阪市民病院機構 大阪市立総合医療センター
2	森 美菜子	広島大学病院
3	渋谷豊克、萩原美香	医療法人徳洲会 八尾徳洲会総合病院
4	三宅有希子	社会医療法人 厚生会 中部脳リハビリテーション病院
5	野澤寿美子	医療法人報徳会 宇都宮病院
	野口真由美	医療法人報徳会 介護老人保健施設陽南

第3章

1	黒須一見	国立感染症研究所 薬剤耐性研究センター／実地疫学研究センター
2	安江亜由美	独立行政法人 国立病院機構 長良医療センター
3	伊藤由起子	岐阜大学医学部附属病院
4	松澤真由子	東京慈恵会医科大学葛飾医療センター
5	田上由紀子	名古屋市立大学病院
6	神野祐子	神奈川県厚生農業協同組合連合会 相模原協同病院
7	桃井祐子	地方独立行政法人 東京都立病院機構 がん・感染症センター 都立駒込病院
8	勝又尚美	新潟大学地域医療教育センター魚沼基幹病院
9	澤木ゆかり	浜松医科大学医学部附属病院

第4章

1	西田梨恵	藤田医科大学病院
2	橋本真紀代	半田市立半田病院
3	吉久あゆみ	順天堂大学医学部附属順天堂越谷病院
4	蟹 恵利加	地方独立行政法人 岐阜県総合医療センター

第5章

1	馬場尚志	岐阜大学医学部附属病院
2	加藤達雄	独立行政法人 国立病院機構 長良医療センター
3	山田実貴人	社会医療法人 厚生会 中部国際医療センター

第6章

1	豊留有香	名古屋大学医学部附属病院
2	塚田真弓	東邦大学医療センター大森病院
3	四宮 聡	箕面市立病院

資料ダウンロード方法

本書の資料は、WEBページからダウンロードすることができます。以下の手順でアクセスしてください。

■メディカID（旧メディカパスポート）未登録の場合

メディカ出版コンテンツサービスサイト「ログイン」ページにアクセスし、「初めての方」から会員登録（無料）を行った後、下記の手順にお進みください。

https://database.medica.co.jp/login/

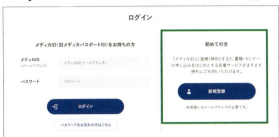

■メディカID（旧メディカパスポート）ご登録済の場合

①メディカ出版コンテンツサービスサイト「マイページ」にアクセスし、メディカIDでログイン後、下記のロック解除キーを入力し「送信」ボタンを押してください。

https://database.medica.co.jp/mypage/

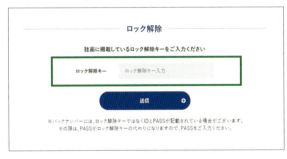

②送信すると、「ロックが解除されました」と表示が出ます。「ファイル」ボタンを押して、一覧表示へ移動してください。

③ダウンロードしたい資料のサムネイルを押すと「ダウンロード」ボタンが表示され、資料のダウンロードが可能になります。

ロック解除キー　Kt7SLm6n

＊WEBページのロック解除キーは本書発行日（最新のもの）より3年間有効です。有効期間終了後、本サービスは読者に通知なく休止もしくは終了する場合があります。
＊メディカID・パスワードの、第三者への譲渡、売買、承継、貸与、開示、漏洩にはご注意ください。
＊データやロック解除キーの第三者への再配布、商用利用はできません。
＊ロック解除キーの第三者への再配布、商用利用はできません。データは研修ツール（講義資料・配布資料など）とデータはテンプレートとしてご利用いただくものです。ダウンロードしたデータをもとに制作される場合は、必ず出典を明記してください。
＊図書館での貸し出しの場合、閲覧に要するメディカID登録は、利用者個人が行ってください（貸し出し者による取得・配布は不可）。
＊雑誌や書籍、その他の媒体および学術論文に転載をご希望の場合は、当社まで別途お問い合わせください。
＊ダウンロードした資料をもとに作成・アレンジされた個々の制作物の正確性・内容につきましては、当社は一切責任を負いません。

第1章

スタッフからの質問への対応のコツと進め方

❶

ICT メンバーとしての指導方法の
コツと心構え

岐阜大学大学院医学系研究科 感染症寄附講座 特任教授　**手塚宜行**

スムーズに進めるためのポイント！

❶医療機関では、さまざまな職種の人が異なる専門性を生かして働いており、その専門性を獲得するまでの教育課程は異なる。そのため、感染対策における役割や知識が異なるのは当然である。それぞれの職種の専門性を尊重し、現場での感染対策を自分ごととして考えられる環境作りが重要である。

❷助言の際に NG ワード（「これは常識」「ほかの職種ではできている」など）を使わない。相手を攻めるネガティブな表現は避ける。現場には現状に至る背景が存在する。現場の努力を認め、問題を共有し、ともに改善に取り組む姿勢が重要である。

❸現場に合わせた行動手順を作成してもらい、ICT がそれを監修するのが、最も実効性が高い。まずはどんな職種であっても、キーパーソンを把握することが重要となる。そのキーパーソンと一緒に現場主導で具体的な取り組みが可能な方法を模索し、現場に還元することを心掛ける。

はじめに

　病院内の感染対策は、医療従事者だけでなく、病院全体のスタッフが一丸となって取り組むべき課題である。しかし職種が異なれば、感染対策の意識や知識に差が生じやすい。そのため、職種に合わせた指導方法が求められる。

　本稿では、カーネギーの『人を動かす』[1]を参考に、全職種に感染対策を効率的に指導するためのコツと心構えを、具体例を交えながら解説する。

職種ごとにアプローチする

　職種ごとに必要な感染対策は違うとはいえ、病院のすべてのスタッフが標準予防策を徹底することを意識する。「すべての患者の体液曝露を避けるように行動する」など、伝わりやすい表現にすることも重要である。職種ごとに業務が異なることから、感染対策に必要な行動や感染リスクが異なるため、指導内容やアプローチを適宜変更する。

看護師への指導

看護師は患者との接触が最も多く、病院の感染対策の中核を担っている。看護ケアの一部に感染対策が含まれており、日常的に感染対策を行っている。そのため、実践的で即応性の高い内容の指導が望まれる。しかし、感染対策に関する意識が高い一方で、日常業務がきわめて忙しく、指導が形式的になると実際の業務に反映されにくい傾向がある。

手指衛生や個人防護具（personal protective equipment, PPE）の着脱方法を十分に理解しているが、「感染対策がルーティンワーク化している」場合、実施しなければならない理由まで意識しておらず、基本的な手順が省略されたり、徹底されなくなったりする場合がある。したがって指導では、日々の業務での意識の向上を図ることが重要である。たとえば、「手指衛生を適切に実施することで、感染率がどれだけ減少するか」「どれだけ手指衛生遵守率が伸びてきているか」といった具体的なデータを用いることで、行動の重要性を強調する。

また、看護師は複数の患者を同時にケアするため、患者ごとの感染リスクに応じた行動が求められる。そのため、「優先順位の付け方」や「環境整備のポイント」を具体的に指導し、感染リスクが高い患者や手術後の患者に対して、どのようにアプローチすべきかを明確に伝える。

看護師は多忙ななかで感染対策を実践し続けるため、負担が非常に大きい。指導する際には、相手の努力を認めて共感することが、指導の受け入れや行動変容を促すために効果的である **図1**。「看護師の感染対策によって患者の安全が守られている」ことを認識させ、意欲の維持につなげることが重要である。

医師への指導

医師は診療や処置などの現場で患者と直接関わるため、感染対策において重要な役割を担っている。しかし、非常に多忙であるため、感染対策の指導では、最新のエビデンスや具体的な臨床データをもとに、診療科ごとの専門性を尊重しながらアプローチすることがポイントである。

最も重要なのは、手指衛生とPPEの適切な使用に関する指導である。医師は日々多くの患者と接触しているが、手指衛生が徹底されていないことがある。手指衛生の実施が医療関連感染（病院感染）の発生に与える影響をデータで示し、感染対策に大きく貢献できることを強調する。たとえば、「手指衛生の徹底によって、病院感染が30%減少する」といった具体的な成果を紹介することで、行動の重要性を伝える。また入職時などの節目に、実際に手指衛生やPPEの適切な着脱に関する実技研修を行うことも重要である **図2**。

忘れられがちであるが、医師に対しても、日々の診療業務のなかで感染対策に取り

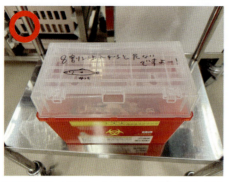

図1 針捨て容器への適切な廃棄に関する現場の看護師の工夫の一例

看護師が容器の上に注意書きをしている。主体的に行っている取り組みなので、本人を褒めている写真を撮影したかったが拒否された。

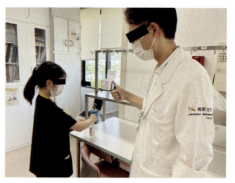

図2 研修医への手指衛生の指導

研修医には、感染対策を自分ごととして捉えてもらうため、少人数で指導する方が効果的である。

組んでいることに対する感謝の意を表すことが重要である。感染対策に配慮していることを認めることで、彼らのモチベーションを高め、より積極的に感染対策に取り組む姿勢を促す。

薬剤師への指導

　薬剤師は患者と直接関わる機会が少ないことから、感染対策に関する役割が乏しいと思われがちであるが、病院感染対策のなかでは、特に抗菌薬適正使用や医薬品の管理が感染対策に直結する。薬剤師への指導では、それらの点に重きを置く。

　薬剤師は、多職種と連携しながら感染対策に貢献できる。たとえば、抗菌薬適正使用支援であれば「抗菌薬の投与期間の見直しによって、病院感染のリスクを減らすことができる」、医薬品の管理であれば「ワクチンや消毒薬を含む薬剤の適切で衛生的な管理や使用が、感染対策に寄与している」ことを認識させることが重要である**図3**。

臨床検査技師への指導

　臨床検査技師は、患者の血液や体液、組織の検体を扱うため、感染対策においてきわめて重要な役割を担っている。検体の適切な取り扱いや正確な検査結果の提供が、感染対策に直接関わる。検査手順や機器の衛生管理が非常に重要である。

　臨床検査技師への指導では、特に「検体採取とその取り扱いの際の感染リスク」に焦点を当て、具体的な注意点を共有する。たとえば、検体の取り扱い時には手袋やガウンを着用し、飛沫を防ぐための適切なバイオセーフティキャビネットの使用を徹底する。それらに加えて、検査機器や試薬の衛生管理、機器の定期的な消毒や清掃の徹底も重要である。

　手指衛生や検査機器の管理、機器使用後の消毒手順など、日常業務の一つひとつが感染対策に大きく貢献していることを認識させ、臨床検査技師の役割の重要性をしっ

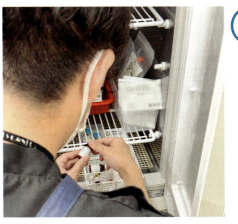

図3 薬剤師による冷蔵庫内の薬剤期限管理
日々の活動が感染対策に寄与していることを積極的に評価することが大切である。

かりと伝える。

その他の職種（事務、清掃、調理など）への指導

　前述した以外の職種では、感染対策に関する知識が不十分な場合が多い。分かりやすい表現を意識し、日常業務のなかで「どうすれば自分たちが感染対策に貢献できるか」を明確に伝える。たとえば、事務担当者には患者接触前後の手指衛生を指導するなど、具体的な行動を示すことがポイントとなる。

効果的な指導に向けた心構え

　感染対策の研修や指導では、相手が納得し、自発的な行動変容を促すことが重要である。

批判しない

　特に感染対策の分野では、違反行為や誤った方法の指摘が多くなりがちである。しかし、批判や非難は相手の防御反応を引き起こし、意欲を削ぐ原因となる。「気付き」を与え、「ここを変えるとさらによくなる」という肯定的なフィードバックをつねに心掛けるようにする。

重要性を認める

　どの職種であっても、感染対策においてどれだけ大切な役割を担っているかを理解してもらう。たとえば、清掃スタッフに対しては「清掃を通じて病院内すべての人の健康を守っている」というメッセージを伝えることで、感染対策の一端を担っているという自覚が深まる。

共感と感謝を忘れない

　日々の業務で感染対策に取り組む姿勢に対し、感謝の意を表す。忙しい業務のなか

で日々努力していることを認め、共感することで、「努力が報われている」と感じ、指導内容をより受け入れやすくなる。

研修・指導時のNGワードと伝えるべきポイント

　研修や指導を行う際には、言葉の選び方にも気を配る必要がある。

NGワード

　「そんなことも知らないの？」「ほかの部署ではできていますよ」といった言葉は、相手のプライドを傷つけ、感染対策への意欲を失わせる。

伝えるべきポイント

　相手が理解しやすいように、具体的な事例や数字を用いて説明する。たとえば、「手指衛生を徹底することで、病院感染のリスクを30％減らせます」といったように、エビデンスに基づいた目に見える効果を提示することで、感染対策の重要性を強調する。

失敗から学ぶ！　ありがちな対応例

MRSAアウトブレイクの発生！　でも現場の問題意識はほとんどない！

　メチシリン耐性黄色ブドウ球菌（methicillin-resistant *Staphylococcus aureus*, MRSA）検出数が急増した部署で、感染対策の状況確認を行った。ほかの部署に比べると、現場の手指衛生やPPEの適切な着脱の遵守率は高いが、完璧ではなかった。ICTとして、より高い遵守率となるよう、手指衛生やPPEの適切な着脱を促し、さらに環境清掃の頻度を上げることを提案した。

　数日後、再度現場を見に行ったが、そのような"キャンペーン"は実行されておらず、今回のアウトブレイクに関する取り組みは、まったく現場では浸透しなかった。

▶ どうやって改善した？

現場の日々の努力を評価し、病院全体の問題であることを共有する

　改善のポイントを 表1 に示す。MRSAや薬剤耐性菌、クロストリディオイデス・ディフィシル（*clostridioides difficile*）などのアウトブレイクが起こる部署は、何度もアウトブレイクを起こしてしまうことをよく経験する。そのつどICTが現場に赴き、何度も現場の管理責任者と対応について議論する。しかし何度も繰り返すと、ICTメンバーはもちろんだが、それ以上に現場は疲弊し、現場の自己重要感がますます低下し、感染対策への関心がより低下することにつながる。

　現場としては、「手指衛生はしっかりできてい

表1　現場の問題意識改善のポイント

- 現場の日々の努力を評価する。
- 現場と、病院全体の問題であることを共有する。
- 現場から改善点を抽出する。
- 小さな改善目標を設定する。
- 肯定的なフィードバックを行う。

るし、PPE の着脱も適切にできている」「患者環境は狭いが、病院構造の問題である」「物品は多いと言われるが、必要最低限の量にしている」「毎回 ICT がやってきて、手指衛生をしろ、PPE は適切に扱え、物品を減らせと言うが、これ以上どうしたらよいのか」などと、モチベーションがきわめて低下している。

　まず、現場の努力を高く評価していることを伝える。認められていることで、現場の関心が高まり、より改善へとつながりやすくなる。そのうえで、これが現場だけでなく、ICT も含めた病院全体の問題の一つであると理解することが重要になる。

改善に向けて取り組み、肯定的なフィードバックを行う

　特にアウトブレイクを何度も経験するような場合は、グループワークなどで現場から改善案を抽出すると効果的であることが多い。現場の考えに基づく提案によって問題解決に取り組むと、より積極的に行動できるようになる。改善に向けた取り組みが始まったら、肯定的なフィードバックを積極的に行うようにする。小さな成功を認めることが、さらなる意欲を引き出すカギとなる。このように現場を尊重し、自主性を引き出し、成果を評価するアプローチが、感染対策の強化に大切である。

引用・参考文献

1) D・カーネギー. 山口博訳. 人を動かす 改訂新装版. 大阪, 創元社, 2023, 352p.

② 上長や施設長からの質問への対応のコツと心構え

朝日大学病院 感染対策室 副看護部長（感染管理認定看護師） **尾崎明人**

スムーズに進めるためのポイント！

❶「多い」「少ない」「増えた」「減った」といった数の変化を報告する際は、感覚的なものではなく、客観的なデータが求められる。そのためには医療関連感染サーベイランスを積極的に実施し、自施設のベースラインを把握しておく。また報告の際は表やグラフを用いて、視覚的にも理解しやすい資料を準備することで、報告内容の説得力が増し、理解が得られやすい。

❷導入したい事案がある場合、提案するタイミングや手順がきわめて重要となる。たとえば、①感染対策上の問題点は"問題点"として把握し、提案の準備を進めておく、②しかし提案はやみくもに行うのではなく、感染対策上の問題点を明らかにし、問題点の改善のために導入が必要である、と順序立ててその必要性を丁寧に説明する。そして外部機関からの指摘を受けたときや、感染症パンデミック発生時など提案が受け入れられやすいタイミングで行うことも、交渉をスムーズに進めるには大切である。

❸近隣の医療機関の状況を把握する。感染対策担当者同士で連携し、普段から情報交換できる環境を構築しておく。

医療関連感染サーベイランスを積極的に実施する

　感染症のアウトブレイクなど、普段と違うと感じられる事象が発生した場合、自施設の日ごろの状況を把握しておかなければ、これが正常なのか異常なのかを判断することはできない。たとえば特定の薬剤耐性菌の発生が多いように感じられたとき、上司や自施設への報告が必要となるが、「本当に多いのか」が問題になる。普段から薬剤耐性菌サーベイランスを実施して自施設のベースラインを把握していたら、現状と比較することによって感覚的に「多い」と判断していた薬剤耐性菌の発生状況を客観的に評価することができる。

SSI や CLABSI も「普段と比べてどうなのか」という視点で判断する

　術後の手術部位感染（surgical site infection, SSI）や中心ライン関連血流感染（central line-associated bloodstream infection, CLABSI）も同様で、「普段と比べてどうなのか」という視点で、今起こっている状況を判断する。そのためには医療関連感染

サーベイランスを積極的に行い、自施設の現状、ベースラインをつねに把握しておく必要がある。

　もちろんすべての医療関連感染サーベイランスを実施できるわけではない。加えてサーベイランスは地味な作業の積み重ねであり、時には徒労に感じることもある。しかしアウトブレイクなどの異常の察知には必須であり、そのことが施設基準の要件としてサーベイランスの実施が求められるゆえんでもある。

表やグラフ化した分かりやすい資料で理解を得る

　報告の際には、表やグラフを用いた視覚的にも分かりやすい資料を作成してプレゼンテーションをすることによって、起こっている事象を正確に報告できるとともに、その内容に説得力をもたせることができる。

JANIS や J-SIPHE などのフィードバックデータを活用する

　厚生労働省院内感染対策サーベイランス事業（JANIS）[1]や感染対策連携共通プラットフォーム（J-SIPHE）[2]など複数の医療機関が参加するサーベイランスシステムのフィードバックデータを活用することも有効である。近年はこうした全国規模のサーベイランス事業への参加が感染対策向上加算の要件になっており、データの抽出も容易であることから、これらのサーベイランスのフィードバックデータを活用しない手はない。

　たとえば J-SIPHE に登録してデータを提出することによって、薬剤耐性菌の分離状況や抗菌薬の使用状況、手指衛生の遵守率など、さまざまな情報が集計・分析され、各施設にフィードバックされる。病院規模や加算連携施設によるグループ作成などにより、きめ細かくフィルターにかけたデータがフィードバックされ、各施設は「自施設の立ち位置」を把握することができる。自施設のベースラインとの比較に加え、全国や地域の標準的な値との比較も自施設の状況を表す有用なデータとなる[3]。

導入事案がある場合、提案のタイミングと手順が重要

　感染対策上の自施設の問題点を解決するために、新たに導入を検討している事案がある場合、そのタイミングと手順はきわめて重要である。当然 ICT が導入を希望する事案であるので、必要であることは間違いないが、唐突に導入を提案しても、その必要性を十分に理解されず、うまくいかないことが多い。新たな事案を導入する際は費用や手間が生じるため、それに見合ったメリットがあることを丁寧に説明し理解してもらう必要がある。

　自施設の問題点を把握するためには、前述したように医療関連感染サーベイランスや院内ラウンドをきめ細かく実施することが必要である。そしてそこで明らかになった問題点を報告し、その問題点の改善のために対策が必要であり、その対策を実現す

るために新たな事案の導入が必要であることを、この時点で初めて説明できる。事案の導入により問題点の解決が期待されること、さらに導入の成果をサーベイランスの継続や追加ラウンドの実施で評価できることを丁寧に説明する。

外部機関からの指摘を受けたタイミングで、すみやかに提案する

新たな事案の導入提案のタイミングとして、「外圧」をうまく活用することも重要である。保健所の立ち入り検査や厚生局の適時調査、病院機能評価受審や感染対策向上加算に関わる相互

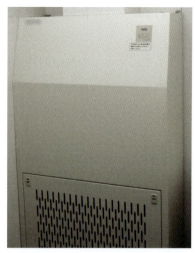

図1 補助金で設置された陰圧空調機

評価など、外部機関から指摘を受けたタイミングで提案するとスムーズに受理されることも多い。外部からの指摘は加算や施設基準に関わる内容も多く、施設としてはより真剣に対応することが求められ、その対応のためにICTからの提案が受け入れられる可能性は高くなる。

導入したい事案の提案はやみくもに行うのではなく、問題点は問題点として把握し、提案のタイミングを計りつつ準備を進めておく。そして前述したような外部機関からの指摘を受けたタイミングで、すみやかに提案することで施設管理者の理解を得られやすくなる。

感染症パンデミック発生時も提案が受け入れられやすい

平時はICTからの提案が受け入れられにくい状況であっても、こうした外部機関からの指摘以外にも風向きが変わるタイミングはある。その最たるものが新型コロナウイルス感染症（COVID-19）パンデミックである。全職員が感染症の脅威と感染対策の重要性を骨身にしみて感じる機会となり、多くの医療機関が大変な苦労をしたが、その一方でそれまで実現できなかった提案を進めることができた医療機関も多かったのではないかと推察する。

当院においても国や自治体から支給された補助金を原資として、感染対策に必要な医療機器や物品などをこの機会に導入できたのは事実である 図1 。感染症パンデミックは起きてほしいものではないが、こうしたタイミングを逃さないことも重要であると考える。

近隣の医療機関の状況を把握する

普段から感染対策担当者同士で情報交換できる環境を構築しておく

　施設管理者に報告や提案をする際、「近隣の施設の状況はどうなのか？」と質問されることは多い。前述したように、新たな事案の導入を提案する際も、同様の質問をされ近隣施設の状況調査を命じられる。会議の場などでは必ず確認されるため、質問される前に調査を済ませてその結果とともに報告や提案をする方がスマートであり、無駄な時間もかからない。感染対策は自施設だけでなく地域全体で行っていくことが重要であり、普段から院内感染対策担当者同士で情報交換をしやすい環境を構築しておくことは必須と考える。

　筆者の経験より、施設管理者にとって、近隣の医療機関より後れをとっていることは、とても気になることのようである。特に自施設と同規模で地域的にも近い施設には、ライバル心も働くようである。したがって自施設で導入されていない事案が、（ライバルと目される）他施設ですでに導入されているものだと、すんなり受理されるときもある。

　院内感染対策担当者としては、あくまでも感染対策上必要があると考えて導入を提案しており、「他所がやっているから自施設も」という理由で受理されるのは本意ではないが、感染対策の質向上につながるのであればよいことである。

失敗から学ぶ！ ありがちな対応例

自施設のみの手指衛生遵守状況のフィードバック

　毎月、手指衛生遵守状況を示すサーベイランスデータをフィードバックしているが、当院における遵守状況の推移を示すのみだったため、同規模の施設の基準が分からず、手指衛生ができているのかできていないのか、理解しづらいプレゼンテーションとなってしまっていた。

▶ どうやって改善した？

近隣の病院と比較することで、説得力のあるフィードバックができた

　当院では、毎月の擦式アルコール製剤の使用量から算出した「1患者1日当たりの手指消毒回数」を手指衛生遵守状況の評価指標として、院内感染対策委員会や看護師長会などでフィードバックしてきた。フィードバックに際しては病院全体での結果に加え、部署ごとの結果もグラフ化し、過去1年間の推移が分かるように視覚的にも工夫をした 図2 。部署ごとの結果を看護師長会でフィードバックすることで、競争意識に火をつけたい狙いもあった。

　遵守状況の結果はとても満足できるようなものではなく、擦式アルコール製剤の使用量を増

やし、遵守率を上げていく必要があった。そのためフィードバックの際、「当院の手指衛生遵守率は低いため、改善が必要だ」という点を強調し、改善への機運を高めたかったが、反応は一様に鈍かった。

　理由として、①さまざまな取り組みによって低いなりにも遵守率は上昇してきており、「よくなっている」ことを印象づけている可能性があること、②当院における結果のみのフィードバックであり、そもそも遵守率が高いのか低いのかはよく分からない、という２点が考えられた。遵守率が向上していることについては、ポジティブフィードバックが奏功しているとも考えられるが、「現状が決してよくはないのだ」ということを知ってもらう必要があった。そこで、改善策としてJ-SIPHEのフィードバックデータを活用することとした。

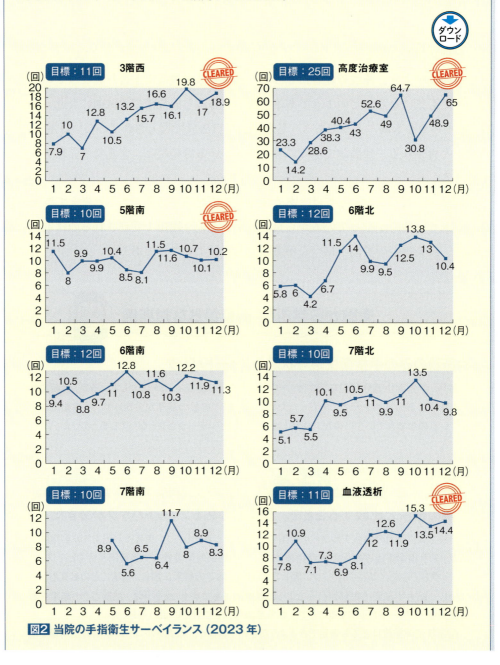

図2 当院の手指衛生サーベイランス（2023年）

当院の所在する岐阜県では、感染対策向上加算算定病院でグループを作成しており、県内の加算算定病院間で比較したグラフを作成し報告した図3。近隣の病院と比較することで、当院の手指衛生遵守状況を理解してもらうための説得力のあるフィードバックができた事例であった。

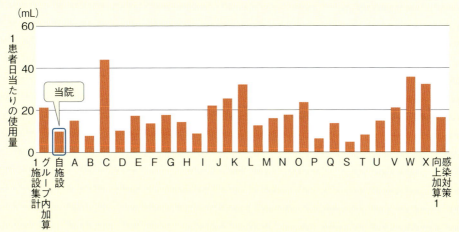

図3 擦式アルコール製剤使用量の施設間比較

【期間：2022年01月〜2022年12月、表示対象：岐阜県感染対策向上加算合同カンファレンス、比較対象：感染対策向上加算1、表示対象入力区分：手指消毒量、比較対象入力区分：手指消毒量、病棟区分：すべて】
1患者日当たりの使用量（mL）：使用量（mL）÷在院患者のべ数

引用・参考文献

1) JANIS（厚生労働省院内感染対策サーベイランス事業）．ウェブサイト．https://janis.mhlw.go.jp/
2) J-SIPHE（感染対策連携共通プラットフォーム）．ウェブサイト．https://j-siphe.ncgm.go.jp/
3) 厚生労働省．医療機関における院内感染対策について．平成26年12月19日．

❸

感染対策がうまくいっていない病棟へのアプローチのコツ

愛知医科大学 医学部 臨床感染症学講座 研究員（感染管理認定看護師） **坂田美樹**
同 教授 **三鴨廣繁**

スムーズに進めるためのポイント！

❶病棟へのアプローチで重要なのは、"現場100回"である。ヒントは現場に隠されているため、とにかく現場に足を運ぶ。

❷病棟内で実施している感染対策の現状について、現場の責任者と情報を共有する。

❸リンクナースだけに感染対策の推進を求めない。リンクナースを中心にし、スタッフも巻き込む。

はじめに

　患者や医療従事者を守るために、病院での感染対策が必須であることは誰もが理解している。標準予防策といわれるように、感染対策は今や「できて当たり前」のはずである。

　病院にいるすべての人を守るために、現場のスタッフが標準予防策や感染経路別予防策を実施できるように見守り、できているところは褒める。そして改善が必要な部分は根拠をもって説明し、実践できるように介入していくのが ICT の役割である。

　当院の ICT の立場としては、「医療関連感染（病院感染）ゼロ！」を目指し、少しでも近づけるように試行錯誤しながら、現場での感染対策の指導にあたっている。本稿では、感染対策がうまくいっていない病棟へのアプローチについて事例を交えて解説する。

「感染対策がうまくいっていない」ことに気付く

　感染対策がうまくいっていない病棟への介入は、まず「感染対策がうまくいっていないのではないか」ということにいち早く気付くことが大切である。そのためのポイントには、情報収集しているデータの推移（擦式アルコール製剤使用量、薬剤耐性菌検出患者数など）や、日ごろの手指衛生の直接観察や環境ラウンドなどで介入しても

表1 病棟で確認すべき感染対策のポイント

項目	内容	情報収集のポイント
手指衛生	手指衛生のタイミング	世界保健機関（World Health Organization, WHO）が推奨している手指衛生の5つのタイミングで実施できているか。
	手指衛生の方法	・石けんや擦式アルコール製剤の量は適切か。 ・手指衛生の時間は適切か。 ・指先や指の間などポイントを意識しているか。
	擦式アルコール製剤の設置場所	擦式アルコール製剤を使用しやすい場所に設置しているか。
個人防護具（PPE）	着脱のタイミング	・使用する直前に着用し、対応終了後にすぐ脱いでいるか。 ・PPEを着用したまま廊下やスタッフステーション内を歩いているスタッフはいないか。
	着脱方法	・PPE着用前に手指衛生ができているか。 ・PPEを汚染させないように着用しているか。 ・自身や周囲の環境を汚染させないようにPPEを脱いでいるか。
	PPEの設置場所	・アクセスのよさはどうか。 ・汚染されない場所にあるか。
環境	整理・整頓	整理・整頓されているか。
	環境整備	・目に見える汚染はないか。 ・環境整備は誰がいつ実施するのか。 ・環境整備の方法は適切か。
	物品管理	・必要最小限の定数管理がされているか。 ・使用後の物品の管理は周囲を汚染させないか。
薬剤耐性菌	薬剤耐性菌検出患者の把握	・スタッフが薬剤耐性菌検出患者を把握しているか。 ・薬剤耐性菌検出患者の把握はどのような方法か。 ・ピクトサインやナースコールパネルの管理は誰がいつ実施するのか。

なかなか改善しないという責任者やICTリンクナースからの相談などがある。つねにアンテナを張って、その病棟の異変にいち早く気付くことが重要である。

筆者の経験でも、毎日行っている薬剤耐性菌検出患者の部署への報告で、連日新規のメチシリン耐性黄色ブドウ球菌（methicillin-resistant *Staphylococcus aureus*, MRSA）患者が発生した部署があった。そこで「最近、この病棟から新規MRSAがよく出ている気がする」と気付いた。改めて、病棟内の保菌を含むMRSA検出患者を確認したところ、病棟の4分の1程度の患者が該当し、早急な介入が必要だと判明した事例があった。

原因探索のための情報収集

「感染対策がうまくいっていない」ことに気付くことができたら、次は情報収集を行い、該当病棟の感染対策がうまくいかない原因を分析する。病棟の感染対策を確認する際に、筆者が意識して観察しているポイントを**表1**に示す。

手指衛生と PPE

手指衛生と個人防護具（personal protective equipment, PPE）の着用は感染対策の基本であるが、なかなか実践が難しい。適切なタイミングや方法で実施できているか、注意して確認する。病棟で直接観察をする場合は、看護師だけではなく、医師や薬剤師、リハビリテーションスタッフ、診療放射線技師、看護補助者、学生など、病棟に出入りしているすべての医療従事者を観察する。

当院の事例

当院では、耳鼻科病棟で MRSA の多発事例が発生し、その際に病棟で毎日直接観察を行った。看護補助者の日常業務や医師の診察も観察し、結果をフィードバックした。

看護補助者は耳鼻科病棟特有の業務として、毎日決められた時間に吸引器を交換していた。その業務を観察したところ、一度も PPE を交換せず、手指衛生も実施していなかった。当院では看護補助者に対しても手指衛生や PPE の指導を行っているが、実際に病棟で確認すると、指導した内容が実践できていないことが分かった。

また、耳鼻科の医師の診察を観察したところ、患者ごとに手指衛生が実施できている医師もいれば、実施できていない医師もいた。さらに、耳鼻科医は診察の際に内視鏡を使用する場面が多いが、手袋を着用せず、内視鏡操作をしている医師がいた。内視鏡操作では、鼻汁や唾液などの体液に触れる可能性があるため、患者と医師自身を守るためにも PPE の着用を推奨する必要があることが分かった。

環境

環境については、①整理・整頓されているか、②環境整備が実施され、目に見える汚染がないか、③物品の定数管理は適切か、④不潔物品の取り扱いはどのように実施しているかについて確認する。

当院の事例

当院での耳鼻科病棟の MRSA 多発事例の際、直接観察をした結果、医師や看護師の行動から、環境が汚染されているのではないかと考えた。病棟内の環境培養を実施したところ、耳鼻科のユニットからは MRSA が検出されず、病室のベッド柵、チェスト（棚）、カーテン、吸引器のスイッチ、吸引器のチューブから MRSA が検出された **図1**。

環境整備について確認すると、耳鼻科のユニットは、当番の看護師が使用後の環境整備を実施していた。しかし、ベッドサイドの環境整備については、看護師の回答はさまざまで、環境整備が統一されていないと判断した。

薬剤耐性菌

薬剤耐性菌患者に合わせた感染経路別予防策の実施状況を確認するためには、薬剤耐性菌検出患者を病棟スタッフが把握できているかを確認することが重要である。病棟内で薬剤耐性菌患者をどのように見分けるのか、また、その管理は誰が行っている

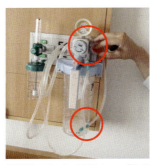
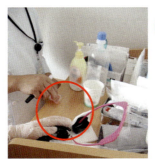

吸引器スイッチ・吸引チューブ先端　　　吸引物品の棚の上

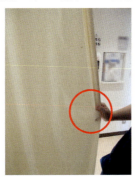
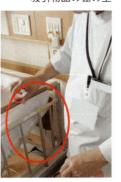

カーテン　　　　　　　　　　ベッド柵

図1 環境培養 MRSA 陽性箇所
カーテン以外は環境整備で菌量を減らすことができる。

のかを確認する。

当院の事例

　耳鼻科病棟では、MRSA の新規検出患者が連日発生していた。病棟に確認に行ったところ、MRSA 保菌者として、当院では感染対策を実施する必要がある患者のピクトサインやナースコールパネルの管理が実施できておらず、管理の所在もあいまいだった。薬剤耐性菌検出患者をスタッフが把握できるようにする仕組みを検討し、それを管理・維持していく必要があると判断した。

責任者との情報共有

　病棟内で直接観察や環境ラウンドを実施して確認した部分は、責任者と共通認識がもてるようにする。観察したことは、よいところも悪いところも一緒に責任者に確認してもらい、褒めて伸ばすポイントと、改善が必要なポイントを共有する。

　責任者によっては、「ICT リンクナースに任せているので、リンクナースに伝えてください」と言われることもある。しかし筆者は、リンクナースだけではなく、必ず責任者にも状況を確認し、理解してもらうようにしている。

現場スタッフとの話し合い

次に実施することは、ICTリンクナースや現場のスタッフとの会話である。感染対策においては、「忙しい」を理由に「できない」と言われることが多い。しかし、忙しいなかでも、どのようにしたらできるかを現場のスタッフと一緒に考えることが必要である。

当院では、ICTリンクナースは2〜4年目の経験が浅いスタッフが担っていることが多く、ICTリンクナースだけに確認をすると、リンクナースが負担に感じてしまうことがある。リンクナースが病棟内で孤立しないように、ICTナースを中心に、ほかの現場スタッフも上手に巻き込み、どのようにしたら実践できそうかを検討する。

ICTは、どうしても「指摘する嫌な人」のイメージで避けられがちではあるが、日ごろから直接観察や環境ラウンドで訪問した際に、病棟スタッフと会話をするようにし、「業務改善の相談に乗ってくれる人」というよいイメージにしたいと考えている。

資料は状況や根拠を記載して分かりやすくする

最後に、情報収集した結果を資料として作成し、現場にフィードバックする。資料作成の際は、日ごろから情報収集している擦式アルコール製剤の使用量や薬剤耐性菌検出患者数などのデータ、直接観察や環境ラウンドで確認した内容、リスク因子の分析結果、また予算が許せば環境培養を実施し、原因と思われる部分を分析してフィードバックする。カンファレンスなどでフィードバックした後も、その場にいなかったスタッフにも確実に情報共有ができるように、写真などを盛り込んで、そこになぜ改善が必要なのか、根拠を記載して資料を作成する。

当院の耳鼻科病棟でMRSA多発事例が発生し、その際にフィードバックした資料の一部を提示する 表2、図2、3 。

表2 MRSA陽性患者のリスク因子

N=112

	MRSA検出群	MRSA非検出群	オッズ比	95%信頼区間 下限	95%信頼区間 上限	P
手術施行	6/15 (40%)	56/97 (58%)	0.49	0.16	1.48	P=0.1986
大部屋	12/15 (80%)	72/97 (74%)	1.39	0.36	5.33	P=0.7577
気管切開	4/15 (27%)	6/97 (6%)	5.52	1.34	22.62	P=0.0276
吸引	8/15 (53%)	8/97 (8%)	12.71	3.66	44.20	P=0.0096
経管栄養	6/15 (40%)	4/97 (4%)	7.17	1.67	30.70	P=0.0003
オムツ	5/15 (33%)	8/97 (8%)	5.56	1.52	20.30	P=0.0149
UC	1/15 (7%)	2/97 (2%)	3.39	0.29	39.92	P=0.3531
CVC	5/15 (33%)	4/97 (4%)	11.63	2.68	50.44	P=0.002

CVC (central vascular catheter、中心静脈カテーテル)、UC (urinary catheter、尿道留置カテーテル)
ケア度の高い、重症な患者ほどMRSAが検出されている。特に吸引による伝播の可能性が高い結果となった。MRSAが検出されている患者の環境表面に付着しているMRSAが、患者に高頻度に接触する看護師の手指を介して伝播した可能性が高い。

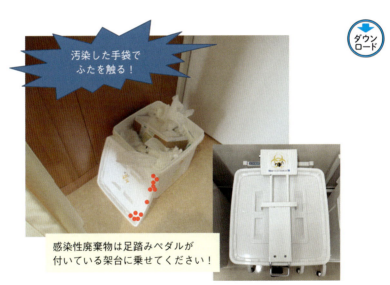

図2 感染性廃棄物の廃棄方法のフィードバック資料

汚染した手袋でふたを触ることで、赤丸部分が汚染されていることを示している。

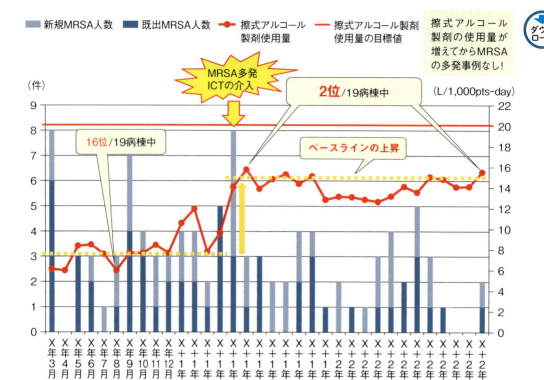

図3 A病棟看護師の擦式アルコール製剤使用量とMRSA検出件数

失敗から学ぶ！ ありがちな対応例

ICTリンクナースを集中攻撃

　薬剤耐性菌の検出が多い部署のリンクナースに「どうしたら病棟の感染対策ができるようになると思う？」と声を掛けたら、リンクナースから避けられるようになった。

▶ どうやって改善した？

リンクナースが孤立せずに活動できるようサポートする

　元々、薬剤耐性菌の検出が多い病棟のリンクナースに、直接観察の際に病棟で声を掛けたところ、目を合わせてくれなくなり、避けられるようになった。前述したように、当院のリンクナースは2〜4年目の経験が浅いスタッフが1〜2年ごとに交代で担っている場合が多い。自身の業務に余裕がないなか、病棟の中心になって、先輩たちにも感染対策を指導することはハードルが高い。

　筆者らがリンクナースを担っていた一昔前は、リンクナースは5年目以上のスタッフであり、3年程度経験することが多かったため、自身で病棟の課題を考え、病棟責任者とICTと一緒

に課題に取り組んできた。しかし、経験年数から考えると、筆者らが行ってきたリンクナースの役割を今のリンクナースに求めることは難しい状況である。

　リンクナースの経験を経て、個人の成長につながってほしいという願いもあるため、リンクナースを中心に病棟内の感染対策を進めていく。しかし、リンクナースだけに声を掛けて考えてもらうのではなく、病棟のさまざまなスタッフを巻き込み、みんなの意見が反映されるように、そして、リンクナースがその声をくみ取って、病棟の改善策を検討できるようにサポートしていく必要がある。

④

感染対策がうまくいっていない
高齢者施設へのアプローチのコツ

医療法人 啓仁会 法人本部 看護・介護局 局長補佐（感染管理認定看護師）　**高見澤一穂**

スムーズに進めるためのポイント！

❶まずは訪問する高齢者施設の特徴を理解し、現状を把握する。感染対策のキーパーソンと連携し、可能な限り訪問前に問題点や疑問点について情報収集をしておく。疑問の解消や改善策提案のために、正確で豊富な情報を提供できるように心掛ける。

❷現場で感染対策の状況を確認しながら、対策に関する検討の場を設ける。そしてシンプルな感染対策を心掛ける。クラスター発生時には施設内で情報共有を密にし、発生部署だけの問題と捉えることなく、施設全体で取り組む。

❸高齢者施設であっても病原体の性質に変わりはないが、伝播リスクを考慮しながら感染対策の基本である標準予防策の遵守を推進する。新型コロナウイルス感染症（COVID-19）の対応をもとに感染対策を振り返り、平時からの備えとしてすべてのスタッフが標準予防策の基本を身に付けておく。

高齢者施設の特徴を把握し、感染対策のキーパーソンから情報収集を行う

　高齢者施設には、公的施設と民間施設の2種類がある。公的施設には「介護保険3施設」と呼ばれる介護老人福祉施設（特別養護老人ホーム）、介護老人保健施設、介護医療院と、ケアハウス（介護型）があり、民間施設には介護付き有料老人ホーム、住宅型有料老人ホーム、サービス付き高齢者向け住宅、グループホームなどがある。

　これらの高齢者施設は、感染リスクの高い高齢者が集団で介護や看護を受ける場であり、介護スタッフによる密接なケアが行われる。また、高齢者施設には医療従事者の配置が少なく、感染対策に精通したスタッフが少ない状況にある。病院のように擦式アルコール製剤が各所に設置され、個人防護具（personal protective equipment, PPE）の単回使用ができる環境ではない施設が多い。このように施設に求められている役割や"ヒト・モノ"など資源の状況を把握したうえで、支援にあたる必要がある。

　支援にあたっては、看護・介護の管理者や感染対策担当者、感染対策に造詣が深い

表1 施設内感染症流行時の指導用チェックリスト

チェック項目	ポイント
組織体制	・施設内の対応について定期的にミーティングが行われている。 ・陽性者や接触者の状況について、適宜データが管理されている。 ・すべてのスタッフに確実な情報共有が行われている。 ・スタッフのメンタルケアが行われている。
感染対策	・感染者の個室隔離やゾーニングができている（トイレ、洗面所、入浴の状況についても確認する）。 ・擦式アルコール製剤やPPEの設置状況と使用時の動線を確認する。 ・感染対策の実施状況を確認し、評価・フィードバックを行っている。 ・PPEや手指衛生物品など資材の在庫が十分にある。 ・濃厚接触者以外のスタッフ、利用者・入所者の発症を早期に探知し、検査が行われている。 ・（再準備期）今後の対策に生かせるように事例の振り返りを行い、マニュアルの改訂や準備体制の見直しを行う。
報告・連携	・感染症発生時の窓口となる担当者が決まっている。 ・施設内での感染者発生状況について、保健所への報告が適宜行われている。 ・感染対策専門家への相談が適宜できている。

（文献1、2より作成）

第1章

スタッフからの質問への対応のコツと進め方

スタッフなどを見つけ、キーパーソンとして情報収集を行っておくとよい。筆者はCOVID-19クラスター支援の際には、資料をもとにチェックリスト**表1**[1, 2]を作成し、情報収集時から活用した。

適切な情報を提供する

支援の際は、厚生労働省や国立感染症研究所および感染対策関連団体のガイドラインや日本看護協会の各種資料などを参考にするようアドバイスする。特に管理者や事務責任者からは、公的な指針やエビデンスに基づく情報提供が求められる傾向がある。さらに就業制限や面会制限について、「ほかの施設はどうしているのか」と聞かれることがある。自施設での経験や感染対策担当者のネットワークを活用し、情報を提供している。

現場に出向き、対策について要支援者とともに検討する

COVID-19クラスター対応時、事前の情報収集では、患者の隔離やゾーニングが適切に行われ、PPEの使用についても問題ないと思われた。しかし現場を訪問すると、ケアを行う際に使用するPPEがスタッフによって異なる、フェイスシールドの消毒用にスプレーボトルが使用され、噴霧後の拭き取りも行われていないなどの状況が確認された。

このように、感染対策の状況を現場で確認することは重要である。できていないことや無駄なことを指摘するだけではなく、改善策について一緒に考えていく姿勢で対

INFECTION CONTROL 2025年 春季増刊 **31**

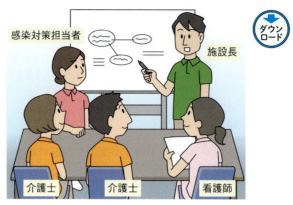

図1 クラスター発生時のショートミーティング

応する。「こうあるべき」という理想論ではなく、スタッフが実践できる改善策を見いだせるような関わりが重要である。また、支援の時間には限りがあるため、「あれもこれも聞きたい」という現場の場合には、いつでも相談してよいことを伝え、安心感をもってもらうようにしている。

シンプルな感染対策を心掛け、情報共有の有用性を伝える

　COVID-19対応の際にも、スタッフ自身が感染してしまうのではないかという不安感や恐怖感から、過剰なPPEの着用が多く見受けられた。過剰なPPEの着用は、脱衣時の汚染にもつながり、無駄な感染対策によって労力もかかり疲弊につながる。

　個々のスタッフがケアの場面で、そのつど必要なPPEを選択し、正しく使用することは難しい。個人の判断に任せる部分が多いと、過不足のある対応になってしまうことがある。そのため、あらかじめ各看護・介護場面の使用基準については、ある程度標準化し、訓練しておくことが重要である。

　当法人の介護老人保健施設でCOVID-19のクラスターが起こった際、毎朝施設長が中心となり、ショートミーティングを実施していた 図1 。日々変わる発生状況の伝達や周知に加え、感染対策担当者からはゾーニングの変更や感染対策ポイントの再確認が伝達され、スタッフからの質問への対応や要望などが聴取されていた。

　このようにクラスターが起こっている部署だけの問題ではなく、施設全体で取り組み、難局を乗り越えていこうという姿勢を示すことは重要である。支援時に感染対策の責任者と話す機会がある際には、施設内での情報共有方法を確認し、クラスターが発生している部署だけではなく、施設全体の問題として取り組むことの重要性を伝えるようにしている。

基本的な感染対策を平時から身に付ける

災害対策において「平時にできないことは有事にもできない」といわれるが、これは感染対策でも同様である。COVID-19対応だけでなく、さまざまな感染対策においても、基本的な感染対策を平時から身に付けておく必要がある。

当法人の取り組み例

看護・介護スタッフのPPE着脱テストの実施

ある施設では毎年、標準予防策や嘔吐物処理の研修を実施してはいるものの、実際の現場では、手袋の外し方も正しくできていない状況にあった。基本が身に付いていないため、施設内でCOVID-19の陽性者が出た際、さまざまな対応で混乱するなか、PPEの着脱を指導しなければならなかった。普段の研修が身に付いていないことを実感したため、看護・介護スタッフのPPE着脱テストを実施し、最低年2回は全員が合格することを目標とした。

嘔吐物処理の個別テストの実施

感染拡大が起こった際に確実に対応できるスタッフを育成する目的で、施設内の各フロアから2名ずつ感染対策コアメンバーを選出した。このコアメンバーに嘔吐物処理の研修を行った後、作成・修正したマニュアルをもとに個別テストを実施している 図2 。個別テストに合格したコアメンバーは、各フロアのスタッフに指導ができるスタッフとし、すべてのスタッフが感染対策の基本を身に付けられるように計画している。

感染対策リンクスタッフ会の結成

当法人の6病院・5介護老人保健施設において、看護・介護スタッフから感染対策リンクスタッフを選出し、感染対策リンクスタッフ会を結成した。病院では、診療報酬の感染対策向上加算を取得して一定の活動が行われているが、介護老人保健施設では手指衛生の現状把握もできていない状況であった。

まずは手指衛生の現状把握を目的として、擦式アルコール製剤使用量のサーベイランスを開始し、結果をフィードバックした。介護老人保健施設のリンクスタッフからは、「回数の少なさを目の当たりにした」という感想とともに、「目標値をどのように設定したらよいか」「手袋を外した後の手指衛生を徹底させるにはどうしたらよいか」などの質問があった。

今後は、手指衛生回数目標値の設定を施設ごとに行い、手指衛生遵守に向けた活動が行えるように支援していく予定である。

| 感染対策認定試験　嘔吐物処理チェックリスト | 結果：合格　・　再チャレンジ
実施日：　　　年　　　月　　　日
氏　名： |

1 換気と手指衛生	2 準備	3 個人防護具着用
☐近づかないよう声を掛け換気をする ☐手指衛生を行う	☐必要物品を準備する ノロウイルス対応セット ＊フロアに常備あり ガウン、マスク、手袋、ゴーグル、足カバー、ペーパータオル、ビニール袋、0.5％次亜塩素酸ナトリウム	☐個人防護具を着用する

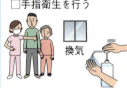 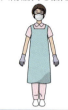

4 嘔吐物処理①	5 嘔吐物処理②	6 嘔吐物処理③
☐中央に向かって嘔吐物を集める	☐嘔吐物を拭き取り、ビニール袋に入れ口を縛る	☐別のビニール袋に入れ、手袋も外して捨てる

 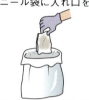 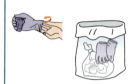

7 嘔吐物処理④	8 嘔吐物処理⑤	9 個人防護具を外す
☐消毒範囲の上から次亜塩素酸ナトリウムをかけ消毒する	☐ペーパータオルで拭き取り、ビニール袋に捨てる	☐個人防護具を外し、ビニール袋の中に捨てる （外し方） 手袋→手指衛生→ガウン→足カバー→手指衛生 一重縛りで

 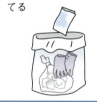 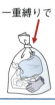

10 手指衛生
☐手指衛生→ビニール袋、ゴーグル、マスクを外して廃棄し、最後に手洗いを行う

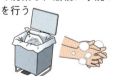

図2 感染対策認定試験チェックリスト例（嘔吐物処理）

失敗から学ぶ！ ありがちな対応例

感染対策とコスト管理

　高齢者施設は生活の場であるという意識が強く、「コストの関係もあり、PPEの単回使用ができない」と言われることがある。その半面、不要な二重手袋の使用が行われている場面に遭遇するケースがある。感染対策の破綻や無駄な器材の消費につながっている。

▶ どうやって改善した？

優先順位を付けながら一緒に検討する姿勢をもつ

　高齢者施設は生活の場であり、PPEの着脱などについて、「利用者ごとに毎回手袋交換はできない」「エプロンやガウンも潤沢にはない」とやんわりと断られることがある。このような場合、病院とは違い"ヒト・カネ・モノ"には制限があり、特に介護報酬には限りがある状況にも理解を示し、共感するように心掛けている。

　しかし、ひとたびアウトブレイクが発生すると、かえって大変な状況に陥ることや、公的なガイドライン[3, 4]の推奨を提示し、感染を断ち切るためにはどのようにしたらよいか、感染リスクを考慮し、優先順位を付けながら一緒に検討する姿勢をもつようにしている。

　さらにPPEが潤沢ではないのに、二重手袋を着用している現状がある。この場合は、手袋の二重着用は時間がかかり、かえって手間になること、さらに手袋の上からの消毒も不十分になることを伝え、正しい手袋の着用方法と手指衛生のタイミングを指導するのがよい。これらの対策は一度で終わることなく、定期的にPPEの使用状況の確認やフィードバックを行う必要がある。

引用・参考文献

1) 日本看護協会. 新型コロナウイルス感染症 感染予防・管理のための活用ツール 高齢者福祉施設用. 2020. https://www.nurse.or.jp/nursing/practice/covid_19/document/pdf/tool_elderly.pdf
2) 国立感染症研究所感染症疫学センター. 新型コロナウイルス感染症（COVID-19）医療施設内発生対応チェックリスト. 2020. https://www.niid.go.jp/niid/images/epi/corona/covid19-21.pdf
3) 東京都保健医療局感染症対策部. 高齢者施設・障害者施設向け感染症対策ガイドブック. https://www.hokeniryo.metro.tokyo.lg.jp/kansen/kansenshoguidebook.files/20240201zentaiver.pdf
4) 厚生労働省老健局. 介護現場における（施設系 通所系 訪問系サービスなど）感染対策の手引き 第3版. 2023. https://www.mhlw.go.jp/content/12300000/001149870.pdf
5) 吉田理香. 地域で連携する急性期病院以外の施設での指導のポイント. INFECTION CONTROL. 32 (12), 2023, 24-6.
6) 藤本陽子. "ウィズコロナ時代の地域施設の職員へのアプローチのポイント". 決定版 感染対策 地域連携マニュアル. 村上啓雄ほか編. INFECTION CONTROL2023年夏季増刊. 大阪, メディカ出版, 2023, 35-9.

5 感染対策がうまくいっていない診療所へのアプローチのコツ

ぎふ綜合健診センター 所長／岐阜大学医学部附属地域医療医学センター 特任教授　**村上啓雄**

スムーズに進めるためのポイント！

❶ 診療所にはICDもICNも在籍していない場合が多い。急性期病院の感染対策を「常識であり、できて当然」という姿勢でそのままアプローチすべきではない。

❷「患者が保有する病原体に感染するかもしれない」という職員の恐怖が先立ち、対策が過剰になったり、有効な対策が必ずしもできていなかったりする。感染経路の正しい理解に基づいた、科学的な対策を丁寧に説明することが肝要である。

❸ コスト意識が高いため、ディスポーザブル製品の導入などの追加対策により費用が掛かり、管理者から実施を止められてしまう場合がある。過剰な対策を削いで必要な対策をとると、かえってコストがセーブされる場合があることを、データを示して理解してもらうようにする。

診療所における診療環境〜急性期病院との違い

診療所での感染対策指導のためにまず確認すべきことは、診療環境が急性期病院とは異なるということである 表1 。

外来診療のみを担当する

患者が診療所に滞在する時間は限られている。その時間内に患者間の感染拡大が成立するならば、患者同士が同時に存在する空間である待合室を感染の場として最も考えなければならない。また、たとえ医療関連感染が成立しても、発症して認識されるのは後日である。そのため、感染拡大が自施設で起こったことが認識しづらく、医療

表1 診療所における診療環境〜急性期病院との違い

- 外来診療のみを担当する。
    - ➡患者間の感染拡大は待合室で起こる。
    - ➡患者間の曝露は比較的短時間のみである。
    - ➡患者間で感染が拡大したか否かを実感しづらい。
- 診療所の空間は限られており、空間的分離には限界がある。
- 換気装置が適切に設置されていない場合もある。
- 患者は小児や高齢者が多く、感染・重症化のリスクが高い。
- 職員の人数が限られている。
- 職員は患者からの感染を恐れ、自己防衛に注力しやすい。

関連感染を意識できるチャンスが少ないことも、感染対策の実効性を阻む要因としてあげられる。

診療所の空間は限られている

診療所は必ずしも十分な空間を確保できていない場合が多い。したがって空間的分離を考慮するには限界がある。駐車場に簡易診察室を増設したり、患者に自家用車での待機をお願いしたり、職員にとっても患者にとっても非常に困難な状況にある。

また空調装置はあっても、強制換気装置が設置されていないこともあり、新型コロナウイルス感染症（COVID-19）のようなエアロゾル感染様式をとりうる病原体にとっては、ヒトからヒトへの伝播を容易にさせる要因となっている。

感染および重症化リスクの高い受診者が多い

小児や高齢者が主な受診者であり、感染および重症化リスクが高いため、医療関連感染はきわめて危険なことを認識すべきである。

職員の人数が限られている

職員が感染して欠勤すると、業務の継続が困難になる少数職員の診療所も多い。そのため、職員は軽度の症状があっても無理をして出勤し、結果的に感染拡大につながることもある。また職員が感染することを恐れるあまり、自身の安全や自己防衛のみに注力し、感染拡大のリスクを俯瞰的に捉えることができず、対策が不十分になりやすい。

これらのことを十分に考慮し、急性期病院の感染対策を常識として押し付けるのではなく、診療環境の違いや特徴を念頭に置いてアプローチすべきである。

診療所における感染対策上の課題

診療環境の違いに加え、筆者が多くの診療所を訪問し、実地指導した経験に基づき、感染対策上の課題をまとめたのが **表2** である。COVID-19 を経験したこの 4 年半のうちに、これらの課題は解消されつつある部分もあるが、まだ発展途上の診療所も多い。

ICD や ICN など感染対策の専門家が在籍していない

多くの場合、長年の経験に基づいた感染対策をとっている。診療所間での比較がなされないため、標準的とはいえない独自の感染対策の場合もある。ICT はもちろん、感染対策担当者の選任もできていないことが多い。

標準予防策の概念が定着していない

「感染症の検査が陽性、あるいは診断が確定している患者は感染対策が必要であるが、そうでない場合はその限りではない」という誤った認識が定着している。また、「検査結果が陰性＝感染性なし」という判断も多い。これらの背景から、感染対策の基本である、「すべての患者は何らかの病原体を保有している可能性がある」を考慮した

表2 診療所における感染対策上の課題

- 感染対策の専門家（ICD、ICN）が在籍していない。
- ICT や感染対策の担当者が決まっていない。
- 感染症の有無にかかわらない標準予防策の概念が定着していない。
- 手指衛生遵守率が低い。
- 職員の感染の恐怖から過剰な対策が多い。
  - PPE の不適切な着脱（1 日中着用など）
  - 消毒薬の噴霧
  - 患者の持ち物をすべてビニール袋で管理
- 感染対策物品のコストに関する誤った認識がある。
- 診療連携施設と感染対策上の連携体制がとれていない。

標準予防策の実践が定着していない。

手指衛生遵守率が低い

適切なタイミングで手指衛生をせず、むしろ環境整備・消毒を第一に考えている。これは、手指に付着した病原体は、手の表面から直接体内に侵入することがきわめて難しいことを理解していない証拠である。すなわち、手に付着しているのみでは感染は成立しておらず、すばやく手指衛生を実施すれば病原体の体内への侵入を阻止できるため、頻回の環境整備・消毒よりこまめな手指衛生に努めるべきである。

職員への感染の広がりを最も恐れる（それのみに注力した不十分な対策）

職員への感染の恐怖から、個人防護具（personal protective equipment, PPE）を適切なタイミングで着脱せず、1 日中同じものを着用したままだったり、消毒薬を環境にのみならずユニフォームにも噴霧したり、患者の持ち物をすべてビニール袋に入れて預かったりするなど、過剰または不要な対策を講じていることが多い。

感染対策物品のコストに関する誤った認識がある

使い捨て製品、シングルユース製品などは、必要性を理解していてもコストがかさむために導入できないと考えている診療所も多い。その結果、感染拡大のリスク要因を作ってしまっていることもある。

診療連携施設との感染対策上の連携体制がとれていない

診療所同士の職員間での感染対策に関するミーティングや情報交換ができていない。そのうえ、診療で連携する急性期病院との間でも感染対策上のコミュニケーションがとれていないため、自施設の立ち位置や課題に自ら気付くことが困難である。同様に、有事の際に急性期病院から感染対策上の支援を受けることのハードルが高い。

診療所における感染対策の指導のポイント 表3

「感染症ガード」の任命と「症候群サーベイランス」の実施

どの感染症でも同様だが、症状のある患者はない患者に比べ、感染性が相当高いといわれている。もちろん無症候性病原体保有者からはまったく他人への感染性がない

表3 診療所における感染対策の指導のポイント

- 感染症ガード（症状のある人を早く見つける係）を任命し、症候群サーベイランス（事前問診票など）を心掛け、職員の体調もチェックする。
- 流行期には、感染症を疑う症状がある人にはあらかじめ電話で予約してもらう。
- 標準予防策遵守を強調する。
- 過剰な対策については、正しい感染経路の説明など納得できる根拠を示して、不要であることの理解を得る。
- 現場からの質問に丁寧に回答する指導形式が望ましい。
- コストについては、省略できるものと導入すべきものの双方を考えて、総合的に判断するようにアドバイスする。
- 外来感染対策向上加算などの加算を算定できるように体制整備を促進する。
- 連携急性期病院と平素から風通しのよいコミュニケーションを心掛け、有事に備えることができる体制を整える。
- 有事の際のため、あらかじめBCP策定を進める。

わけではないが、現実的には症状のある人を「事前問診票」などを用いて、適切に、かつできる限り早く見つけ出し、それらを空間的・時間的に分離する方法が現実的である。

診療所内で症状のある患者には、必ずマスクを着用してもらうだけで、待合室の別室が存在しなくても、実質的な空間的分離が可能となる。時間的分離を行わなくても、疑い患者は別棟の待機場所、あるいは自家用車内での待機なども安全上の対策として実施できる。さらに症状がある患者には、自宅を出る前に電話してもらい、時間的分離に結び付けるなどもきわめて有効な対策となる。

標準予防策の遵守（基本的指導）

感染症の診断や疑いがある患者のみを対象として対策を講じるのではなく、すべての患者が対象の「標準予防策」をつねに遵守する。手指衛生の遵守と、PPEを適切なタイミングで着脱できるように指導する。

現在実施中の独自で無効な対策の中止（その指摘方法も含めて）

患者の持ち物をビニール袋に入れて預かること、アクリル板、二重手袋、ユニフォームへの消毒薬の噴霧などは有効な対策とはいえない。慣習にとらわれた効果のない対策を、納得できる根拠を示しながら丁寧に説明して中止してもらう。指導者から現場職員の間違っている点を指摘して改善につなげる方策もあるが、現場職員からの生の疑問・質問を受ける形で課題を抽出して、その回答を重ねる方が受け入れられやすい。

コスト意識の問題

単回使用すべき製品を使い捨てにせず、消毒・滅菌を重ねながら複数回使用する方策は、必ずしもコスト抑制にはつながらない。再利用の場合は、洗浄・滅菌・消毒の手間やそれに関わる人手の確保が難しく、人件費も含めてかえってコストが高くなる。

一方、消耗品についても、コスト意識から、感染対策上より適切な方法をとれない場合もある。図1はアルコール綿の個包装製品と200枚入りパック製品との比較であり、個包装製品はパック製品に比べて使用枚数が大きく減少し、製品によってはかえっ

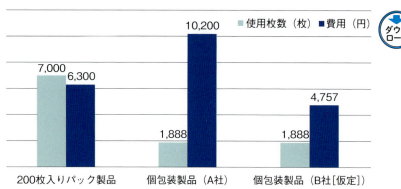

図1 アルコール綿の個包装製品の経済性の比較

下記期間に200枚入りパック製品と個包装製品（A社）の使用枚数とコストを比較した。さらに個包装製品（A社）と同枚数を使用したと仮定して個包装製品（B社）のコストも比較した。個包装製品の使用枚数はパック製品に比べて約73％減少し、個包装製品（B社）ではコストが約24％少なかった。
20XX年6月30日～7月6日：岐阜大学医学部附属病院消化器・血液内科病棟で実施

て節約できることが分かる。これは、今までの方法よりコストがかさむから導入は難しいという判断を再考することにつながる。このような可視化データを示してアドバイスすることが望ましい。

　また、現在の対策で、過剰や有効ではない対策を見直して中止すればコストが予想以上に節約できる場合もあり、点検が必要である。さらに2024年度の診療報酬改定では、発熱患者の受け入れ体制その他感染対策体制を整備することによって、外来感染対策向上加算（患者1人につき毎月1回6点）に加え、発熱患者等対応加算（患者1人につき毎月1回20点）、連携強化加算（患者1人につき毎月1回5点）、サーベイランス強化加算（患者1人につき毎月1回1点）、抗菌薬適正使用体制加算（患者1人につき毎月1回5点）などが算定でき、感染対策の質を向上させつつ、必要なコストを賄える可能性が高いことも知っておくべきである。

診療所同士および連携急性期病院などとの連携強化

　感染対策上の風通しがよいコミュニケーションを心掛け、自施設の立ち位置や課題を認識するとともに、平素また有事に支援が得られるような体制を整えることはきわめて重要である。

BCPの策定とsick leave（有給病気休暇）の実施

　少ない人員のなかでBCP（業務継続計画）を策定することは、多くの職員が在籍する施設とは違って困難な作業にはなるだろう。しかし、一定のルールを作ることは必須である。また、体調不良の職員に無理をさせず、病休の申し出に気を使わせることのないようなsick leave（有給病気休暇）制度を実施してほしい。

受け入れられやすいアドバイスの方法

　前述したように、急性期病院の感染対策の常識を押し付けるのではなく、診療所の診療環境を考慮して、職員の立場に立ったアドバイスを心掛けるとよい。

　実際の訪問実地指導では、感染対策マニュアルや体制の確認をするとともに、あらかじめ現場職員に質問事項をあげてもらう、あるいは現場ラウンドで一人ひとりのスタッフの意見に傾聴し、一つひとつ丁寧に答えていくことの方が、指導が実を結びやすい。また疑問が生じた際にはいつでも回答してもらえるというような、継続的支援の受けやすさを実感してもらえるようにするとよい。

失敗から学ぶ！ありがちな対応例

感染対策に必要なコストに関する誤解

　アルコール綿を個包装製品にすべきだとアドバイスしても、「コストがかさむから」とどうしても改善してもらえなかった事例があった。

▶ どうやって改善した？

適切な感染対策物品の運用がアウトブレイクやクラスターの予防につながる

　数多くの施設が COVID-19 の施設内発生を経験した結果、擦式アルコール製剤、ペーパータオルなどを適切に使用し、手袋やガウンなど PPE の正しい着脱のタイミングなどはかなり改善されたと想像される。しかし、「伝統的・慣習的」に行っている感染対策が、かえって感染拡大のリスクになっていることも数多くある。

　事務部門には、現在の方法や導入品を変更するとコストが高くなるという先入観がある。限られた診療報酬のなかで「現場はもっとコスト意識をもつように」と要求され、結果的に改善を阻んでいる場合も多い。

　前述のように再利用などを行うと、消毒・滅菌などに必要な物品や人的コストが加算される。しかし、シングルユース製品を導入すればそれらの費用が節約できる可能性がある。また、コストを計算すれば、ディスポーザブル製品や個包装製品などを使用する方が、結果的に節約になり、しかも質の高い感染対策が実施できる場合も多い。

　調達部門と現場担当者が話し合って、新しい製品を導入する際に、単に価格だけでなく、省略できる対策を見つけ、その節約分も含めてコストを総合的に判断すべきである。

　より適切な感染対策物品の運用こそ、アウトブレイクやクラスターの予防に大いにつながることをぜひ学んでほしい。

6

感染対策がうまくいっていない
保育所へのアプローチのコツ

社会福祉法人 恩賜財団 済生会支部 福井県済生会病院 感染対策室（感染管理特定認定看護師）**細田清美**

スムーズに進めるためのポイント！

❶保育所の特性と環境や業務内容を理解し、保育現場を見ながら、保育士と意見交換ができるミーティングを定期的に開催する。情報や支援が必要なときに迅速に相談が受けられる体制を構築し、可能な限り保育業務が中断しないことを考慮した、実践的で現実的かつ具体的な対策を提案し、導入する。

❷施設で作成されている感染対策マニュアルに基づいて、感染対策の手順を確認する。正しい手指消毒の方法や嘔吐物処理、オムツ交換など、技術を伴う手技については統一した手順を習得し、実践できるように実技演習を行う。修正が必要な箇所は、具体的な手順を提供することで、実技が向上する。

❸長時間滞在する集団生活の場であるため、乳幼児期に注意すべき感染症と流行状況や感染対策に関する正しい知識を習得できる機会を作り、保護者にも同様の内容を継続的に伝えることで、継続した感染対策を実施する。

保育施設の感染対策上の特徴を理解する

　保育所は、子どもたちが集団で生活の大半を過ごす場であり、子ども同士の相互の関わりを大切にし、乳幼児にふさわしい体験が得られるように、生活や遊びを通して保育される場である。

　子どもは一定の場所にじっとしておらず、つねに動き回る。交友関係が一定ではなく、コミュニティが変化する。また、朝夕の延長保育や休日保育などのときには、通常のクラス別保育では対応が困難なため、クラスにこだわらず合同保育が行われることもあり、園内での感染拡大リスクとなる。

　乳幼児の特徴として、子ども同士は濃厚に接触することが多く、飛沫感染や接触感染のリスクが高い。子どもと保育士間も同様で、泣いて鼻水やよだれが出ている子どもを抱き上げるなど、ほとんどの場面が濃厚な接触（**図1**）であり、互いに水平伝播するリスクがある。そして、床を這い、手にしたものを口に運ぶ、なめるなどの行動をとる。さらに、共用する物品が多く、特におもちゃやぬいぐるみなどは洗濯が難し

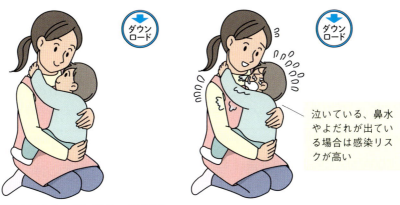

図1 保育士の首に巻きつく子ども
子どもと保育士間では日常的に濃厚に接触する機会が多く、お互いに飛沫感染のリスクがある。

表1 保育施設の感染対策上の特徴

利用者：園児	保育スタッフ（保護者）
・基本的な感染対策の協力が得られにくい。 ・食事、遊び、午睡など密接する。 ・子ども同士、子どもと保育士間の接触が濃厚である。 ・身体（免疫・消化）機能が未発達である。 ・典型的症状や自覚症状が乏しい。 ・よだれ、鼻水、排泄への支援や見守りが必要である。	・感染対策に専門で従事するスタッフが不在である。 ・保育に従事するスタッフが多職種にわたる。 ・保護者や家族の十分な理解が必要である。

生活環境	施設環境
・毎日、長時間共用する集団生活の場所である。 ・おもちゃや遊具が多数ある。 ・隔離が困難な施設の構造である。	・個人防護具の十分な準備や備蓄が困難である。 ・環境が汚染されやすい。 ・集団発生により受け入れが制限される場合がある。

（文献 1〜4 より作成）

く、環境からの交差感染のリスクとなりうる 表1 [1〜4]。

感染リスクがどこにあるのかを考え、保育が継続できる感染対策を支援する

現場の確認

　園児を迎えることから始まり、排泄、食事、午睡、遊戯、退園までの長い時間を共有する保育所では、個々の園児と集団全体への対策を講じる必要がある。各クラスの子どもたちの日常的な動線や午睡の場面、手洗い場や擦式アルコール製剤の設置場所を確認する。

日常生活における感染対策の習慣化

　保育所は日常的に接触が濃厚で、鼻水やよだれの処置時には基本的な感染対策が必

要である。いわゆる、「すべての人の血液、痰や鼻水・唾液などの体液、便や尿、嘔吐物を含む排泄物、創のある皮膚や粘膜は、感染性のあるものとして対応する」という標準予防策の考え方に基づき、手指衛生および個人防護具（personal protective equipment, PPE）の着用が必要である、ということである。しかし、保育の現場で保育士が行うべき手指衛生のタイミングと手袋着用場面を、医療現場と同様に当てはめて考えることは難しい。

保育士の手指衛生のタイミングを検討する

保育士の手指衛生の5つのタイミングは、①乳幼児に触れる前、②触れた後、③体液や分泌物に触れた可能性があるとき、④乳幼児周辺の物品に触れたとき、⑤清潔ケアの前である。しかし実際は、「子どもがじっとしていない」「とっさのことが多い」「1人で複数の乳幼児の食事の面倒をみる」「保育が中断する」「保育を妨げる」ことが課題となり、実施に苦慮することが多い。

子どもの成長・発達に影響を及ぼさない保育を継続して提供し、安全な生活環境とするためにどうすればよいのか。課題について話し合う方法の一つとして、感染対策の基本的な項目を行動レベルで詳細に記載した「感染対策アクション自己チェックシート」を作成し（**図2**）、日常の振り返りから行う。

感染についての意識を共有する

図2は、手指衛生について（一部）だが、そのほかにも、園児を取り巻く環境の感染対策として、午睡時の子どもの配置や環境表面の清掃、換気、そして遊びにおける感染対策の具体的な方法として、おもちゃや遊具の洗浄や清拭などの項目で実践可能なチェックシートを保育士とともに作成した。一緒に確認し、作成することで感染に対する意識が共有される。

そして、実際にシートを使用した感染対策を定期的（もしくは不定期でもそのつど）に確認することで、前回の振り返りと改善の効果について共有し、日常のさまざまな保育場面で習慣化できるよう、ともに考え、継続的に支援する。

平時から有事に備えたシミュレーションの機会を設定する

知識を実践可能にする

「保育所における感染症対策ガイドライン」[4]を参考に、各保育所で施設のマニュアルが作成されている。施設全体で統一した感染対策に取り組むためには、個々の保育士が「知っている」知識を「正しく実践できる」ことが重要である。手指衛生やPPEに関しては、適切に実践することがなぜ必要かについて理解してもらい、そのうえで正しい着脱方法を実践できるようにするとよい。

手指消毒と手洗いの技術習得の演習では、蛍光塗料を用いると手指衛生手技を可視

感染対策アクション自己チェックシート

保育士名（クラス名）：　　　　（　　　　）
【職員用】＊該当する項目に〇をつける

手指衛生：手洗い	つねにできている（している）80%以上	おおむねできている（している）50〜79%	あまりできていない（していない）20〜49%	ほとんどできていない（していない）19%未満
①ハンドソープを用いて水で十分に汚れを落としている				
②手洗いは、ハンドソープを用いて10〜15秒間以上洗浄している				
③手の甲、手のひらを洗浄している				
④指の間、指先、爪、親指の周囲、手首を意識して洗浄している				
⑤手洗い後は、ペーパータオルで十分に水気を拭き取っている				

手指衛生：手指消毒	つねにできている（している）80%以上	おおむねできている（している）50〜79%	あまりできていない（していない）20〜49%	ほとんどできていない（していない）19%未満
①擦式アルコール製剤を手に適量（下までしっかりワンプッシュ）を取り、手順に沿ってよく擦り込んでいる				
②塗り残しがないように、手のしわの中までまんべんなく広げ、よく擦り込んでいる				
③十分に乾くまで、手の甲、指の間、親指、手首などを意識してこすり合わせている				
④ニトリルグローブを外したとき、手順に沿って手指消毒をしている				

手指衛生：タイミング	つねにできている（している）80%以上	おおむねできている（している）50〜79%	あまりできていない（していない）20〜49%	ほとんどできていない（していない）19%未満
①鼻をかんだ後、くしゃみをした後				
②食事の準備前、食前、食後				
③おやつの準備前、食前、食後				
④ゴミに触れた後				
⑤トイレの後				

図2　感染対策アクション自己チェックシートの一部
手指衛生のほかに、オムツ交換や環境整備などの項目を検討する。

化することができる。さらに、アデノシン三リン酸（adenosine triphosphate, ATP）測定では汚染を数値化することで、手指衛生手技の精度の目安として確認できるため、正しい技術習得が期待できる。

オムツ交換の手順などは、「保育所における感染症対策ガイドライン」[4]で根拠を確認しながら、実際にデモンストレーションを行った後に意見交換をする。

平時から実技トレーニングを行う

平時から適切な感染対策を実践していることは、とっさのときの適切な感染対策に通じるが、有事の際にも慌てず、適切に対応できるように実技トレーニングを繰り返し行っておくとさらによい。

たとえば、嘔吐した場合の対処方法は非常に重要であるため、物品準備から対応終了までをシミュレーションする。嘔吐物が付着した子どもの移動や保育士の動き、嘔吐物回収と消毒などの一連の流れを実際にやってみると、うまく嘔吐物が回収できなかったり、物品が不足していたりと多くのことに気が付く。蛍光塗料を使用した疑似嘔吐物を作成し、汚染の広がりを視覚で確認して意見交換を行うことで、実際の状況のイメージが付き、知識と技術の定着や実践可能なマニュアルの修正が可能となる。

子どもの罹患しやすい感染症と地域の流行状況について正しい知識を保護者と共有する

感染対策と保育の兼ね合いについて保護者の協力を得る

保育所での感染対策は、一人ひとりへの対応と集団の対応が必要である。そのため、個々の保護者の感染症および感染対策の知識と認識によって、保育所全体に影響が及ぶ場合がある。保育所で流行しやすい感染症の種類と登園の目安を記した資料を、定期的、かつ流行時に保護者に配布する。

保育所の行事は年間に多くあるが、開催と中止の基準や開催方法、注意点についても分かりやすく伝え、個人の感染から集団感染に発展しないように協力を得る。

保護者と連携を強くするための支援を行う

保育士と保護者が共通認識をもてるように、保護者に配布する「感染症と登園基準について」の資料には、保護者が注意すべき事柄と保育士が保育所で行うべき対応を記載し（**図3**）、対策が断片的にならないように工夫する。

病院併設型保育所では、保護者である医療従事者と園児間で感染が伝播することで、保育所や院内での感染拡大のリスクとなるため、子どもと保護者の健康観察や家庭で感染対策を継続する協力を得るなど、特に注意が必要である。

・保育士用：ケア内容も記載

発熱のときの対応

感染症と登園基準について
―いつもと違うときは、子どもからのSOSのサインです！―

　私たち保育士は、ガイドラインに示される基準に沿って、子どもたち一人ひとりをしっかり健康観察して、状況に応じて感染対策チームが示す対応策に沿って、適切に迅速に対応する。
　子ども一人ひとりの元気なときの「平熱」を知っておくことが重要である。発熱時の体温は、あくまでも目安であり、個々の平熱に応じて、個別に判断する。

登園を控えるのが望ましい場合	至急受診が必要と考えられる場合	保護者への連絡が望ましい場合
● 24時間以内に38℃以上の熱が出た場合、または解熱剤を使用している場合。 ● 朝から37.5℃以上の熱があることに加えて、元気がなく機嫌が悪い、食欲がなく朝食・水分が摂れていないなど全身状態が不良である場合。	● 38℃以上の発熱の有無にかかわらず、 ・顔色が悪く苦しそうなとき ・小鼻がピクピクして呼吸が速いとき ・意識がはっきりしないとき ・頻回な嘔吐や下痢があるとき ・不機嫌でぐったりしているとき ・けいれんが起こったとき	● 38℃以上の発熱があり（一人ひとりの平熱に応じて個別に判断）、 ・元気がなく機嫌が悪いとき ・咳で眠れず目覚めるとき ・排尿回数がいつもより減っているとき ・食欲がなく水分が摂れないとき ＊熱性けいれんの既往児は医師の指導に従う

＊0〜1歳の乳幼児の発熱に関する特徴について
・体温調節機能が未熟なために、外気温、室温、湿度、厚着、水分不足などによる影響を受けやすく、体温が簡単に上昇する。
・咳や鼻水などのかぜにみられる症状がなければ、水分補給を十分に行い、涼しい環境にいることで、熱が下がることがある。
・0歳児が入園後初めて発熱した場合には、突発性発しんの可能性がある。熱性けいれんを起こす可能性もある。
・発熱がある、機嫌が悪いなどの様子とともに、耳をよく触る様子がみられるときは、中耳炎の可能性もある。

・保護者用：受診の目安なども記載

保護者の皆さまへ
感染症と登園基準について

　厚生労働省の「保育所における感染症対策ガイドライン」では、"乳幼児が長時間にわたり集団で生活する保育所では、一人ひとりの子どもの健康と安全の確保だけではなく、集団全体の健康と安全を確保しなければなりません"と示されています。
　保護者の皆さまにおかれましては、お仕事の心配もあると思いますが、"子どもファースト"の視点で体調不良時には小児科を受診してから来園ください。また、無理をせずに自宅療養などをお願いします。
　下記の登園基準を参考にしてください。

①発熱の場合

登園を控えるのが望ましい場合	至急受診が必要と考えられる場合	保護者への連絡が望ましい場合
● 24時間以内に38℃以上の熱が出た場合、または解熱剤を使用している場合。 ● 朝から37.5℃以上の熱があることに加えて、元気がなく機嫌が悪い、食欲がなく朝食・水分が摂れていないなど全身状態が不良である場合。	● 38℃以上の発熱の有無にかかわらず、 ・顔色が悪く苦しそうなとき ・小鼻がピクピクして呼吸が速いとき ・意識がはっきりしないとき ・頻回な嘔吐や下痢があるとき ・不機嫌でぐったりしているとき ・けいれんが起こったとき	● 38℃以上の発熱があり（一人ひとりの平熱に応じて個別に判断）、 ・元気がなく機嫌が悪いとき ・咳で眠れず目覚めるとき ・排尿回数がいつもより減っているとき ・食欲がなく水分が摂れないとき ＊熱性けいれんの既往児は医師の指導に従う

図3 保育士用と保護者用の「感染症と登園基準」（一部）

失敗から学ぶ！ ありがちな対応例

鼻水を拭うときに手袋を使用するのは難しい？

　おやつの時間に訪問した際、数人の園児が口元や鼻水を保育士に拭かれている場面を見た。1人の保育士が、ティッシュペーパーを換えて複数の子どもに同時進行で対応していた。

　そこで、「鼻水を拭うたびの手洗いは難しいようですね。手袋は使えませんか」と控えめに聞き、提案した。保育士からは、「手指衛生が大事なのは知っています。でも、子どもたちをこのまま置いて手洗いには行けません。タイミングよくなんてできません」という返答があった。

▶ どうやって改善した？

感染対策の必要性を説明し、実践可能な対策を保育士とともに検討

　新型コロナウイルス感染症（COVID-19）のように発症前から人に感染させる特徴をもつウイルス感染症では、誰が感染しているか分からないまま、保育士の手に付いたウイルスが次々と子どもたちに伝播し、保育士も感染してしまう。

　保育の現状からすると、適切なタイミングで手を洗うことは非常に難しいのかもしれない。しかし、保育士の感染によりマンパワー不足が生じると、保育の継続が困難となるため、保育士が感染しないような対応が重要である。さらには、多くの子どもたちが感染することで、長期間の休園措置に至ってしまう場合もある。これをきっかけに、唾液や鼻水、嘔吐物、食事中の食べこぼしやよだれの汚染処理に、なぜ感染対策を取り入れる必要があるのかを説明し、実践可能な対策を保育士とともに検討した。

　手袋は使用可能であり、手洗い場の上の棚に設置してあったため、複数人を継続してケアする場合には手袋を準備するようにした。素手で対応した場合には、ケアを中断し、手洗いもしくは擦式アルコール製剤による手指衛生を行うこと、擦式アルコール製剤はいつでも使用できるように携帯することもルール化した。ケアを中断できない場合もあるため、保育士の手拭き用おしぼりを導入した。またテーブルは、食事前後の清拭だけでなく、食べこぼしなどの汚染にすみやかに対応できるように、おしぼりを準備した。

　改善を提案した当初は、保育士たちは困難感を意見していた。しかし、何度かの訪問で現状を確認し、成果を認めて成功事例を共有し、体験することで、ほかの保育士も積極的に取り組むようになり、施設全体の感染対策が強化された。

引用・参考文献

1) 厚生労働省. ほいくしょ　いち・に・さん. https://www.mhlw.go.jp/hoikusyo123/index.html
2) 厚生労働省. 保育所等における使用済みおむつの処分について. https://www.cfa.go.jp/assets/contents/node/basic_page/field_ref_resources/e4b817c9-5282-4ccc-b0d5-ce15d7b5018c/1cc443c0/20230401_policies_hoiku_02.pdf
3) 厚生労働省. 保育所保育指針（平成30年度〜）. https://www.cfa.go.jp/assets/contents/node/basic_page/field_ref_resources/e4b817c9-5282-4ccc-b0d5-ce15d7b5018c/513e0e51/20230401_policies_hoiku_08.pdf
4) こども家庭庁. 保育所における感染症対策ガイドライン（2018年改訂版）. https://www.cfa.go.jp/assets/contents/node/basic_page/field_ref_resources/e4b817c9-5282-4ccc-b0d5-ce15d7b5018c/c60bb9fc/20230720_policies_hoiku_25.pdf
5) 杉村篤士ほか. コロナ禍における保育の変化と保育士の困りごと. 東海大学看護研究. 1（1）, 2024, 26-33.

第2章

最新版 ICTに
必要な
スタッフ指導セット

1 感染対策の基本的な知識や情報の指導ツール

地方独立行政法人 大阪市民病院機構 大阪市立総合医療センター
看護部 副主幹（感染管理認定看護師） **山口尚美**

手袋着用前後の手指衛生の必要性

指導ツールの目的

標準予防策や感染経路別予防策において手袋着用は必要であるが、清潔操作前でも手指衛生をせずに手袋を着用したり、汚染手袋を脱いだ後に手指衛生をしなかったりする場面に遭遇する。これらの行為は感染源になる危険性があり改善が必要である。手袋着用前後に手指衛生が必要な理由を視覚的に理解するためのツールを示す。

すぐに現場で使える！ ICT に必須の指導ツール

蛍光塗料を利用した汚れチェック

Ⅰ．手袋脱衣後の手指の汚れチェック

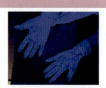
①手袋の上からクリームを塗る

②手袋を外す

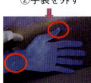
③ブラックライトで手の汚染を確認する

Ⅱ．手指が汚染したまま手袋を着用したときの手袋の汚れチェック

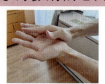
①手に蛍光クリームを塗る

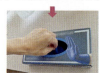
②箱から手袋を取って着用する

③ブラックライトで手袋や箱の汚染を確認する

- 実際に演習を行う場合、Ⅱを先にすると手に蛍光塗料が残ってしまいⅠが分かりにくくなるため、Ⅰ→Ⅱの順に行う。その後に流水手洗い演習をするとよい。
- Ⅱは透明の手袋では分かりにくいため、不透明の手袋を使用する方がよい。
- Ⅱは朱肉などを指先に付けて手袋を取る方法でも簡単に視覚化できる。

ゴーグル着用の推進

指導ツールの目的

新型コロナウイルス感染症（COVID-19）流行以降、ゴーグル着用はある程度定着したものの、5類感染症移行後は、徐々に着用率が低下していると筆者は感じている。そこで、標準予防策としてゴーグルの必要性を視覚的に再認識するためのツールと、着用推進に向けての一例を示す。

すぐに現場で使える！ ICTに必須の指導ツール

ゴーグルの必要性（蛍光塗料を顔面に飛散させ、ブラックライトで確認）

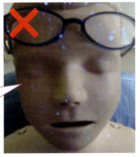

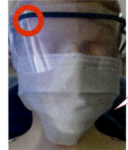

眼鏡の着用だけでは飛散を防ぐことができない

ゴーグルとマスクの着用により顔面への飛散をほぼ予防できる

ゴーグル着用推進方法の一例

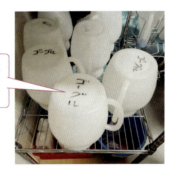

排液容器の裏に「ゴーグル」と記載している

ゴーグルの外し方

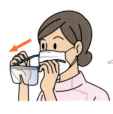

耳かけの部分（後頭部のゴムがある場合は、ゴムの部分）を持ち、頭から外し廃棄する

第2章 最新版 ICTに必要なスタッフ指導セット

感染経路別予防策

指導ツールの目的

感染経路別予防策が必要な病原体が検出された場合、マニュアルに沿ってすみやかに適切な感染経路別予防策を選択するためのツールである。あらかじめ準備物品を可視化しておくと、誰が準備しても同じ状態にセットすることができる。

すぐに現場で使える！ ICTに必須の指導ツール

感染経路別予防策一覧

	空気予防策	飛沫予防策	接触予防策
代表疾患	結核・麻疹・水痘など	インフルエンザ・RSウイルス感染症・風疹など	薬剤耐性菌・ノロウイルス感染症・流行性角結膜炎など
病室	陰圧個室	個室、もしくはコホート隔離（難しい場合はカーテン隔離）	個室、もしくはコホート隔離（各施設基準により対応）
患者	部屋から出る場合、サージカルマスクを着用する		患者に使用する器具は専用とするか、もしくはつど消毒する
PPE	入室前にN95レスピレータを着用する	サージカルマスクを着用する	手袋＋ガウン、もしくはエプロンを着用する
注意点	・扉は必ず閉める ・あらかじめフィットテストを実施する ・毎回ユーザーシールチェックを実施する	・扉は開けておいてもよい ・体液飛散の可能性があれば、標準予防策に準じてゴーグル・エプロンなどを着用する	体液飛散の可能性があれば、標準予防策に準じてゴーグル・マスクなどを着用する

感染経路別予防策の物品設置例

空気予防策

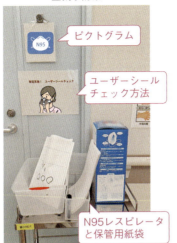

飛沫予防策

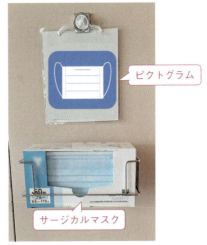

接触予防策

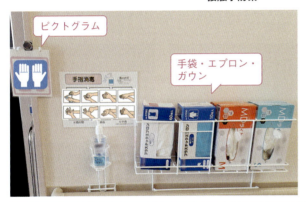

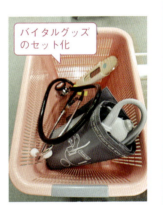

感染経路別予防策が必要であることがスタッフ全員に分かるように、患者に同意を得たうえでピクトグラムを掲示している。ピクトグラムを保管している場所に、設置例の写真やユーザーシールチェック方法などの掲示物も一緒に置いておくと使いやすい。

嘔吐物処理

指導ツールの目的

嘔吐物は、トイレ以外の場所に吐いた場合、飛び散る範囲が広くなるなどの特性があり、迅速に適切な処理が行わなければ感染源となる危険性がある。スタッフ自身の感染対策と確実な吐物処理方法について日頃から手順を共有しておくためのツールである。

すぐに現場で使える！ ICTに必須の指導ツール

嘔吐物処理方法

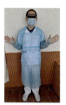
① 手袋・ガウン・マスク・ゴーグルを着用する

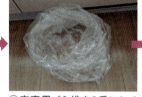
② 廃棄用ゴミ袋を2重にして設置する

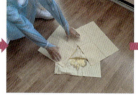
③ 嘔吐物の上にペーパータオルなどを置く

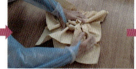
④ 外から中に向かってまとめていく

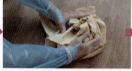

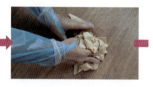

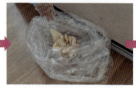
⑤ 1枚目（内側）のゴミ袋にペーパーと手袋を廃棄し密封する 新しい手袋を着用する

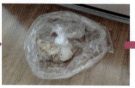

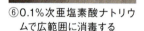
⑥ 0.1％次亜塩素酸ナトリウムで広範囲に消毒する

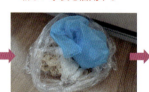

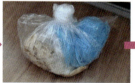
⑦ 消毒用クロスやPPEを2枚目（外側）のゴミ袋に廃棄し密封する

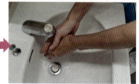
⑧ 流水と石けんで手を洗う

- 次亜塩素酸ナトリウムは床材を傷める可能性があるため、10分程度経過したら水拭きする。
- 次亜塩素酸ナトリウム液は毎回作成する必要があるが、塩素系環境クロスや泡ハイター（0.1％）を用いると作成の手間が省ける。

病棟でのリネンの取り扱い

指導ツールの目的

シーツ・タオル・病衣などのリネンに付着した病原体による感染伝播を防ぐためには、清潔リネンの保管、使用済の汚染リネンの回収・運搬・洗濯方法の管理が重要である。リネンリース会社や洗濯会社との調整や運搬カートの準備など多岐に及ぶが、ここでは、病棟でできるリネン管理についてツールに示す。

すぐに現場で使える！ICT に必須の指導ツール

清潔リネンの保管

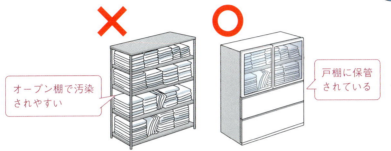

×　オープン棚で汚染されやすい
○　戸棚に保管されている

使用前の清潔なリネンは汚染されないよう適切に管理する。リネン保管庫は専用のものとし、埃や汚れを防ぐために扉があることが望ましい。扉があっても埃はたまるため定期的な清掃は必要である。また、補充の際はもとあるリネンの下に補充して上から使うといったルールも決めておく。

使用済シーツの交換

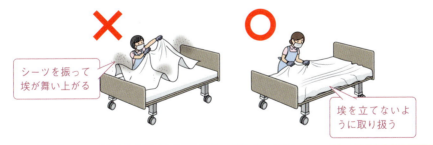

×　シーツを振って埃が舞い上がる
○　埃を立てないように取り扱う

シーツを振って埃が舞い上がると、埃の中の病原体が飛散し、シーツを交換しているスタッフや病室内の患者が病原体に曝露する可能性がある。使用後のシーツを剥がす際は汚染面を内側に丸め込み、埃が立たないように静かに取り扱う。また、シーツ交換を連続して行う場合はベッドごとに手指衛生を行う。

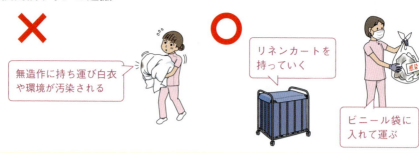

使用済リネンの運搬

シーツ交換をまとめて行う際はあらかじめリネンカートを持っていくが、急なシーツ交換の場合は無造作に持ち帰る場面を見かける。これは白衣や環境が汚染され病原体の伝播につながる可能性がある。新しいシーツを持っていく際に、一緒にリネンカートかビニール袋を持っていくことを意識づける。

引用・参考文献
1) CDC. Guideline for Hand Hygiene in Health-Care Settings. MMWR 2002.
2) 国公立大学附属病院感染対策協議会編集. 病院感染対策ガイドライン2018年版【2020年3月増補版】. 東京, じほう, 2020, 22-8.
3) 日本環境感染学会DICT後方支援チーム. 吐物・汚物の処理に関する手順書（第1版）. 2024年2月4日発行.
4) 厚生労働省. 介護現場における感染対策の手引き. 第3版. 令和5年9月. 14-6.
5) 矢野邦夫. 今さら聞けない！標準予防策⑦リネン類の取り扱い. http://www.kansentaisaku.jp/2020/03/147/

新型コロナウイルス感染症関連の指導ツール

広島大学病院 感染制御部 副部長（感染管理認定看護師） 森 美菜子

平時の新型コロナウイルス感染症（COVID-19）対策

指導ツールの目的

これまで病院感染を予防するために、入口での検温や面会制限、スクリーニング検査などの持ち込み予防策を講じてきた。これらは患者や面会者への対策であるが、その数以上に、スタッフは毎日制限なく病院に入ってくるため、"持ち込みゼロ"を目指すことは困難である。意味のある現実的で継続可能な対策に見直すことが望ましく、持ち込まれることを前提とした、当院の考え方を示す。

すぐに現場で使える！ ICTに必須の指導ツール

これまでに実施してきた持ち込み予防策

ダウンロード

入口での検温	面会禁止・制限	入院時スクリーニング検査	マスク着用義務
			マスクの着用にご協力ください
・無症状の陽性者を把握できない ・人員配置や有熱者の対応場所の確保が必要となる	・患者への心理的影響などが生じる ・職員からの持ち込みは防げない	・検査法によっては発症前の患者を把握できない ・職員からの持ち込みは防げない	・マスク着用義務化解除後も院内発生率に変化はないという報告がある[1]

負担をかけて対策を行ってもその負担に見合う持ち込み予防効果は乏しい

現実的で意味のあるCOVID-19予防策

○有症状者による持ち込みを防ぐ（職員・面会者）
○持ち込まれることを前提とした対策をとる
　・症状のある患者の早期発見とCOVID-19を疑った対応
　・平時から手指衛生を遵守し、PPEを適切に使用する
○重症リスクのある患者にはワクチン接種を推奨する

院内で陽性者が発生したときの対応

指導ツールの目的

COVID-19は、今後も人の感染症として流行を繰り返していくことが考えられる。院内で陽性者が出たときに、各部署ですみやかに対応できるように、実施事項をまとめておくとよい。陽性者の隔離期間や、同室患者の対応については、診療の継続を目的とした当院の考え方を示す。

すぐに現場で使える！ ICTに必須の指導ツール

ダウンロード

陽性者が出たときの対応

【オミクロン系統感染者のRT-PCR陽性検体における鼻咽頭検体中の感染性ウイルスの定量[2]】

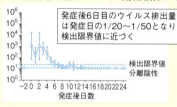

発症後6日目のウイルス排出量は発症日の1/20～1/50となり検出限界値に近づく

感染性がなくてもPCR検査や抗原検査陽性は続くため、陰性確認を行う意義は高くない。

	実施事項
陽性者の対応	個室隔離する（複数いるときはコホート隔離でもよい）
	必要なPPEを準備する
	発症後5日かつ症状軽快後24時間まで飛沫予防策を実施する
その他の患者の対応	ほかの有症状者の有無を確認する
	有症状者には新型コロナウイルス（SARS-CoV-2）検査を行う
同室者の対応	無症状者は最終接触後3日目まで経過観察する
	経過観察中のPPEは標準予防策とする
	経過観察期間中に、該当病室に新規入院を入れない
	経過観察中の治療・検査・リハビリなどを制限しない
	経過観察終了後も、5日目まではサージカルマスク着用を依頼する
職員の対応	最終接触後3日目までは症状の出現に注意する
	症状がなければ、サージカルマスク着用にて勤務継続する
	症状があれば、勤務せずに休む

【経過観察期間設定の根拠】

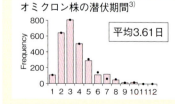

オミクロン株の潜伏期間[3]
平均3.61日

発症リスクが高い3日間は新規曝露者を作らないよう対策するため、万が一、接触者が陽性だったとしても、病棟内での拡大リスクは下げることができる。したがって無症状者の検査を行う意義は高くない。

病室のゾーニング

指導ツールの目的

COVID-19患者はそれぞれの病棟で管理しながら、病棟本来の機能を維持させる必要がある。そこで、病室内をレッドゾーン（患者ゾーン）、廊下をグリーンゾーン（共有ゾーン）と明確に区別することで、廊下への新型コロナウイルス（SARS-CoV-2）の持ち出しを防ぐことが重要である。厳重な接触予防策は不要であるため、病室にトイレがない場合は、飛沫予防策を講じていれば、共有トイレを使用することが可能である。

すぐに現場で使える！ ICTに必須の指導ツール

個室と大部屋のゾーニングの例

- 病室内でも必要なタイミングで手指衛生と手袋交換が実施できるように手指消毒薬と手袋を設置する
- 手袋の上からの手指消毒は行わない

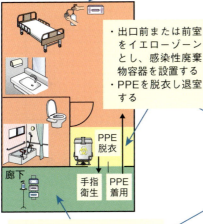

【個室の場合】

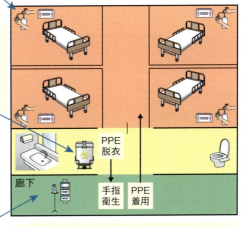

【大部屋の場合】

- 出口前または前室をイエローゾーンとし、感染性廃棄物容器を設置する
- PPEを脱衣し退室する

- 廊下をグリーンゾーンとし、PPEを設置する
- 廊下で着用し入室する
- 退室後は必ず手指消毒を行う

- 部屋にトイレがない場合は、マスクを着用し病室を出て、共有トイレを使用してよい
- 使用後のトイレ清掃は不要である

（文献4、5より作成）

COVID-19患者対応時の個人防護具（PPE）選択

指導ツールの目的

COVID-19の感染経路は、飛沫感染とエアロゾル感染が重要であり、接触感染においては、基本的な標準予防策で対応可能である。そのため、COVID-19確定患者であっても、つねにフルPPEを着用する必要はなく、接触程度によって着用するPPEを選択するとよい。しかし、スタッフが不安に感じる対策は控えるべきであり、不安に感じるスタッフが、基準以上のPPEを選択できるよう幅をもたせておくことが望ましい。

すぐに現場で使える！ ICTに必須の指導ツール

COVID-19確定患者に対するPPEの選択

・接触感染のリスクは低いため、手袋・ガウン／エプロンをつねに着用する必要はない
・エアロゾル発生リスクが低い場合は、サージカルマスクのみでよい

場面	サージカルマスク	N95レスピレータ	手袋	ガウン・エプロン	アイシールド
通常（受付・患者搬送）	○	-	-	-	-
軽度の身体接触（診察・検温）	○	-	-	-	-
濃厚な身体接触（リハビリ、食事介助など）	○	-	○	○	△（患者がマスク未着用時）
エアロゾル発生時（口腔ケア、吸引など）	-	○	○	○	○
呼吸器検体採取	○	-	-	-	○
環境清掃	○	-	○	-	-

＊基準以上のPPE使用を止めるものではない

・エアロゾル発生時は空気感染を考慮する必要があるため、N95レスピレータとする

・接触程度が高いときのみ念のためPPEを増やす

PPE着脱手順

指導ツールの目的

COVID-19患者対応においては、着用する機会が少ないN95レスピレータやガウンなどの着用が必要な場面がある。適切にPPEの効果を発揮できるよう着用することと、脱衣時に身体の汚染を防ぐことが重要である。そのため、PPE着脱の手順とポイントを理解し、実践できるように準備しておく必要がある。

すぐに現場で使える！ ICTに必須の指導ツール

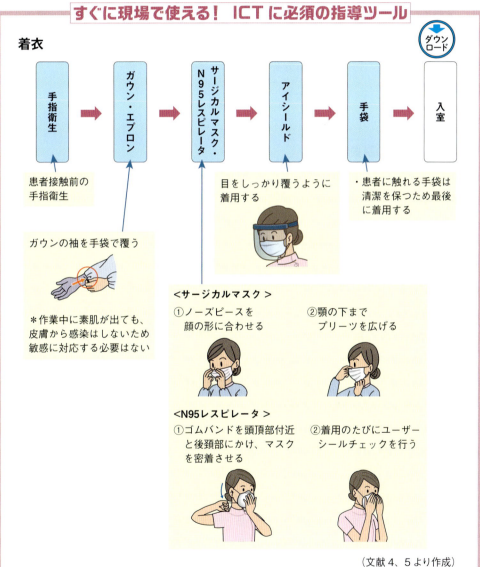

（文献4、5より作成）

脱衣

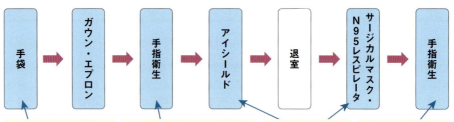

手袋 → ガウン・エプロン → 手指衛生 → アイシールド → 退室 → サージカルマスク・N95レスピレータ → 手指衛生

- ・最も汚染度が高い手袋から外す
  ＊ガウンと一緒に外す方法もあるが、通常時にも「エプロン→手袋」の順で脱衣する習慣が付くリスクがあり注意を要する

- ・顔の粘膜汚染リスクを下げるため、顔に着用しているPPEを脱ぐ前には手指衛生を行う
  ＊先にアイシールドを外す場合は、「手袋→手指衛生→アイシールド→ガウン→手指衛生→N95レスピレータ→手指衛生」の順となる

- ・ゴムやフレーム部分を持って外し、表面には触れない

- ・PPEを外した後も、手指が汚染しているリスクがあるため手指衛生を行う

（文献4、5より作成）

手袋とガウンの脱衣手順

＜手袋＞

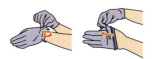

①手袋の外側をつまみ、裏返すように外す。

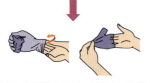

②外した手袋を丸めて握り、手袋を外した手指を手袋と手首の間に入れて、手袋を裏返すように外す。

③2枚の手袋が一塊となった状態で廃棄する。

＜ガウン＞

PPEで手指や環境を汚染させないよう、表面に触れずに脱衣する

①首紐を引っ張って切る。

②片方の手を袖の内側に滑り込ませ、外側に触れないように袖口を引く。ガウン越しに、もう片方の袖の外側を持ち腕を引き抜く。

③腰の位置でガウンを引っ張り、腰紐を切る。

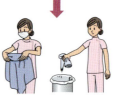

④ガウンを身体から離し、外側に触れないよう、内側に丸めて廃棄する。

（文献4、5より作成）

引用・参考文献

1) Mehra, R. et al. Impact of removing the healthcare mask mandate on hospital-acquired COVID-19 rates. J Hosp Infect. 145, 2024, 59-64.
2) 厚生労働省. 第120回新型コロナウイルス感染症対策アドバイザリーボード（令和5年4月5日）. https://www.mhlw.go.jp/content/10900000/001094037.pdf
3) Galmiche, S. et al. SARS-CoV-2 incubation period across variants of concern, individual factors, and circumstances of infection in France：a case series analysis from the ComCor study. Lancet Microbe. 4（6）, 2023, e409-e417.
4) 日本環境感染学会. 医療機関における新型コロナウイルス感染症への対応ガイド. 第5版. http://www.kankyokansen.org/uploads/uploads/files/jsipc/COVID-19_taioguide5.pdf
5) 厚生労働省. 新型コロナウイルス感染症（COVID-19）診療の手引き. 第10.1版. 2024. 64p. https://www.mhlw.go.jp/content/001248424.pdf

3

環境整備関連の指導ツール

医療法人徳洲会 八尾徳洲会総合病院 感染制御部 部長（感染管理認定看護師） **渋谷豊克**
同 看護部 兼 感染制御部（感染管理特定認定看護師） **萩原美香**

病床における環境整備のポイント

指導ツールの目的

病室は、多職種（医師、看護師、薬剤師など）が訪問し、採血・診察などの処置を行うため、さまざまな病原体を想定した環境清掃が必要である。患者周辺の環境表面（ベッド柵、オーバーテーブルなど）、患者ケア医療環境における高頻度接触面（ドアノブ、病室のトイレやその周りの表面など）を含む病原体により汚染されている可能性の高い環境表面は、低頻度接触面（待合室など）より頻回な清掃・消毒をすることが求められる[1,2]。

すぐに現場で使える！ ICT に必須の指導ツール

ベッド周りにおける清掃のポイント

病室は、多職種（医師、看護師、薬剤師など）が訪問し、採血・診察などの処置を行うとともに、面会も多いため、さまざまな病原体を想定した環境清掃が必要となる。特に、高頻度接触面においては、凹凸のある汚れが残りやすい箇所を入念に清拭する。

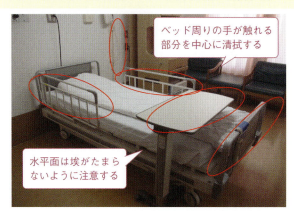

病室（オーバーテーブル・床頭台）における環境整備の手順

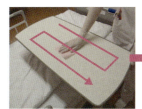
平らな面の清拭では、S字に1方向に拭く。

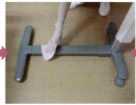
汚れを見つけたら、そのつど丁寧に清拭する。

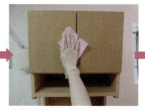
手指が触れる部分を中心に清拭する。

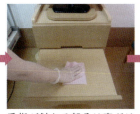
手指が触れる部分は表だけではないため、引き出しも忘れずに清拭する。

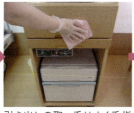
引き出しの取っ手はよく手指が触れる部分であるため、意識して清拭する。

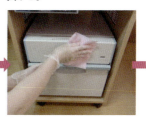
冷蔵庫の取っ手も、よく手が触れる部分のため、注意する。

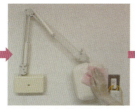
ライトも忘れずに清拭する。

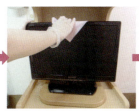
埃があれば、そのつど丁寧に清拭する。

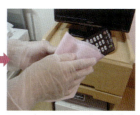
テレビのリモコンもよく手が触れる部分である。

第2章 最新版 ICTに必要なスタッフ指導セット

点滴調製台における環境整備のポイント

指導ツールの目的

点滴調製台は、血管内に投与する注射剤を取り扱うため、汚染リスクを考慮した配置が必要である。調製台の上に空調がないこと、必要最低限の物品（アルコール綿、速乾式手指消毒薬など）のみの設置となっていること、点滴以外のものを吊り下げていないことなどが保健所の立入調査でも確認される。そのため、調製台には不要なものは置かず、整理整頓と清拭が大切である。

すぐに現場で使える！ ICTに必須の指導ツール

点滴調製台における環境整備のポイント

点滴調製台は、医療スタッフが清潔作業を実施するため、医療スタッフの手指からの汚染に気を付ける。また、同時に廃棄物の処理を行うことも多いため、清潔操作と汚染作業が混在する恐れがあり、整理整頓が大切となる。ごみ箱は一定の距離を置いて配置するのが理想的だが、調製台の表面が廃棄物などで汚染する可能性もあるので、つねに整理整頓と清拭を実施する。また、フック上の埃の除去も実施する。

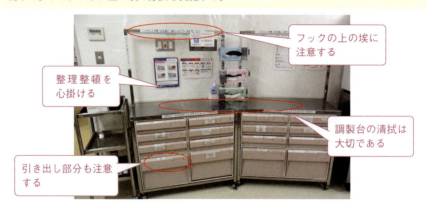

- フックの上の埃に注意する
- 整理整頓を心掛ける
- 調製台の清拭は大切である
- 引き出し部分も注意する

点滴調製台における環境整備の手順

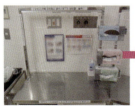

普段からの整理整頓を意識する。

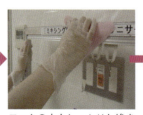

フックの上もしっかりと埃を取る。

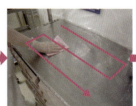

平らな面の清拭では、S字に1方向に拭いていく。

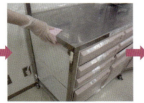

手が触れる角の部分も忘れないように注意する。

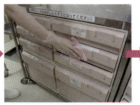

手が触れる引き出しの部分も清拭する。

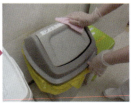

ごみ箱は汚れやすいので必ず清拭する。

ナースステーションにおける環境整備のポイント

指導ツールの目的

ナースステーションは看護師だけでなく、医師や薬剤師、事務担当者など多くの人が出入りするスペースであり共有部分が多い。そのため、整理整頓されていなければ感染のリスクが高まる可能性がある。特に、頻繁に触れる電子カルテ入力用パソコンやワゴンは使用ごとに清掃する。また、手洗い用シンク周囲は微生物の温床となる湿潤環境となりやすいため、水跳ねには注意する。

すぐに現場で使える！ ICTに必須の指導ツール

ノートパソコンにおける環境整備の手順

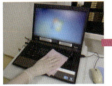 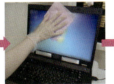 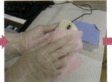 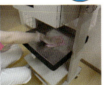

キーボードは手指が頻繁に触れる部分である。しっかりと清拭する。	画面は上から下へ清拭する。	マウスも手指がよく触れるので、念入りに清拭する。	ワゴンは上から下へ。トレイを清拭する。

デスクトップパソコンにおける環境整備の手順

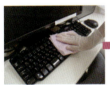 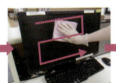 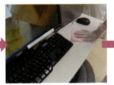 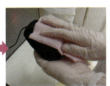

キーボードは手指が頻繁に触れる部分である。しっかりと清拭する。	画面は上から下へ清拭する。	パソコン周囲のテーブルも清拭する。	マウスも手指がよく触れるので、念入りに清拭する。

手洗いシンクにおける環境整備の手順

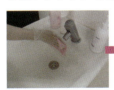 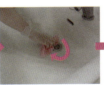 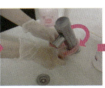 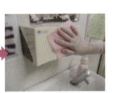

オーバーフローは汚れが残りやすい部分である。毎日清拭する。	シンクはドライに保ち、汚れが付着したら、すぐに除去する。放置すると薬剤耐性菌がはびこる。	蛇口周りは、水跳ね残りに注意する。汚れがあると、水が残りやすくなる。	ペーパーホルダー容器も忘れず、清拭する。

ナースステーションの共用部分は、手指の触れる部分と、清潔・不潔シンク周りの衛生管理が重要である。整理・整頓に加え、清掃・清潔の習慣化を意識しながら衛生管理に取り組む。

トイレにおける衛生管理のポイント

指導ツールの目的

トイレは排泄物に含まれる細菌やウイルスにより汚染を受けやすい場所であり、感染リスクが高い場所である。そのため、清掃時はゴーグル・マスク・手袋・エプロン（ガウン）を着用し、汚染を広げないよう清掃する。

すぐに現場で使える！ ICT に必須の指導ツール

トイレの高頻度接触面の環境整備の手順

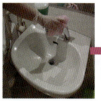
手洗いシンクも手が触れる場所を清拭する。

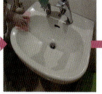

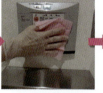
スイッチ付近は凹凸が多いので、念入りに清拭する。

ペーパーホルダーの上部は埃がたまらないようにする。

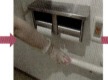
手すりの部分も忘れず、清拭する。

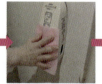
便座洗浄クリーナーがある場合、忘れず清拭する。

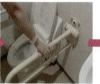
手すりはワイプを巻きつけるようにして清拭する。

トイレにおける環境整備の手順

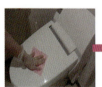
温水洗浄便座は蓋から清拭する。

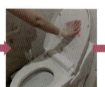
特に蓋の上部内側は手がよく触れるので、念入りに清拭する。

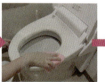
蓋の下部、便座も同様である。

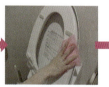
便座の裏側は忘れやすいので注意する。

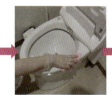
便器全体も清拭する。

ノズルを清掃するためのスイッチを押し、ノズルを出す。

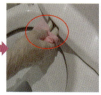
シャワーノズルも清拭する。

水回りの環境整備のポイント

指導ツールの目的

医療施設における水回りの設備は、湿度が高く、微生物の繁殖に適した環境であり、感染リスクが非常に高まる[3]。主な微生物として、レジオネラ菌、大腸菌などの腸内細菌目細菌、緑膿菌などのブドウ糖非発酵グラム陰性桿菌、非結核性抗酸菌などがある。緑膿菌は、シンク、乾燥が不十分な環境や医療機器に定着し、水回りが原因となった緑膿菌のアウトブレイクの発表が散見されている。また、水道やシンクの形状によって、容易に蛇口から排出された水が跳ね返る。そのため、水回りにおける感染リスクを最小限に抑えるため、不要なもの（特に衛生材料など）は置かず、使用後はペーパータオルなどでシンク周囲を拭き取り、できる限り湿潤環境を断つ必要がある。しかし、常時使用しているシンクでは、乾燥させることは容易でないため、毎日の洗浄と定期的な消毒が推奨される。また、スポンジなどは微生物の温床となるため、月1回など定期的な交換を行う。

すぐに現場で使える！ICTに必須の指導ツール

シンク周りの管理のポイント

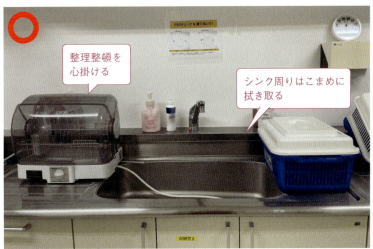

水回りの衛生管理チェックポイント

☐ 手洗い用のシンクと器材処理用のシンクを分けるなどして、シンク周辺で清潔と不潔の交差がないか。（流しなどの水場の排水口および湿潤部位などは汚染しているものと考え、水の跳ね返りによる汚染に留意する。）
☐ 手洗い場などのシンク外周が擦式され乾燥しているか。
☐ 水回りのスポンジはしっかりと乾燥できるように工夫して管理され、定期的に交換しているか。
☐ 経管栄養セットがシンクなどに触れないように工夫して管理されているか。

汚物処理室の衛生管理のポイント

指導ツールの目的

汚物処理室は、便や尿あるいはそれが付着した器材や物品の処理を行うため、環境が汚染されやすい場所である。薬剤耐性のある腸内細菌目細菌やノロウイルス、*Clostridioides difficile*の芽胞などを考慮し、広範囲に清拭する。汚物処理槽は、病原体の温床となりやすいため、使用後はすぐに水を流し、交差感染予防のため、水洗レバーや汚物処理槽周囲は必ず清拭する。

すぐに現場で使える！ ICTに必須の指導ツール

汚物処理室における環境整備のポイント

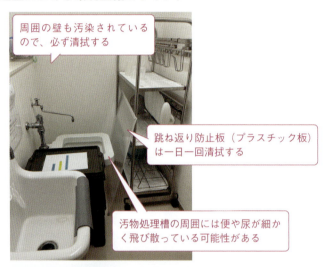

周囲の壁も汚染されているので、必ず清拭する

跳ね返り防止板（プラスチック板）は一日一回清拭する

汚物処理槽の周囲には便や尿が細かく飛び散っている可能性がある

汚物処理室における環境整備の手順

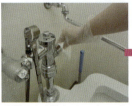

手指のよく触れるレバーから清拭するようにする。

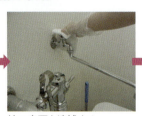

蛇口表面も清拭する。

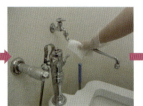

ワイプを巻きつけるようにして清拭する。

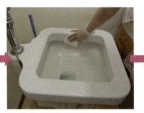

汚物処理槽は汚染しやすい箇所である。目に見える汚染がなくても清拭する。

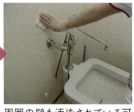

周囲の壁も汚染されている可能性があるので、必ず清拭する。

引用・参考文献

1） 満田年宏監訳. 隔離予防策のためのCDCガイドライン：医療環境における感染性病原体の伝播予防. 東京, ヴァンメディカル, 2007, 93.
2） 満田年宏監訳. 医療環境における多剤耐性菌管理のためのCDCガイドライン2006. 東京, ヴァンメディカル, 2006, 43.
3） 日本環境感染学会. 多剤耐性菌感染制御委員会. 多剤耐性グラム陰性菌感染制御のためのポジションペーパー 第2版. 2017, S14-S15. http://www.kankyokansen.org/uploads/uploads/files/jsipc/position-paper(2)_2.pdf
4） 菅原えりさ監修. 医療機関におけるトイレ清掃マニュアル作成のための手引き. 全国ビルメンテナンス協会. https://www.sanitary-net.com/cms/wp-content/uploads/2018/08/180600_tebiki.pdf
5） 厚生労働省. 医療法第25条第1項の規定に基づく立入検査要綱の一部改正について. 令和6年5月31日. https://www.mhlw.go.jp/content/10800000/001260077.pdf

4 医療処置時の指導ツール

社会医療法人 厚生会 中部脳リハビリテーション病院 脳神経外科外来 看護主任(感染管理認定看護師) **三宅有希子**

喀痰吸引時における個人防護具(以下、PPE)と着脱のタイミング

指導ツールの目的

喀痰吸引ではカテーテルを鼻腔、あるいは口腔内に挿入することにより、その刺激で患者の咳が誘発され、吸引を行う医療従事者は近距離で飛沫を受けやすい。周囲に飛散する飛沫に医療従事者自身(特に眼の粘膜)が直接接触しないよう適切なPPEを選択し、使用後PPEはすみやかに脱衣し、手指衛生を行うことによって周囲環境への汚染を防止する。

すぐに現場で使える！ ICTに必須の指導ツール

喀痰吸引時のPPEとその目的

PPE	役割
ビニールエプロン、または袖付きガウン	喀痰の量、周囲への飛散の程度によって選択する。体液飛散から特に前胸部を防護する。
未滅菌手袋	手指が直接体液に接触しないよう防護する。
アイシールド、またはシールド付きマスク	眼の粘膜に直接体液が飛散し接触しないよう防護する。
サージカルマスク	体液が鼻や口に直接接触しないよう防護する。

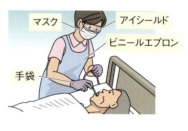

喀痰吸引時のPPE着脱と手指衛生

手順
① 手指衛生
② 物品準備
③ バリアプリコーション（エプロンもしくはガウン、アイシールドの着用）
④ 吸引器のスイッチを入れる
⑤ 手指衛生後に未滅菌手袋を着用する
⑥ 吸引カテーテルの消毒、通水を行う
⑦ 吸引を開始する
⑧ カテーテル外側を消毒、通水して蓋つき容器に収納する
⑨ 手袋を外す
⑩ 手指衛生後に吸引器のスイッチを切る
⑪ 手袋以外のPPEを外す
⑫ 手指衛生を行う

鼻腔、口腔内の喀痰吸引に使用するカテーテルが単回使用の場合、⑧は不要である。

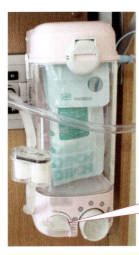

当院では吸引器のON/OFFレバーは、汚染した手袋で操作しないとしている。そのため、吸引前の作動確認時のON、吸引後のOFFは手袋を着用していない状態で操作する。
各施設において手指衛生のタイミングを含めたベストプラクティスを検討し、手順を遵守することが大切である。

清潔操作として手袋を着用し吸引を行う。吸引器のレバーという環境表面に触れた後なので手袋を着用する前に手指衛生できるとよい。反対に、手袋を外した直後に手指消毒することによって、吸引器のレバーを含む環境表面に汚染を広げない。

血管内留置カテーテル挿入後の管理

指導ツールの目的

清潔操作で無菌的に留置された血管内留置カテーテルの管理が不適切に行われることで、留置したデバイスは経皮的に体外からの病原体侵入の門戸となる。カテーテル挿入部の異常がないか、カテーテル固定が確実に行われているかを定期的に観察し早期に対処すること、清潔・無菌操作での管理が守られることが求められる。

すぐに現場で使える！ ICT に必須の指導ツール

病原体侵入経路別のチェックリスト

- □ 汚染しやすい部位を避けて挿入している。
- □ 挿入時の消毒薬、消毒方法が適切である。
- □ 留置期間の観察、感染徴候はないか。→カルテに観察した内容が記載されている。
- □ 異常がある場合、すぐに抜去している。
- □ 刺入部が汚染されたり、血液が凝固して付着したままになったりしていない。
- □ 刺入部を保護するドレッシング材が剥がれたり、水で濡れたりしている場合には交換されている。

- □ 点滴ルートに触れる前に手指衛生をしている。→手指衛生5つのタイミングのうち、「清潔・無菌操作の前」に該当。
- □ ルート接続部位の消毒は確実に行われている。→消毒方法は「scrub（ごしごし擦る）」でされているか。
- □ 輸液ルートが汚染しやすいものと近接していないか。

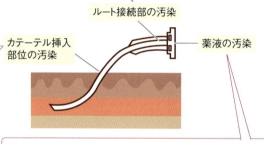

- □ 薬液調剤の前に準備台をアルコールで清拭している。
- □ 手指衛生をして、手袋を着用してから薬液の調剤をしている。→手指衛生5つのタイミングのうち、「清潔・無菌操作の前」に該当。
- □ 薬液の調剤は清潔操作で行っている。
- □ バイアル、点滴ボトルのゴム栓を消毒後に穿刺している。

輸液製剤穿刺部の消毒

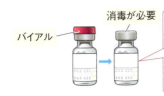

バイアルのキャップを外した直後でもゴム栓表面の無菌性は保証されていない。注射針を穿刺する前には、アルコール綿で消毒する。

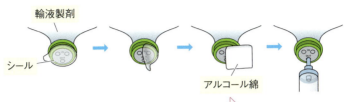

輸液製剤は、ゴム栓部分を覆っているシールやキャップなどを付けた後に滅菌を行っており、ゴム栓表面の無菌性が保証されているわけではない。輸液製剤のフィルムを外した後、アルコール綿でその表面を消毒してから穿刺する。

カテーテル挿入部の管理

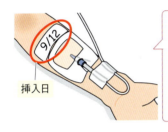

- カテーテル挿入部の固定は、観察しやすいドレッシング（透明のフィルム）を使用し、固定用テープで刺入部を覆わない。
- 刺入部に発赤、腫脹、熱感、圧痛、硬結、浸出液などがみられたら、すぐに抜針し医師に報告する。
- 挿入日を記載し、カルテにも同様に記録を残す（最長留置日まで記載しない）。

採血時の針刺し防止

指導ツールの目的

針刺し防止策として採血や静脈ルート確保に用いられる針類には安全装置付きの器材が多いが、それらを正しい目的や作動方法を理解して使用されなければ、今まで起こらなかった状況で針刺しが発生しうる。また、使用後の針類を使用者本人がすみやかに安全に廃棄できるよう指導する。

すぐに現場で使える！ ICTに必須の指導ツール

誤穿刺を防止するための物品選択

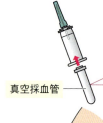

直針、あるいは翼状針を血管に穿刺することによって、真空採血管に必要量に達するまで血液が吸引される。注射針を使用して採血管に分注する際の誤穿刺のリスクがない。

真空採血管

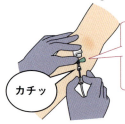

カチッ

抜針時に「カチッ」という音がするまで完全に作動させることで針に完全にカバーがかかる。安全装置付きの翼状針や留置針を使用していても、安全装置の作動のタイミングや不完全な作動で、かえって誤穿刺のリスクを高めてしまう。

針刺しが起こりやすいタイミング

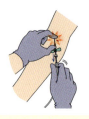

抜針後、スライド式の安全装置を操作しているとき

抜針後、カバーを掛けようとしているとき

採血後、スピッツに分注しようとしたとき

安全装置付き器材を正しく取り扱う

患者に使用した針は、使用後すぐに廃棄できるよう携帯用の廃棄容器をベッドサイドに持参する。止血しながら片手でも廃棄しやすい位置に容器を準備する。リキャップすることなく、直接耐貫通性の廃棄容器に廃棄する。

血液培養ボトルへの分注時のリスク回避のため、注射器と注射針で採血した場合、採血に使用した針はすぐに廃棄し、ボトルへの分注は専用のホルダーを用いる。

尿道留置カテーテルの管理

指導ツールの目的

尿道留置カテーテルは清潔・無菌操作で留置し、カテーテルから蓄尿バッグまでの一体化した閉鎖性保持により病原体が体内に侵入することを防止している。適切な適応[1]に限り尿道留置カテーテルを挿入して、必要な期間だけ留置する。カテーテルの挿入部位は病原体で汚染されやすいため挿入部位、およびカテーテルの清浄と適正な位置への固定、蓄尿バッグの正しい取り扱いにより逆行性感染を防止する。

すぐに現場で使える！ ICTに必須の指導ツール

尿道留置カテーテル留置中のチェックリスト

- □ 挿入したカテーテルの閉鎖性導尿システムを維持している。
- □ 停滞のない尿流を維持し、流出した尿が逆流しないよう管理している。
  - ①カテーテルが折れ曲がらないようにする。
  - ②蓄尿バッグは安静時、移動時ともに膀胱より低い位置で保持する。
  - ③定期的、あるいは移動前には蓄尿バッグを空にする。
- □ 蓄尿バッグの排出口を汚染しない。
  - ①蓄尿バッグが床に接触しないよう固定している。
  - ②尿量測定の際、採尿容器の壁面に排出口が接触しないようにする。
- □ カテーテル、蓄尿バッグを定期的な間隔で交換をルーティン化していない。（定期的に交換、挿入する機会が、体外から病原菌を押し入れる機会となるため、ルーティン化すべきでない）
- □ カテーテル留置中の日常的な衛生管理（シャワー浴、入浴、陰部洗浄での尿道面の洗浄）を行っている。

- □ 定期的にカテーテル留置の妥当性について検討されている。
- □ 排尿機能障害の例では、間欠的導尿が検討されている。
- □ 尿失禁管理のためにカテーテルを留置していない。
- □ 手術後、適切な理由がない限り早期にカテーテルを抜去している。

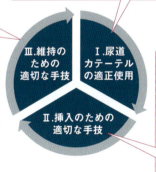

- □ 滅菌済みの器材を用いて、無菌操作で尿道カテーテルを挿入する。
- □ 留置したカテーテルの抜去、牽引防止のために適切な位置にカテーテルを固定する。

閉鎖性導尿システム

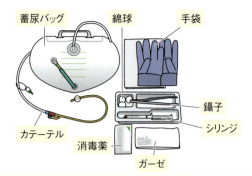

尿道カテーテル留置に必要な物品がセット化され滅菌されている。カテーテルから蓄尿バッグまでが一体化している利点がある。
尿道口を消毒する鑷子、綿球、消毒薬、無菌操作で行うための手袋が一つにまとまって入っていることが清潔野の展開に適している。

カテーテルの清浄と適正な固定位置

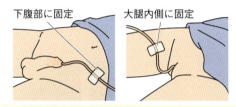

尿道留置カテーテルが過度に牽引されることによる抜去のリスクや陰茎、陰唇がカテーテルの圧迫により損傷されることを防止する。また、逆にカテーテルが押し込まれることによって逆行性に外部から病原体が侵入するのを防止する。
男性：下腹部、または大腿最上部
女性：下腹部、または大腿内側

経鼻経管栄養の管理

指導ツールの目的

患者に使用する医療器材はすべてその患者専用に準備し、複数の患者に対して一連の作業として準備を行うことがないように十分な注意を払わなければならない。点滴投与と同様に一人の患者に一つのトレイで準備し、使用物品を介して患者間の交差が発生しないよう準備から投与終了までの過程を担当者が分担することなく完遂する。

すぐに現場で使える！ ICTに必須の指導ツール

経腸栄養に必要な物品

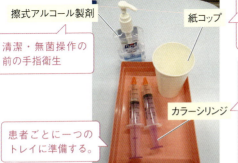

- 擦式アルコール製剤：清潔・無菌操作の前の手指衛生
- 紙コップ：個々に準備し、内服薬の懸濁用の白湯、経腸栄養剤または内服薬投与後に最終的にカテーテルに通水するための白湯を入れる。
- カラーシリンジ：カテーテルチップシリンジ1本目：経鼻経管栄養チューブの先端が胃内に留置されていることを確認するため、空気を注入し胃泡音を聴取したり、胃液を吸引したりする。カテーテルチップシリンジ2本目：経管栄養剤投与後に内服薬を懸濁して投与する、内服薬によるカテーテル閉塞を防止するため最後に白湯を通水するのに使用する。
- 患者ごとに一つのトレイに準備する。

> カテーテルチップシリンジは毎回、患者ごとの単回使用が理想的だが、当院では患者ごとに使用を分けるに留まっている。使用後は洗浄、消毒、乾燥して使用するが少なくとも1週間で交換している。

カテーテルチップシリンジをリユースする際のチェックリスト

- ☐ 患者ごとに名前が明記されている。
- ☐ 洗浄は内筒部分を外し、中性洗浄剤を用いて蛋白汚れを確実に落とす。
- ☐ 適正な濃度に希釈した次亜塩素酸ナトリウムに浸漬消毒する。
- ☐ 器材の表面全体に消毒薬が接触するように空気を抜いて浸漬する。浮き上がらないように工夫をしている。
- ☐ 30分浸漬後に水道水で消毒薬を十分に洗い流し、乾燥機にかける。
- ☐ 汚れが取りづらい、内筒の動きが硬いなどの変化があれば廃棄し新しいものに交換する。

電子カルテカートのゾーニングと処置後の動線

指導ツールの目的

ナースステーションや処置室など患者が常在しない領域（医療エリア）と患者ゾーンを明確に区別して環境の汚染を防止する目的で、患者に使用した物品を清潔なエリアに持ち込まない動線を意識づける。電子カルテカートも担当者が複数の患者ゾーンに持ち込み、その後、医療エリアに戻る物品として考え、清潔・不潔を意識した整備が求められる。

すぐに現場で使える！ ICTに必須の指導ツール

それぞれのケアにおける動線の誤った例と正しい例

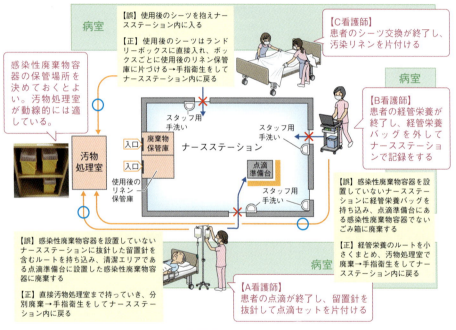

- A看護師
　患者に投与後の留置針を含む点滴ルートには血液が付着しており、感染性廃棄物として分別する。ナースステーション内に設置した点滴準備台は清潔なエリアであり、その場所に設置した廃棄容器に使用後の感染性廃棄物を持ち込んで廃棄すべきでない。清潔エリアと廃棄物を分別廃棄する汚染エリアをきちんと分離していれば、清潔エリアではない場所に設置したナースステーション内の感染性廃棄物容器に廃棄してもよい。
- B看護師
　患者に投与後の経管栄養バッグ（単回使用のもの）は、血液や体液の付着はないため、非感染性廃棄物として分別廃棄する。非感染性であっても患者に使用後の物品であるため、ナースステーション内に設置した清潔なエリアの非感染性廃棄物容器に使用後の物品を持ち込んで廃棄すべきでない。清潔エリアではない場所に設置したナースステーション内の非感染性廃棄物容器であれば廃棄してもよい。
- C看護師
　シーツ交換の際、使用後のシーツは直接ランドリーボックスに入れることが原則である。一時的に床に置いたり、何枚も一度に持ち運ぶため抱え込んだりしない。廃棄物と同様に、ナースステーション内の環境を汚染させないために、患者に使用後の物品は極力持ち込まない。汚染リネンは専用のランドリーボックスに入れ、保管場所に置いてから手指衛生を行うことで患者エリアからの汚染を持ち込まずナースステーションに戻ることができる。

電子カルテカートの整備例と悪い例

上段：患者ごとにトレイに準備された点滴、使用前の血圧計などの医療器材を置くエリア

下段：携帯用針廃棄容器や患者から投与後に外した点滴ルートや経管栄養バッグなどの廃棄物を置くエリア

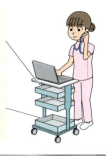

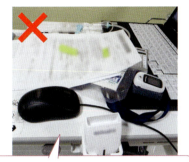

記録する作業スペースに、患者から外したルート、血圧計などのさまざまな物品がまとめて置かれている。

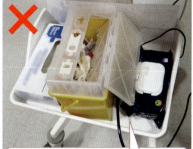

清潔・不潔の区分けができておらず廃棄容器の蓋も開いたままの状態で移動しており危険である。

引用・参考文献

1) CDC. Guideline for Prevention of Catheter Associated Urinary Tract Infections, 2009.

5 高齢者施設・障がい者施設の指導ツール

医療法人報徳会 宇都宮病院 感染担当看護部長補佐 **野澤寿美子**
医療法人報徳会 介護老人保健施設陽南 看護師長 **野口真由美**

感染症の持ち込みを防ぐための対応

指導ツールの目的

入所施設の場合は、職員、外部者が感染症を持ち込むことがほとんどである。職員、外部者には、飛沫・接触感染（インフルエンザ、新型コロナウイルス感染症［COVID-19］など）の持ち込みを防ぐ対応が求められる。適切な感染対策を行ってもらうためのツールを紹介する。

すぐに現場で使える！ ICTに必須の指導ツール

⬇ ダウンロード

マスクの着用、手指消毒の徹底を促す掲示

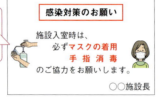

- 外部者が実施できるように、入口に明示する
- 擦式アルコール製剤は、誰もが同じように実施できるように使用方法を提示することが重要である

手洗い・うがいの実施

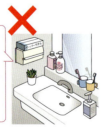
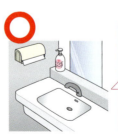

- ペーパータオルがペーパーホルダーに設置されていない
- 歯ブラシやコップなどの私物がある
- 植物が置いてある

- 必要な物品のみが設置されている
- 手洗い場の環境の整備、定期的な清掃、物品管理、ごみ捨てなど、いつ・誰がやるのかを決めて実施する

共有の流し台でうがいをすると、唾液が飛散するため、さまざま病原体に汚染される可能性がある。うがいは、感染対策において医学的な効果が不明であるため、見直す必要がある

面会時の注意点

指導ツールの目的

高齢者施設、障がい者施設は、病院とは異なり生活の場である。面会ができない弊害は多くあるため、利用者、家族が安心できるよう、対面の面会ができるように仕組みを整えることが重要となる。「高齢者、障がい者の特徴を理解して、実施可能な対策を立てること」「家族へは、守ってほしいこと、避けてほしいことを具体的に説明し、面会を適切に行うこと」の二点に焦点を当てた指導ツールを紹介する。

すぐに現場で使える！ ICTに必須の指導ツール

ダウンロード

面会のポイント

【面会者へのお願い】
☐可能な限り予約制とし、面会時間を事前に決めておく
補足：ほかの面会者と同時間にならないようにする。
☐発熱、咳、咽頭痛がなど、感染が疑われる場合は面会を断る
補足：予約制にすることで、感染症の疑いがある場合、面会できないことを事前に説明できる。
☐施設へ入る場合には、マスク着用・手指消毒をお願いする

【面会時に注意すべきこと】
☐換気ができる場所での面会が好ましい
☐少人数で行う
補足：各施設で、何名まで面会できるかを決めておくとよい。
☐大声は控えてもらう
補足：入所者で、補聴器を持っている人は、事前に準備をしておく。難聴対応として、集音器の活用も効果的である。
☐飲食は控えてもらう
☐子どもの面会について、注意事項などを事前に決めておく
補足：高齢者施設の場合、孫、ひ孫などの面会を希望される場合が多いので、事前に決まりを決めておくとよい。

【面会後の対応】
☐面会後1週間以内に感染症を発症した場合には連絡してもらう

家族との面会の実際

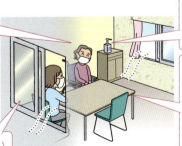

原則はマスク着用であるが、認知機能低下などで、マスクをした顔では家族を認識できないこともある。その場合は、短時間マスクを外すことも考慮する

換気のできる部屋が好ましい

手を握るなどスキンシップを行った場合には、面会後手指消毒をお願いする

入所者がマスク着用できない場合は、無理に着用させるのではなく、対面を避け、横にずれて面会することも検討する。難聴対応として、集音器の活用も効果的である

INFECTION CONTROL 2025年春季増刊 83

オムツ交換時のPPEの着脱方法と手指衛生のタイミング

指導ツールの目的

施設は、介護職を中心に多職種が働いており、標準予防策を知らない職員もいる。そのため、専門用語を使わず、具体的な手技の説明が必要になる。外国人労働者の参入もあり、指導方法にも工夫が必要である。また、使い捨てエプロンを導入していない施設もある。施設にあるPPEを使用する意味を理解し、感染対策を考えたオムツ交換を適切に行うための指導ツールを紹介する。

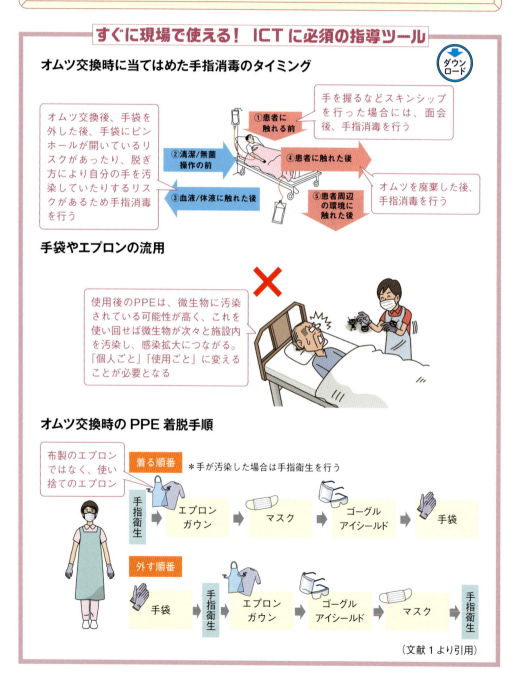

（文献1より引用）

職員への標準予防策の指導：マスクの選択、正しい着用

指導ツールの目的

施設は、マスクの支給がなく、自分で購入している人がほとんどである。そのため、安価なもの、苦しくないものといった視点で、マスクを選択する傾向がみられる。感染症流行時には、サージカルマスクを推奨することを説明する。

すぐに現場で使える！ ICTに必須の指導ツール

マスクの選択

（スーパーコンピュータ「富岳」によるシミュレーション結果）

対策方法	なし	マスク			フェイスシールド	マウスシールド
		不織布	布マスク	ウレタン		
吐き出し飛沫量						
	100%	20%	18〜34%	50%*	80%	90%*
吸い込み飛沫量						
	100%	30%	55〜65%*	60〜70%*	小さな飛沫に対しては効果なし（エアロゾルは防げない）	

＊豊橋技術科学大学による実験値

（文献2より改変）

マスクの素材には、不織布・布・ウレタンなどさまざまな種類がある。豊橋技術科学大学の「コロナウイルス飛沫感染に関する研究」によって差があることが示されている。吐き出し側、吸い込み側両者ともに、不織布マスクの効果が高かったことがわかる。マスクの性能の違いを理解し、スタッフの使用するマスクは、不織布マスクが好ましいことを伝えていく。

入浴時のマスク着用

入浴時は、入所者はマスクを着用していないことからも、無症候性感染者からの感染リスクを減らすためにも、着用は推奨される

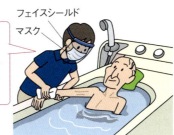

リハビリやレクリエーション時の指導方法

指導ツールの目的

高齢者施設・障がい者施設では、リハビリ、レクリエーションは生活の一部のため、実施できるように考慮する。コロナ禍前に少しでも近づけ、今までの生活に戻していくことが理想である。感染対策の観点で、感染経路を意識した対応を行い、リハビリ、レクリエーションを適切に行うための指導ツールを紹介する。

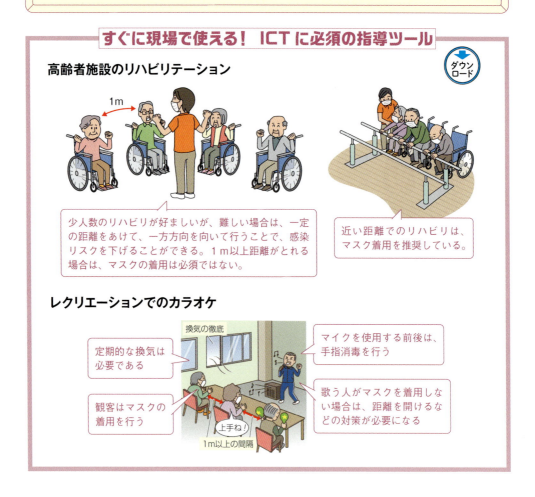

引用・参考文献

1) 小島光恵. オムツ交換. INFECTIONCONTROL. 33（4），2024，54-9.
2) 国立大学法人豊橋技術科学大学Press Release. 2020年10月15日. https://www.tut.ac.jp/docs/201015kisyakaiken.pdf
3) 笹原鉄平. 高齢者施設＆療養型病院"誰でもわかる"感染対策マニュアル. 大阪，メディカ出版，2021，158p
4) 菊池圭介. 高齢者施設における感染対策. INFECTIONCONTROL. 33（6），2024，51-7.
5) 石川美菜子. 高齢者施設. INFECTIONCONTROL. 33（7），2024，51-5.
6) 厚生労働省. 介護現場における感染対策の手引き. 第3版. 令和5年9月.

第3章

ケアについての
Q&A

1

手指衛生に関する Q&A

国立感染症研究所 薬剤耐性研究センター第四室 主任研究官／
実地疫学研究センター第一室 併任（感染管理認定看護師）**黒須一見**

Q1 洗面台への擦式アルコール製剤の設置

病棟看護師長からの質問

患者病室の洗面台に手洗い用の石けん液を置いていますが、擦式アルコール製剤を追加して置いた方がよいでしょうか？ また、設置にあたって、病棟の看護師や看護補助者にはどのように説明すればよいのか教えてください。

何を伝えればよい？ 何を実施すればよい？

- 手指衛生には、流水と石けんによる手洗い、擦式アルコール製剤を使用した手指消毒の2つの方法がある。外来や病棟の患者ケアでは、どちらかを選択して実施する。手洗いと手指消毒の両方の実施が推奨されているのは、手術時手洗い（ウォーターレス）である。
- 基本的に、患者病室の洗面台に擦式アルコール製剤を設置する必要性は低い。ただし、流水と石けんによる手洗いが十分にできない患者への手指衛生を強化する目的で、胃腸炎などが発生する時期などに、トイレの洗面台付近に擦式アルコール製剤を設置することは意義があると考える。
- 設置の際は、設置理由、設置時期、設置場所、管理方法について、ICTを含む関連部署と検討し、現場スタッフが理解できる内容で明文化し、説明を行う。
- 患者が理解しやすい掲示物を準備し、あわせて患者への手指衛生の指導も実施する。

▶ どのように伝えたら効果的？

手指衛生の2つの方法を理解する

手指衛生には、流水と石けんによる手洗いと、擦式アルコール製剤を使用した手指消毒の2つの方法がある。米国疾病予防管理センター（Centers for Disease Control and Prevention, CDC）の『医療現場における手指衛生のための CDC ガイドライン』[1,2]では、手が目に見えて汚れているときには石けんと流水で手を洗う、手が目に見えて汚れていないときはアルコールベースの手指消毒薬を用いて手指の汚染除去を行うとしている。外来や病棟の患者ケアでは、どちらかの方法を選択して実施する。

なお、手術時手洗いでは、流水と石けんによる手洗い、もしくは流水と石けんによる手洗いと手指消毒の両方の実施が推奨されている。厚生労働省通知[3]でも、手術時手洗いにおいて、手術時手洗い用の外用消毒薬を用いて水道水での手洗いを行った後、最後にアルコール製剤などによる擦式消毒を併用することが望ましいとされている。

複合的な取り組みにより手指衛生遵守率は向上する

患者病室の洗面台は、主に患者の洗面や食事前の手洗いに使用されているが、スタッフの手洗いにも利用できるよう、石けんやペーパータオルなどがおおむね設置されている。また、病室入り口などには擦式アルコール製剤が設置されている。

世界保健機関（World Health Organization, WHO）の Hand Hygiene Self-Assessment Framework 2010[4,5]は、医療施設内で手指衛生改善戦略の実行を統括する専門家、あるいはこれから手指衛生改善戦略を実行しようと考えている感染対策担当者などが、施設内で包括的な手指衛生プログラムの実行と継続を推進するために使用するさまざまな視点で評価できるツールである。このツールの「1. システム変更」には、「あなたの医療施設において、擦式アルコール製剤はどの程度容易に使用できますか？」という項目がある。そこでは「施設全体において使用可能で、常時供給されており、各ポイントオブケア＊での使用が可能である」という設問で最も高いスコアが獲得できるようになっている。

医療機関での手指衛生遵守率向上のための複合的な取り組みとして、①すべての洗面台に擦式アルコール製剤を設置し、手洗いの方法や手指消毒に関するポスターを掲示する、②使用量のフィードバックを行うことにより、擦式アルコール製剤の使用量が増加し、メチシリン耐性黄色ブドウ球菌（methicillin-resistant *Staphylococcus aureus*, MRSA）の新規検出数が減少したことを西岡ら[6]は報告している。

＊ポイントオブケアとは、患者、医療従事者、患者やその周囲（患者ゾーン内）との接触を伴うケア／治療という3つの要素が揃う場を指している。この概念には、ケアが提供されるその場で、推奨されるタイミングにおいて、手指衛生を行う必要性が含まれている。これを実践するには、手指衛生用品（可能であれば擦式アルコール製剤）へのアクセスが容易で、できるだけ近く（患者ケアや治療を行っている場所から手の届く範囲内）に置かれている必要がある。ポイントオブケアの製品は、患者ゾーンを離れずに使用できなければならない[5,6]。

洗面台への擦式アルコール製剤の設置は検討に値する

患者病室の洗面台への擦式アルコール製剤設置に関し、強制力をもつ根拠資料はない。ただし、患者が流水と石けんによる手洗いを十分にできない可能性を考慮し、患者への手指衛生を強化する目的で、擦式アルコール製剤の設置を検討する理由としてあげることは一案である。

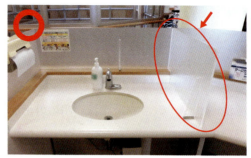

図1 洗面台に仕切りを付けて設置した例

（文献7より引用）

設置場所・時期などの検討

設置する場合、どの場所に設置するかを検討する必要がある。

たとえば、各病室にトイレが設置されている場合には、トイレ後に手を洗うシンクのそばに設置する。集合トイレなど、トイレが病室内に設置されていない場合には、病室内への設置よりも、トイレの手洗い場に設置した方がむしろ効率的であるとも考えられる。また、擦式アルコール製剤を通年常設するのか、あるいは胃腸炎などが発生する時期など感染症のアウトブレイクが発生している場合に限って設置するのか、すべての部署が対象か、あるいは部署を限定するのかなど、設置理由、設置時期、設置場所、管理方法について、ICTを含む関連部署と検討することが望ましい。

擦式アルコール製剤をシンクに近い場所に設置すると、水跳ねによる汚染を受ける可能性があるため、洗面台に直接置くことは避ける。可能であれば、洗面台とは別に壁面に設置する、あるいは洗面台に仕切りを付け、離れたところに設置する 図1 [7]。

自動式ディスペンサーの推奨

患者自身でポンプを下までプッシュできるかという問題も懸念されるため、自動式ディスペンサーの設置が望ましいと考える。設置の際は、現場スタッフにも理解しやすい内容で明文化し、説明を行う。患者に分かりやすい掲示物を準備し、あわせて患者への手指衛生の指導も実施する。

Q2 手荒れ対策と受診のタイミング

リンクナースからの質問

手荒れはどの段階でICTに相談するのがよいのでしょうか？ もしくは皮膚科を受診するとよいのでしょうか？ 手荒れについての注意点も教えてください。

何を伝えればよい？ 何を実施すればよい？

- スタッフが手荒れを起こした際の報告体制と書式、手荒れが発生した場合の受診方法についての院内ルールをICTで検討し、整備する。
- 病院内に皮膚科がある場合は、皮膚科医ともコンタクトを取り、受診のタイミングについて協議する。病院内に皮膚科がない場合は、医療機関を受診するタイミングを検討する。外部を受診する前にICTへ相談できる体制を整備する。
- 手荒れの発生リスク、手荒れ予防や保湿の必要性について資料を作成する。
- 手荒れが発生しやすい時期の前に研修会などを企画し、手荒れ対策や受診方法に関する説明の機会を設ける。

第3章 ケアについてのQ&A

▶ どのように伝えたら効果的？

手荒れは病原体伝播のリスクを高める

医療従事者には、手荒れと称される皮膚炎が多い[8-10]。日本の看護師を対象とした調査では、53.3％の看護師に皮膚炎があると報告されている[10, 11]。

皮膚のダメージは、皮膚細菌叢に変化を起こし、ブドウ球菌やグラム陰性桿菌の定着を増加させる[1, 2]といわれる。手荒れを起こすと、医療従事者は病原体保有のリスクを高めることになる。また、手荒れが手指衛生遵守の妨げの一因になると、患者への病原体伝播のリスクを高める[10]可能性もあるため、スタッフが手荒れを起こしていないかを察知し、適切な対応を行うことが重要である。

手荒れによる皮膚炎の原因を探る

手の痛みやかゆみが強い、ひび割れや出血がある、水疱や膿ができた、市販の保湿剤では改善がみられないなどの場合（**表1**）には、早期に皮膚科を受診し、適切な治療を受けることで、症状の悪化を防ぐことが可能となる。手に異常がみられた際に適切な治療につなげるとともに、手荒れによる皮膚炎の原因が本当に手指衛生なのか、ほかの要因があるのかなども探り、今後の対策につなげることも重要である。

皮膚科受診時の院内ルールを作成する

スタッフが手荒れを感じた際、皮膚がどのような状態になった場合に、誰にどのように連絡するのかという報告体制、報告の際のフォーマットなどを検討する。また、どのような状況になった場合に手荒れと判断し、皮膚科の受診を勧めるかに関しては、可能であれば皮膚科医と一緒に協議し、協力を得ておくことが望ましい。

INFECTION CONTROL 2025年 春季増刊 **91**

表1 手荒れの症状

症状	解説
痛みやかゆみが強い場合	手荒れが進行し、痛みやかゆみが日常生活に影響を与える場合は、皮膚のバリア機能が大幅に低下している可能性があるため、専門的な治療が必要。
ひび割れや出血がある場合	皮膚の乾燥が進み、ひび割れや出血を伴うようになると、細菌やウイルスの侵入リスクが高まるため、早めに受診して治療を受けることが望ましい。
水疱や膿が出る場合	水疱や膿が発生した場合は、感染症を伴っている可能性があるため、適切な治療が必要である。
市販の保湿剤では効果がない場合	保湿剤を使用しても手荒れが改善せず、乾燥やかさつきが続く場合は、治療が必要な皮膚疾患が疑われる。

　皮膚科医のコンセンサスが得られたら、感染対策委員会の事務局や労働安全衛生部門とも協議し、皮膚科受診時の院内ルールを決定し、手順を作成する。自施設に皮膚科がない場合には外部の受診となるが、その際のルールも作成しておき、職員が自身の判断で外部を受診せず、まずはICTや労働安全衛生部門に相談した後に受診できる仕組みを検討する。

皮膚科受診後は結果をフィードバックする

　受診したスタッフには、結果をフィードバック（簡潔な書式を作成できるとよい）してもらうとともに、手荒れが改善するまで定期的にフォローアップも行うことが望ましい。フォローアップについては、どの部門が担当するのかについても検討する。手荒れ報告のフォーマットや、皮膚科受診後のスタッフからのフィードバックを評価する機会を設け、手荒れの原因が個人の問題であるのか、あるいは組織的に関わる必要があるのかなども確認する。

研修会を計画し、手荒れ対策や受診方法に関する説明の機会を設ける

　これらの体制整備が確立された段階で、手荒れ対策に関する研修会を計画する。手指衛生遵守率の向上には、手指衛生の手法に関するトレーニングだけでなく、手荒れ対策も並行して検討する必要があるため、手荒れ予防や手荒れ発生時の受診に関するルールについて、スタッフに説明する機会を設け、予防と発生時の対応に関して周知を図る。

　手荒れ対策として、CDCの『医療現場における手指衛生のためのCDCガイドライン』[11, 12)]では、温水を繰り返し使用すると皮膚炎のリスクが増加するため、温水の使用を避けることが勧告されている。WHOのHand Hygiene Technical Reference Manual[12, 13)]では、手指のスキンケアにおいて、石けんや洗浄剤などの手指衛生用品を頻

繁に繰り返し使用すると、刺激性接触皮膚炎を発症するおそれがあること、特に、頻繁に手指衛生を実施する集中治療の現場や冬季には、より可能性が高くなることをあげ、スキンケアの重要性を述べている。また、擦式アルコール製剤を使用する直前や使用後に石けんと流水で定期的に手を洗うことは、不要なだけでなく、皮膚炎を引き起こす可能性があること、手洗いや擦式アルコール製剤使用後、手がまだ濡れている状態で手袋を着用すると、皮膚への刺激のリスクが高まることもあげている。

このような手荒れのリスク回避や手荒れ対策に関する資料を作成し、手荒れ予防に関する研修は、全スタッフが何らかの形で参加できるように計画する。

Q3 手指衛生のタイミング

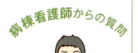

病棟看護師からの質問：患者病室の入室から退室までの一連の作業で、最低限実施すべき手指衛生のタイミングがよく分かりません。たとえば、電子カルテのカートを持って検温をする場面では、いつ手指衛生をするのが効果的なのでしょうか？

何を伝えればよい？ 何を実施すればよい？

- 病院内の空間には、医療エリアと患者ゾーンの2つがあり、患者ゾーンで実施する手指衛生のタイミングは5つある[14]。
- 手指衛生の5つのタイミングに関する基本的事項について、各部署でキーパーソンとなるスタッフへのトレーニングの機会を設ける。
- 患者ゾーン内で日常的によく実施するケア場面での手指衛生のタイミングについて、キーパーソンを中心に検討し、病院内での基準を作成する。
- 作成した基準を各部署でキーパーソンがスタッフに周知する。
- その基準に沿って、手指衛生のタイミングが遵守できているか、ICTやキーパーソンを中心にモニタリングを行う。

▶どのように伝えたら効果的？

患者ゾーンでの手指衛生は5つのタイミングで実施する

手指衛生を行う必要がある場面を「手指衛生の適応場面」という[15]。病院内の空間は、医療エリアと患者ゾーンの2つに分類される 図2 。

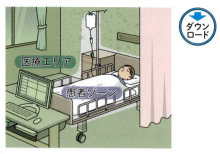

図2 医療エリアと患者ゾーン

カーテンの内側を患者ゾーン（白色）、外側を医療エリア（緑色）と位置付ける。患者ゾーン内で実施したバイタルサイン測定後、医療エリアにある電子カルテ入力時は区域が変わるため、手指衛生を実施する。また、患者ゾーン内で別のケアを実施する際にも手指衛生や手袋交換を行う。

表2 患者ゾーン内の手指衛生の5つのタイミング

場面	目的
①患者に触れる前	手指を介して伝播する微生物から患者を守るため。
②清潔／無菌操作の前	患者の体内に微生物が侵入することを防ぐため。
③体液に曝露された可能性のある場合	患者の微生物から医療従事者を守るため。
④患者に触れた後	患者の微生物から医療従事者と医療環境を守るため。
⑤患者周辺の環境や物品に触れた後	患者の微生物から医療従事者と医療環境を守るため。

（文献4より作成）

　医療エリアにはさまざまなヒト由来の微生物が少数生息しているが、患者ゾーンには患者の周囲環境に患者自身由来の微生物が多数生息し、各空間で微生物の種類や密度が異なる。患者ゾーン内には患者ごとに異なる微生物が生息しているため、患者ゾーンを離れる際には手指衛生を行い、リセットする必要がある。患者ゾーンで実施する手指衛生には5つのタイミングがある[14] 表2 [4]。この5つのタイミングの内容はシンプルなため、理解することはたやすい。

　医療エリアから患者ゾーンへの移動時は、不特定多数のヒト由来の微生物が付着していると考えられる医療エリアの物品にスタッフ自身が触れているため、患者に触れる前に手指衛生を行う。起点は、医療エリア物品（電子カルテのカートやカーテンなど）への接触後である。ただし、「カーテンを開ける→手指衛生→患者のオーバーテーブルを動かす、あるいは患者の掛け物をめくる」など患者の環境に触れた後では、患者周辺環境との接触で手指に付着するのは、患者が保有する微生物のみと考えられるため、次に患者へ接触する前には手指衛生を実施しなくてよい。終点は、最後に患者（あるいは患者環境）に触れたところとなり、この後に手指衛生を実施する。

表3 検温での手指衛生の適応場面とタイミング

電子カルテがカーテン外（医療エリア）にある場合

	行動	適応場面	タイミング
ア	入室する （あるいは患者のカーテンを開ける）	前	①のタイミング* （患者に触れる前）
イ	ベッド柵を下げる	—	—
ウ	バイタルサインを測定する	—	—
エ	ベッド柵を上げる	—	—
オ	退室する （あるいは患者のベッドサイドから出る）	後	⑤のタイミング （環境に触れた後）
カ	電子カルテに入力する	—	—

電子カルテがカーテン内（患者ゾーン）にある場合

	行動	適応場面	タイミング
ア	入室する （あるいは患者のカーテンを開ける）	前	①のタイミング* （患者に触れる前）
イ	ベッド柵を下げる	—	—
ウ	バイタルサインを測定する	後	④のタイミング （患者に触れた後）
エ	電子カルテに入力する	—	—
オ	ベッド柵を上げる	後	⑤のタイミング （環境に触れた後）
カ	退室する （あるいは患者のベッドサイドから出る）	—	—

*WHOは、患者病室入室時に手指衛生を実施した場合は、病室内の患者周辺環境に触れてから患者接触前に再度手指衛生を行う必要はないとしている。

（文献 15 より改変）

患者ゾーン内では、この原則に沿って手指衛生を行うが、医療現場では連続したケアが多く、この原則を理解していないと、いつ行うのかが分からなくなり、不要な手指衛生の実施や手指衛生の不足を招く可能性がある。

手指衛生の基準を作成し理解を深める

検温の手指衛生のタイミングについて2つの例を示した **表3**[15]。2つとも同じ検温の場面だが、電子カルテを医療エリアに設置した場合と患者ゾーン内に設置した場合では、手指衛生の回数が異なる。

ベーシックなケアである検温の場面でも、手指衛生のタイミングの原則を理解していないと、誤ったタイミングとなりかねない。このため、手指衛生の5つのタイミングに関する基本的事項について、各部署でキーパーソンとなるスタッフ（リンクナースなど）へのトレーニングの機会を設け、このスタッフが原則を理解し、繰り返しト

レーニングを行うことが必要である。

　たとえば、今回質問をしてきた病棟看護師などは、手指衛生のタイミングに関して疑問を抱いている。このようなスタッフにトレーニングの機会を与え、正しく理解してもらうのも一案である。

　患者ゾーン内で日常的によく実施するケア場面での手指衛生のタイミングについて、各キーパーソンを中心に検討し、病院内での基準（具体的な手順）を作成する。各部署でキーパーソンがスタッフに周知することで、さらにキーパーソンの理解を高めることになる。手指衛生のタイミングが遵守できているかについても、その基準を用いてICTやキーパーソンを中心にモニタリングを行うことで、適正な遵守率の評価が可能となる。さらに、モニタリングによって高い遵守率を獲得したスタッフをロールモデル[4, 5]とし、活用することで、組織的な手指衛生の取り組みの一助となる可能性がある。

　手指衛生は一部の職種やスタッフが遵守できればよいというものではなく、組織全体として遵守率向上に取り組む必要がある。ICTは多角的な戦略をもち、病院管理者の理解を得るなど、組織を動かすことが重要と考える。

引用・参考文献

1) CDC. Guideline for Hand Hygiene in Health-Care Settings. MMWR. 51（RR-16）, 2002. http://www.cdc.gov/mmwr/PDF/rr/rr5116.pdf

2) 大久保憲訳. 小林寛伊監訳. 医療現場における手指衛生のためのCDCガイドライン. 大阪, メディカ出版, 2003, 133p.

3) 厚生労働省地域医療計画課長通知. 医療機関における院内感染対策について. 平成26年12月19日.

4) WHO. Hand hygiene self-assessment framework 2010. https://www.who.int/publications/m/item/hand-hygiene-self-assessment-framework-2010

5) 坂本史衣ほか監訳. WHO Hand Hygiene Self-Assessment Framework 2010（WHO手指衛生自己評価フレームワーク2010年）. 国立国際医療研究センターAMR臨床リファレンスセンター. 2019. http://amr.ncgm.go.jp/pdf/medic-m1.pdf

6) 西岡達也ほか. 速乾性手指消毒剤による手指衛生の遵守率向上への取り組みとその評価. 日本環境感染学会誌. 25（1）, 2010, 37-40.

7) 山﨑みどり. しているはずではすまされない、見過ごしてはいけないピットフォールー不十分な手指衛生, 間違った接触予防策、環境整備の不備ー. INFECTION CONTROL. 28（1）, 2019, 33-8.

8) Brands, MJ. et al. Exposure and work-related factors in subjects with hand eczema：Data from a cross-sectional questionnaire within the Lifelines Cohort Study. Contact Dermatitis. 86（6）, 2022, 493-506.

9) Smit, HA. et al. Prevalence of hand dermatitis in different occupations. Int J Epidemiol. 22（2）, 1993, 288-93.

10) 坂木晴世. 3次元皮膚モデルを用いた擦式アルコール手指消毒薬の*in vitro*皮膚刺激性試験. 日本環境感染学会誌. 38（4）, 2023, 173-80.

11) Smith, DR. et al. Hand dermatitis risk factors among clinical nurses in Japan. Clin Nurs Res. 15（3）, 2006, 197-208.

12) WHO. Hand Hygiene Technical Reference Manual. https://iris.who.int/bitstream/handle/10665/44196/9789241598606_eng.pdf;sequence=1

13) 坂本史衣ほか監訳. WHO Hand Hygiene Technical Reference Manual手指衛生テクニカルリファレンスマニュアル. 国立国際医療研究センターAMR臨床リファレンスセンター. 2023年11月27日改訂. https://amr.ncgm.go.jp/pdf/Hand-hygiene-technical-reference_Japanese-2.pdf

14) WHO. Your 5 Moments for Hand Hygiene. https://www.who.int/campaigns/world-hand-hygiene-day

15) 坂本史衣. 感染対策60のQ&A. 東京, 医学書院, 2023, 328p.

16) 日本環境感染学会. 手指衛生「5つの瞬間」サポートブック. http://www.kankyokansen.org/uploads/uploads/files/shushi_support_all.pdf

PPE着脱に関するQ&A

独立行政法人 国立病院機構 長良医療センター 感染管理 副看護師長（感染管理特定認定看護師） **安江亜由美**

Q1 フェイスシールドの管理

リハビリ職員からの質問

さまざまな場面でフェイスシールドを着用することが増え、取り扱い方法に悩んでいます。たとえば、フェイスシールドを拭くタイミングやフェイスシールドの置き場所はどのようにしたらよいでしょうか？

何を伝えればよい？ 何を実施すればよい？

- フェイスシールドを使用する目的は、眼部や鼻腔、口腔粘膜を湿性生体物質の飛沫から防護するためである。
- 使用後だけではなく、使用中の注意点についても理解し、取り扱う。
- フェイスシールドの表面が汚染されているため、使用中に触ることは手指が汚染されることにつながる。
- 再利用する場合、個人使用、共用のどちらの場合も環境クロスを用いて適切に清拭・消毒を行い、破損がないことを日々点検し、管理する。
- 着用中に手袋を着けたまま、本体やフィルム表面を触るなど、首より上に手を挙上してはいけない。

▶どのように伝えたら効果的？

フェイスシールド着用の目的

　フェイスシールドは、眼部や鼻腔、口腔粘膜を湿性生体物質から防護するために着用する。そのほかに側頭面への跳ね返りや飛び散りを減少させることができる。
　新型コロナウイルス感染症（COVID-19）によるパンデミック以前は、吸引時における標準予防策としてフェイスシールド着用の遵守率が低い傾向にあった。COVID-19による飛沫・接触・エアロゾル感染対策のなかで、眼部の保護に対する呼

び掛けも多くなり、フェイスシールドを着用する意識が高まった。フェイスシールドの着用が増えたことで、誤った取り扱い方法を見かけることが多くなったため、適切な指導が必要であるといえる。

　フェイスシールドには、眼部だけではなく口元まで覆うタイプと目元だけを覆うアイシールドのタイプがある。通常、眼部への飛沫による感染対策目的として使用する場合は、眼部を覆うアイシールドやゴーグルを使用すればよいが、当院も含め、多くの施設でCOVID-19の流行に伴い、口元までを覆うフェイスシールドを導入し、使用している場面が散見される。コロナ禍でマスクの流通が不安定となったため、口元までカバーできるタイプが多く採用されたと推測される。

ケア非対応中のフェイスシールドの取り扱い

フェイスシールドを外した後の手指衛生を遵守する

　フェイスシールドは着用中に飛沫などにより汚染されるため、視界不良によるわずらわしさを感じることがある。そのため、着用中、フェイスシールドやアイシールドを額部より上にカチューシャのように掛けていることがある。その一連の行動のなかで手指衛生がなされなければ、フェイスシールド表面に付着している病原体を自らの手や毛髪に付着させることになる 図1 。さらに、そのまま環境に触れたり、患者ケアを行ったりすることで、病原体が伝播することとなる。そのため、フェイスシールドを外した、もしくは額部より上に跳ね上げた後は、手指衛生を実施し、フェイスシールドの表面を環境クロスなどで清拭するように指導する。

フェイスシールド使用時の安全の担保

フェイスシールドを適切に管理する

　ゴーグルやフェイスシールドの再利用について、厚生労働省は「洗浄・消毒については洗浄により有機物を除去してから、消毒することが基本」としている。しかし、洗浄と消毒を同時に実施できる環境クロスなどで清拭をするなどの効率性を図ってもよい[1]とされる。フェイスシールドは複雑な構造ではないので、現在（2024年10月）でも、適切に清拭をしながら再利用している施設も多く、他者と共有も可能である 図2 。

　前述のように、フェイスシールドは複雑な構造ではなく、清拭・消毒を行ってリユースしているため、フィルムの端が劣化したまま使用し、適切に眼部が覆われていない場合もある。フィルムが破損（ 図3 ）したまま着用することで、患者へフィルムの破片が落下したり、また適切に眼部が覆われていないフィルムにより、飛沫に曝露したりすることがないように、患者と医療従事者双方に安全が担保されるように配慮が必

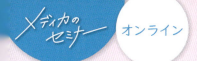

20,000人※1の看護師にご視聴いただいています。

受講者満足度※2 「期待通り」「期待以上」 84%

※1：2020年4月以降オンラインセミナー延べ受講者数　※2：2024年10月時点でのオンラインセミナー受講者アンケート調べ

明日の看護が変わる バイタルサインのみかたとフィジカルアセスメント
2024年 会場セミナー収録 ～ Dr.上田が教える身体診察塾 ～

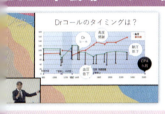

急変する「前」の兆候を見抜く！どこを・なにを・いつ診るかが、わかる！適切なドクターコールのタイミングも学べ、迷わず判断できる！

収録時間 約280分　　スライド資料 69ページ

受講料：スライド資料ダウンロード 9,900円（税込）

講師　上田 剛士

詳細・お申し込みはこちら！

だけでいい！ベッドサイドのフィジカルアセスメント
ロールプレイ動画あり／腹痛／呼吸音／循環／観察項目

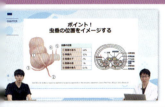

「フィジカルアセスメントって実際何をみたらいいの？」実技も含めた講義で、ベッドサイドで何を観察し、どう報告するかが具体的にわかる！

収録時間 約60分　　スライド資料 28ページ

受講料：スライド資料ダウンロード 6,000円（税込）

講師　橋本 忠幸／石亀 慎也

詳細・お申し込みはこちら！

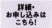

心臓の解剖生理とこれが読めたら大丈夫！心電図16波形
各不整脈でいったい何が起こっているの？

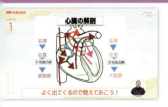

心電図の初心者やニガテ意識がある方必聴。アニメーション解説で波形の動きを理解でき、「経過観察？緊急対応が必要？」正しく判断できる！

収録時間 約80分　　スライド資料 74ページ

受講料：スライド資料ダウンロード 6,000円（税込）

講師　辻井 正人

詳細・お申し込みはこちら！

※視聴期間は受講証メール受信日より30日間です
※2024年12月現在の情報です

すべての医療従事者を応援します　MC メディカ出版

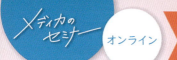 オンライン

公式Instagramはこちら!
フォローして最新情報をゲット

見て理解＆即実践！いつでも・どこでも・何度でも！
エキスパートから学ぶ、**明日から使えるノウハウ**が満載
ケアや手技がしっかりイメージでき、**看護に自信がつく！**

なるほど！わかる！！心肺蘇生の時間
いざっというとき、あなたは動けますか？　精度高い心肺蘇生ができますか？

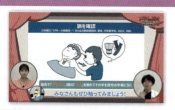

エンタメ×学びのコラボレーション！
[寸劇⇒講義⇒質問コーナー⇒まとめ] で
テンポよくサクッと楽しく学べる！

収録時間 約50分　　スライド資料 37ページ

受講料：スライド資料ダウンロード 3,000円(税込)

講師　三谷 雄己／ゆきえ／鳥ボーイ

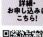
詳細・お申し込みはこちら！

病棟ナースに気づいてほしい　検査値のレッドフラッグ

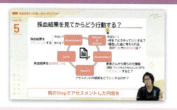

検査値の異常にいち早く気づいて
正しくアセスメントできる！検査値の考え方・
変動の要因・採血結果の見かたなどを解説。

収録時間 約120分　　スライド資料 40ページ

受講料：スライド資料ダウンロード 6,000円(税込)

講師　酒井 博崇／松田 奈々

詳細・お申し込みはこちら！

コロナ禍を経たわたしたちのベッドサイドの感染対策 キホン総点検
経路別予防策／細菌・ウイルス／抗菌薬／感染症の診断

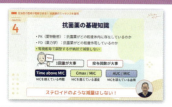

感染リスクを「見える化」するための手法、
起因菌の性質、抗菌薬を選ぶ医師の考え方などを
やさしく解説。病棟での啓発にも使える！

収録時間 約150分　　スライド資料 69ページ

受講料：スライド資料ダウンロード 6,000円(税込)

講師　四宮 聡

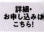
詳細・お申し込みはこちら！

※視聴期間は受講証メール受信日より30日間です
※2024年12月現在の情報です

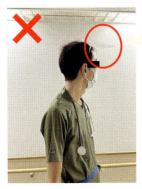 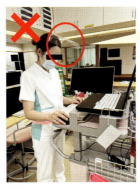

図1 フィルムを跳ね上げられるフェイスシールドの悪い例

フィルムを跳ね上げることができる製品でも、手指衛生を実施していなければ、汚染されたフィルムを触って手指が汚染される。フィルムを跳ね上げる前後の手指衛生が必須である。

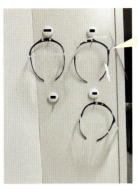 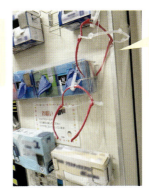

図2 適切に管理されたフェイスシールド

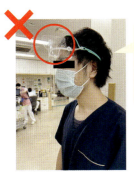

図3 フィルムが破損したフェイスシールド

要である。

物品不足時はディスポーザブル製品を清拭する

　フェイスシールドにはディスポーザブル製品もあり、使用するたびに廃棄することで清拭が不要となる。しかし、COVID-19の拡大の際は物品不足が深刻であり、フェ

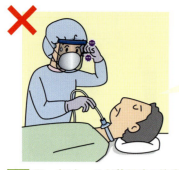

フェイスシールドを着けてケアをしている際、手袋をしたままフェイスシールド本体やフィルム表面を触らない。首より上に手を上げない

図4 フェイスシールド着用時の注意点

イスシールドは直接患者に触れることがない個人防護具（personal protective equipment, PPE）のため、ディスポーザブル製品を適切に清拭をしながら再利用する方法も考案された。

置き場所を明確にし、点検を忘れない

　汚染された物品を適切に清拭・消毒しないまま放置すると、放置された場所も汚染される。それだけではなく、次にそこを使用する他者の手指にその汚染を付着させることとなる。手指衛生をしなければ、そのまま病原体伝播となりうる行動となり、感染の連鎖が生じる。

　また、安全に眼部を防護するためには、フィルムの破損などがないか確認する必要がある。破損したまま使用することで、ケア中に患者への破損物の落下が発生しないように、日々点検することも重要である。

着用中は首より上に手を上げない

　フェイスシールド着用の際、注意したいことの一つに、内面が曇る、視認性が悪いという理由から、手袋を着けたままフィルム表面や内面に手を入れて、曇りを除去しようとする行動がある。これでは、汚染した手袋で眼に触れていることになり、自らの眼を感染リスクにさらしている。このことからも、フェイスシールド着用中は、首より上に手を上げることがないように意識するとよい 図4 。

　着用中に視認性の高い飛沫などで汚染された場合は、すみやかに汚染物を除去し、清拭・消毒することが必要である。

Q2 PPE 着脱のタイミング

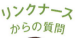

医師が未使用の PPE を着用したまま歩いていたため、注意したところ、「何が問題？ 理由を教えてほしい」と言われました。そのほかにも不適切な PPE の着用が目立ちます。どのように説明すればよいですか？

何を伝えればよい？ 何を実施すればよい？

- PPE は血液または湿性生体物質の飛沫や感染媒体に触れる可能性がある場合に、医療従事者を守るために着用するアイテムの総称である。
- PPE には、標準予防策として使用する場合と、感染経路別予防策として使用する場合がある。
- PPE には「医療従事者を守る目的」と「患者を感染から守る目的」がある。
- 患者に診療行為を行う際の PPE は、清潔なものを使用する。新品を着用して廊下を歩くことは、環境に生息する病原体で PPE を汚染させていることになる。
- COVID-19 の対応で再認識したゾーニングの考え方から、PPE はレッドゾーンへ入る前に着用し、レッドゾーンから退室する前に外して手指衛生を行い、グリーンゾーンを清潔に保つ。
- PPE の着用前、または外す際に手指が汚染されている可能性があるため、PPE の着脱前後は必ず手指衛生を行う。

▶ どのように伝えたら効果的？

PPE を着用する目的と着脱時の注意点

PPE 着用の目的

　PPE とは、血液または湿性生体物質の飛沫や感染媒体に触れる可能性がある場合に、医療従事者を守るために着用するアイテムの総称である。主な PPE として、ガウン、マスク、キャップ、エプロン、シューカバー、フェイスシールド、ゴーグルなどがある。さらに高度な電動ファン付き呼吸用保護具（powered air-purifying respirator, PAPR）もある 表1 [1, 2]。

PPE 着脱の注意点

　ガウンやエプロンは、血液や湿性生体物質が飛散する可能性がある場合に着用する。手袋は、感染性物質に触れる場合、ニトリル製（合成ゴム製）またはプラスチック製が推奨される。それらのアイテムを着用する直前には手指衛生を行い、脱いだ際もす

表1 PPE の種類と着用場面

種類	着用場面
サージカルマスク	標準予防策 ・血液・体液が飛散し、鼻、口を汚染する可能性がある場合。 ・清潔操作を要する処置を行う際（医療従事者から患者への汚染防止）。 ・咳やくしゃみがある人が、湿性生体物質を周囲に飛散させないようにする（咳エチケット）。 飛沫予防策 ・飛沫を介して伝播する疾患から医療従事者を守る。
手袋	標準予防策 ・血液や体液に触れる際に着用する。 ・本来無菌の組織に接触する手術時に使用する。 ・針刺し・切創予防として、鋭利物の取り扱い時に使用する。 接触予防策 ・処置の内容にかかわらず使用する。
エプロン・ガウン	標準予防策 ・湿性生体物質による汚染から医療従事者を守る。 ・目に見えない汚染を防止するため、衣服をカバーする。 ・湿性生体物質による汚染から患者や物品を守る。 接触予防策 ・処置の内容にかかわらず使用する。 ・抗悪性腫瘍薬のミキシング時、高水準消毒薬の取り扱い時にガウンを使用する。
フェイスシールド・ゴーグル	標準予防策 ・飛沫粒子が広範囲に飛散する可能性が大きい場合。 ・医療器具操作時に、内容物が飛び出したり、跳ね返ったりして曝露する可能性がある場合。
N95 レスピレータ	空気予防策（結核・麻疹・水痘・播種性帯状疱疹など） ・COVID-19 やインフルエンザ患者の気管支鏡・気管挿管・気管吸引などのエアロゾル産生性の処置を行う際。 ・微生物検査や病理検査で、空気感染を疑う検体を取り扱う際。
PAPR	空気予防策（結核病棟） ・新興・再興感染症などのパンデミック時のように、長期に必要な場合。

（文献 1、2 より作成）

みやかに手指衛生を行う必要がある。

　PPE は医療従事者を守る目的とともに、患者を感染から守る目的がある。PPE 使用前の汚染を防ぐため、使用直前に手指衛生をした手で箱から取り出し、新品の清潔な PPE を着用して患者に接する。

PPE 着脱場面のルール化

　COVID-19 の対応により、PPE を着用する機会が増えた。COVID-19 では標準予防策に加えて、飛沫・接触予防策としても使用されているが、その対応において、レッ

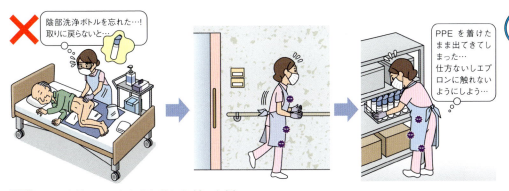

図5 PPEを着用してから忘れ物に気付いた例

ドゾーンとグリーンゾーンの考え方も定着した。しかし、「レッドゾーンで使用したPPEを着用したままグリーンゾーンに出てはいけない」というルールは理解できているが、その根拠や理由を分かっていないスタッフも多くいるのが現状である。

患者の元を離れる際にはPPEを外す

　当院での例をあげると、エプロン、手袋を着用してオムツ交換をしようとした場合に、不足物品に気付き、それらを着用したまま廊下に飛び出している職員に遭遇することがある。エプロンをたくし上げ、汚染されないように、もしくは汚染しているかもしれないエプロンが周りに触れないようなしぐさをしている図5。この行動は、患者の元を離れる際にはPPEを外すことを理解しているが、PPE着脱のわずらわしさからきていると考えられる。PPEを着用したまま廊下を歩くと、廊下に出るまでのドアなどに触れることで、環境表面に生息している病原体が清潔なPPEに付着し、汚染された状態となる。清潔なPPEだからといって、廊下を歩いてよい理由にはならない。

　廊下でPPEを着用して歩いている人に遭遇したら、お互いに声を掛け合える関係性を築くことが重要である。互いに指摘し合える関係性を築くことで、廊下でPPEを着用して歩くことは「おかしい」という意識につながる。

　その他にも、使用後のPPEをすみやかに外すことをルール化し、PPEは患者の元だけで着用するという指導によって、正しい行動が周知される。

Q3 感染症患者の入浴介助におけるPPE着脱のポイント

看護補助者からの質問：COVID-19患者のシャワー浴の介助には、フェイスシールドは必要でしょうか？ 暑いし曇るので、改善策を考えてほしいです。何かよい方法はありますか？

何を伝えればよい？ 何を実施すればよい？

- 飛沫・エアロゾルが感染経路となる病原体を保有している患者が適切な咳エチケットを行えない場面では、医療従事者が自らの口、鼻、眼を守る行動として適切なPPEを選択し、それらを適切に着用する必要がある。
- 眼の保護にはフェイスシールドが有効だが、アイシールドによる眼部のみの保護でも有効な場合がある。
- 標準予防策として、感染の有無にかかわらず、眼の粘膜曝露に対する防護を実践することは重要である。
- 医療従事者が自らを守るために使用するPPEは、着用によって労働の負担が増すことがある。そのため、それらを軽減できる代替案を考案し、患者と医療従事者双方が感染から守られる防護方法を選択する。

▶ どのように伝えたら効果的？

眼の防護に対する重要性

　COVID-19は主に飛沫感染によって伝播し、間接的な接触感染ならびに換気が悪い場所でのエアロゾル感染がみられる。COVID-19の診療・ケアにおいては、それぞれの場面に応じてPPEを選択し、着用することが必要である。

　米国疾病予防管理センター（Centers for Disease Control and Prevention, CDC）では、「病原体と宿主因子はコントロール困難となる場合があるので、病原体伝播の阻止は感染経路の遮断に向けられるべきである」としている[1]。COVID-19の患者に限らず、シャワー浴や入浴介助の場面では、患者がマスクを着用することはない。したがって、シャワー浴介助時において医療従事者は、フェイスシールドやアイシールドを用いて眼の防護を適切に行う必要がある 表2 [1]。しかし、シャワー室や浴室は湿度も高く、フェイスシールドが曇って視認性が悪くなり、介助がしにくくなったり、前述の

表2 眼・顔部のPPEの種類と特徴

種類	防護性能	利点	欠点
フェイスシールド	・正面・側面・上方からの飛沫を防護して眼・鼻・口を保護。 ・下方からの飛沫曝露の可能性あり。	・通気性がよい。 ・眼鏡をしていても使いやすい。	・携帯に不便である。
アイシールド （フィルム交換保護眼鏡）	・正面・上方からの飛沫を防護して眼を保護。 ・下方、側面から飛沫曝露の可能性あり。	・軽量。 ・通気性がよい。 ・汚染時に交換しやすい。	・耳掛け式のため固定が弱い。
保護眼鏡タイプ	・正面・上方からの飛沫を防護して眼を保護。 ・下方、側面からの飛沫曝露の可能性あり。	・単回使用型に比べてレンズの強度が高い。 ・通気性がよい。 ・曇りにくい。 ・着用感に優れている。	・固定が弱い。 ・眼鏡と同時着用ができないものがある。

（文献1より改変）

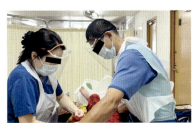

図6 入浴介助時のフェイスシールドの使用例

全介助の患者に対する入浴介助時。全介助であり、患者の更衣時も含め、顔との距離が近くなりがちである。

ようにフィルムを跳ね上げて介助したりする可能性がある。

　当院では、入浴介助時のフェイスシールドは図6のようなタイプを用いている。跳ね上げが可能なタイプで額と密着する部分も少ないため、暑くなりにくく、曇りづらい。介助者から「暑くて曇る」という声はあがっておらず、それよりも自らの眼の防護の重要性が認知され、眼の防護に対する継続性が図られている。

その他のPPEの注意点

　入浴介助場面は湿性生体物質に曝露しやすい環境といえる。標準予防策として使用するPPEは、湿性生体物質の曝露状況を考え適切に着用することが重要である。入浴介助中に手袋を着用した場合、手袋の中に湯が入り込み、手指が濡れてしまうため、手袋着用の意味がない。そのため、患者ごとに適切な手指衛生を行うことの方が適切な感染対策となる。

また、エプロンに関しても、患者ごとに適切に交換をする必要がある。防水だけでなく、感染対策のためにエプロンを着用するという認識をもってもらうことが重要である。PPE を着用したまま次々に患者のケアを実施すると、感染の連鎖になるため、患者を守るための行動が必要である。

引用・参考文献

1) 職業感染制御研究会. 感染予防のための個人防護具（PPE）の基礎知識2022年度版. https://www.safety.jrgoicp.org/ppe-3-usage-goggles.html
2) 新居晶恵. 場面ごとに分かる！ PPEパーフェクトブック. INFECTION CONTROL. 33（7），2024，24-55.
3) 菅原えりさ編. 決定版 手指衛生・PPE着脱・環境 整備徹底マニュアル. INFECTION CONTROL2022年春季増刊. 大阪，メディカ出版，264p.
4) 矢野邦夫ほか編. 改訂2版 医療現場における隔離予防策のためのCDCガイドライン—感染性微生物の伝播予防のために—. 大阪，メディカ出版，2007，214p.
5) 新居晶恵編. 写真とイラストで伝わる！ ウィズコロナ時代の感染対策オールインワンブック. INFECTION CONTROL2023年春季増刊. 大阪，メディカ出版，288p.

口腔・気管吸引に関するQ&A

岐阜大学医学部附属病院 生体支援センター 感染制御室 副看護師長（感染管理認定看護師） **伊藤由起子**

第3章 ケアについてのQ&A

Q1 開放式吸引カテーテルを使用した気管吸引時の個人防護具

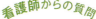

気管吸引をする際、開放式吸引カテーテルを使用する場合は、滅菌手袋を使用した方がよいですか？ 個人防護具（personal protective equipment, PPE）を着脱する際の注意点も教えてください。

何を伝えればよい？ 何を実施すればよい？

- 気管吸引により、気管内の汚染を招くリスクがあるため、清潔操作が不可欠である。必ずしも滅菌手袋が必要ではないが、清潔に管理された手袋であることが重要である。
- 開放式吸引カテーテルを使用する場合、痰が周囲に飛散するリスクが高い。痰の曝露防止のため、手袋、ビニールエプロンに加えて、サージカルマスクとゴーグルなどのアイプロテクター、フェイスシールドを着用する。
- PPEを外す際は、自分や周囲を汚染しないように注意が必要である。

▶どのように伝えたら効果的？

気管吸引時の注意点

　気管吸引は、実施者から患者へ、患者から実施者や環境、ほかの患者への感染など、交差感染の機会を増加させるリスクを伴う手技である[1]。これらの感染拡大リスクを低減させるため、開放式吸引カテーテルを使用した場合の気管吸引には注意点が2つある。1つ目は、気管吸引の操作による気管内の汚染を防止すること、2つ目は、実施者や周囲の環境への痰の曝露を防止することである。

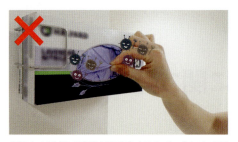 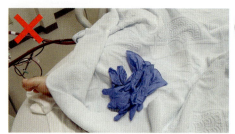

汚染した手指で手袋を取り出すことで、中にあるほかの手袋に汚染が拡大する。　　ベッドに直接置くことで、手袋が汚染する。

図1 未滅菌手袋の取り扱い

気管内の汚染を防止するため、清潔に管理された手袋を着用する

　気管吸引では、吸引カテーテルを気管内に挿入するため、気管内の汚染を防止するには清潔操作が不可欠である。

　米国疾病予防管理センター（Centers for Disease Control and Prevention, CDC）のガイドラインでは、人工気道を有する患者に触れる前後と、患者の使用する呼吸関連器具に触れる前後に手指衛生を行うことを

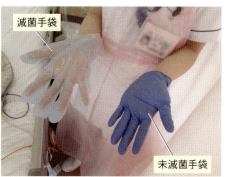

図2 開放式の吸引時に着用する手袋
利き手（右手）に滅菌手袋、反対側（左手）に未滅菌手袋を着用。

求めている[2]。しかしその一方で、開放式吸引カテーテルを使用した場合の気管吸引の際、滅菌手袋を使用した場合と清潔な未滅菌手袋を使用した場合とでは、気道のコロニー形成に差がなかったとする報告がある[1]。そのため、必ずしも滅菌手袋を使用しなければならないことはないが、ここでポイントになってくるのが「清潔に管理された手袋」ということである。

　未滅菌手袋の取り扱いに関しては、しばしば不適切な場合がある。たとえば、汚染した手指で手袋を取り出す、手袋を清潔ではない場所に置くなどの行為は、未滅菌手袋の清潔を維持できない可能性が高い 図1 。汚染した未滅菌手袋を用いて気管吸引を実施した場合、気管内が汚染し、肺炎などの重篤な感染症を引き起こすリスクが高くなる。

　気管吸引の操作による気管内の汚染を防止するためには、滅菌手袋、未滅菌手袋のどちらでもよいが、いずれにしても清潔な取り扱いと保管が求められる。当院では、開放式吸引カテーテルの先端付近を扱う利き手に滅菌手袋、もう一方に未滅菌手袋を着用することとしている 図2 。

痰の曝露を防止するため、PPEを適切に着脱する

　実施者や周囲の環境への痰の曝露防止については、PPEの着脱がポイントになる。吸引、特に開放式で気管吸引を実施する場合、周囲に患者の気道分泌物が飛散する可

能性がある。血液や体液などが飛散し、眼、鼻、口を汚染する危険がある場合は、マスクとゴーグルを着用する[2)]ことが推奨されている。開放式吸引カテーテルを使用した気管吸引を実施する際は、手袋とビニールエプロンに加えて、サージカルマスク、ゴーグルなどのアイプロテクターやフェイスシールドを着用する図3。

また、これらのPPEは、気道分泌物が付着している可能性が高いため、実施者や周囲の環境を汚染させないように外す必要がある。まず最も汚染している可能性が高い手袋を外して手指衛生を行い、その後、ビニールエプロン、ゴーグル、サージカルマスクを外し、手指衛生を行う。手袋とビニールエプロン、サージカルマスクは、気道分泌物が付着していることを考慮し、感染性廃棄物として専用の容器に入れ、ゴーグルなどは汚染した可能性がある箇所を清拭・消毒し、周囲への汚染を防止する。

気管吸引は、患者への感染リスクが高い手技であり、必要最小限にとどめるとともに、清潔操作を徹底する。そして、吸引による実施者を含めた周囲への痰の曝露防止のため、PPEを適切に着脱することが重要である。

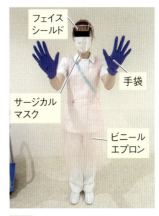

図3 開放式吸引カテーテルを使用した気管吸引を実施する際のPPE

Q2 気道吸引後の通水方法

 看護師からの質問

気道吸引後に使用する通水用の水は、水道水を使用してもよいでしょうか？ 通水用の水に関する注意点を教えてください。

何を伝えればよい？ 何を実施すればよい？

- 気道吸引（気管・口腔・鼻腔吸引）後、吸引カテーテル内に付着した痰を取り除くため、通水による洗浄が必要である。

- 気管吸引の場合、閉鎖式カテーテルでは、通水用の水は必ず滅菌水を使用する。開放式カテーテルでは、水道水や生理食塩水、精製水でもよい。この場合に使用する洗浄水は1回で使い切る。

- 口腔・鼻腔吸引の場合、通水用の水は水道水でもよい。ただし、水道水を入れる容器は、紙コップなどを使用し、8時間ごとに容器ごと廃棄し、新しいものに交換する。
- 吸引後のカテーテルの外側に付着した痰はティッシュペーパーなどで拭き取る。

▶ どのように伝えたら効果的？

気管吸引と口腔・鼻腔吸引の通水時の注意点

気道吸引を実施した後は、吸引カテーテルに付着した痰などの気道分泌物を取り除くため、通水して吸引カテーテル内部を洗浄する。この洗浄に使用する水が原因で気管内感染を起こした事例があり、通水方法には注意が必要である。

気管吸引と口腔・鼻腔吸引は感染リスクが異なるため、それぞれの通水時の注意点について述べる。

気管吸引の場合

気管吸引の場合は、気管内を無菌状態に保つ必要があり、吸引カテーテルは無菌的に取り扱うことが求められる。閉鎖式吸引カテーテルを使用する場合、吸引チューブの洗浄には滅菌水の使用が推奨されている[2]。開放式吸引カテーテルを使用する場合は、水道水で（生理食塩水や精製水でも）よい。

吸引カテーテルは基本的に単回使用とする。気管吸引後に水道水で通水し、接続チューブ内を洗浄した後に、吸引カテーテルのみを廃棄する。通水で使用した紙コップなどディスポーザブルの容器は毎回廃棄する。生理食塩水や精製水を用いる場合は、1回分ずつディスポーザブルの容器に出して使用することで、洗浄水の汚染を防止する。通水は、カテーテル内の気道分泌物が流れるように十分な量が必要である。

在宅などでは、経済面から開放式吸引カテーテルを複数回使用することがある。この場合、吸引カテーテルの取り扱いにはより注意が必要となる。吸引後のカテーテルの外側に付着した痰などの気道分泌物を取り除くため、70％のアルコール綿を使用し、十分に拭き取る 図4 。その後、十分な量の水道水でカテーテル内を通水する。

前述したように、通水で使用した容器は毎回廃棄することが望ましいが、繰り返し使用する場合は、洗浄水内での細菌繁殖を避けるため、洗浄水を全量吸引するなどして空にし、24時間ごとに交換することが推奨される。

口腔・鼻腔吸引の場合

口腔や鼻腔は外部と直接接触するため、無菌操作の重要性は気管吸引ほど高くはない。そのため、吸引カテーテルの洗浄は水道水でもよい。ただし、当院では、洗浄水を入れる容器は、ディスポーザブルの容器を使用し、8時間ごとに容器ごと廃棄して

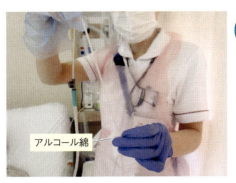

図4 吸引カテーテルの取り扱い
70％のアルコール綿を使用し、十分に拭き取る。

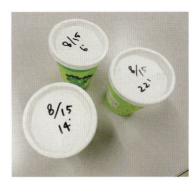

図5 口腔・鼻腔吸引時の洗浄水を入れる容器
洗浄水を確実に交換するため、日時を記載している。

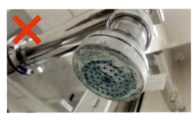

図6 吐水口の汚染

交換する[3]。

　洗浄水の汚染を防止するためには、カテーテルの外側の痰などを取り除く必要がある。この場合、ティッシュペーパーなどを用いてもよい。また、洗浄水を確実に交換するため、洗浄水の交換のタイミングについては、各施設でルールを決め、誰が見ても分かるように日時を記載しておくとよい 図5 。

水道水を使用する場合、吐水口の定期的な清掃が重要となる

　通水に水道水を使用する場合、水道水が汚染しうるリスクを知っておくことが大切である。水道水の吐水口にはレジオネラ菌や緑膿菌などのグラム陰性桿菌、排水口には腸内細菌目細菌や湿性生体物質に含まれる微生物が存在していることが報告されている[1] 図6 。

　これらの細菌は、重篤な感染症を引き起こす可能性がある。そのため、より適切な感染対策が求められる吸引において水道水を使用する場合には、吐水口やシンク、排水口は定期的に洗浄する必要がある。

　以上のことから、通水用の水は、閉鎖式吸引カテーテルは滅菌水、それ以外は水道水を使用する。基本的には吸引のつど、容器ごと交換する 表1 。加えて、水道の清掃を定期的に実施することがよいといえる。

表1 気道吸引における通水用の水の種類とカテーテルの拭き取り

	閉鎖式気管吸引	開放式気管吸引	口腔・鼻腔吸引
通水用の水	滅菌水	水道水	水道水
	ディスポーザブル	1回分ずつ準備し、容器ごと廃棄	8時間ごとに容器ごと廃棄
カテーテル外側の拭き取り	不要	不要 複数回使用する場合は、70％のアルコール綿を使用する。	ティッシュペーパーなど

Q3 口腔吸引に使用するカテーテルの管理方法

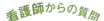

口腔吸引時に使用する吸引カテーテルの交換頻度や保管方法を教えてください。スタッフに指導する際のポイントも教えてください。

何を伝えればよい？ 何を実施すればよい？

- 口腔吸引用の吸引カテーテルは単回使用が望ましい。複数回使用する場合、吸引カテーテルは1日に1回以上交換する。
- 吸引カテーテルを複数回使用する場合、気道分泌物に存在する微生物の増殖を防止するため、吸引カテーテルおよび通水用の水は清潔に管理する。
- 患者が自己吸引する場合、自己吸引用の排唾管は患者が取り扱いやすく、清潔な状態が維持できるように保管方法を検討する。

▶ どのように伝えたら効果的？

通水用の水や吸引カテーテルには清潔な管理が必要

　口腔・鼻腔吸引の場合、口腔・鼻腔・咽頭などの上気道までしか吸引カテーテルは挿入されない。したがって気管吸引ほどの無菌操作は不要である。ただし、通水用の水や吸引カテーテルには清潔な管理が求められる。基本的に吸引カテーテルは単回使用だが、在宅など吸引カテーテルを複数回使用する場合、通水用の水の交換や清潔なふた付きの容器を準備する必要がある。そのため、現在では衛生面だけでなく物品管理の面でも、単回使用が望ましいとされている。

　吸引カテーテルが単回使用の場合と複数回使用の場合では保管方法が異なるため、

それぞれについて述べる。

吸引カテーテルの交換や清拭方法

単回使用の場合

吸引カテーテルを単回使用する場合、通水用の水は水道水を用いて8時間ごとに容器ごと新しいものに交換する。通水する際は、通水用の水の汚染を防ぐため、吸引カテーテルの外側に付着した気道分泌物を取り除く必要がある。この場合はティッシュペーパーなどで拭き取る。

複数回使用の場合

吸引カテーテルを複数回使用する場合、吸引カテーテルは最低でも1日に1回は交換する。吸引後、吸引カテーテルの汚染の程度によってはそのつど交換が必要である。

通水用の水は水道水でもよいが、吸引カテーテルの内側の汚染が取れるよう100mL程度通水するとよい。その後、消毒薬を通水し、吸引カテーテル内を消毒する。通水前は、吸引カテーテルの外側に付着した分泌物をアルコール綿などで拭き取る。

吸引カテーテルの保管方法

吸引カテーテルの保管には、乾燥する方法と消毒薬に浸漬する方法がある。

乾燥する方法では、通水後にカテーテル内外を乾燥させ[4]、清潔なふた付き空容器に保管する。この容器は1日に1回交換する。

消毒薬に浸漬する方法では、吸引カテーテルは全体を消毒薬に浸漬させて保管する。当院では、消毒薬は8％エタノール添加の0.1％塩化ベンザルコニウムを使用している[5]。使用する際は、浸漬していた消毒薬の気道粘膜への影響を最小限にする必要がある。そのため、吸引カテーテルの外側は清浄綿などで拭き取り、吸引カテーテルの内側は水道水を通水して十分に洗浄する。消毒薬とその容器は1日に1回交換する。

消毒薬への浸漬は、十分に吸引カテーテルが洗浄できていないことや、それを繰り返し消毒薬に浸漬させること、吸引カテーテルの内側を含めた全体を浸漬させることが困難であることから、細菌の増殖が懸念されるため、現在では乾燥する方法での保管が望ましい[4]。

自己吸引の場合

患者が口腔内を自己吸引する場合もある。その際、自己吸引用の排唾管は患者が取り扱いやすく、清潔な状態が維持できるように保管する必要がある。しかし、ベッド上に無造作に置いていたり（図7）、

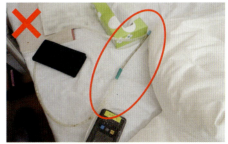

図7 排唾管の不適切な保管例①

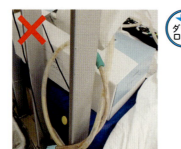
図8 排唾管の不適切な保管例②

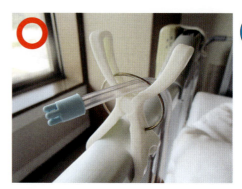
図9 排唾管の保管方法
吸引カテーテルを洗濯ばさみに通している。

ベッド柵に巻いていたりする（図8）など、不適切に保管していることがある。たとえば、洗濯ばさみなどを活用してベッド柵に取り付けるなど、保管方法を工夫するとよい 図9 。

　これらの固定物品は、喀痰で汚染することが想定されるため、最低でも1日に1回はアルコール綿で清拭・消毒する。また、患者が取り扱いやすいように、設置場所は患者とともに検討して決定する。

自施設での最善の方法の検討

　口腔吸引は、気管吸引ほどは無菌操作が求められないものの、口腔粘膜に接触するため、使用物品は清潔に管理することが推奨される。これを念頭に置き、吸引カテーテルの使用方法や保管方法について自施設における最善の方法を検討していく。

引用・参考文献

1) 中根正樹ほか．"CQ3 感染対策"．気管吸引ガイドライン2023〔改訂第3版〕（成人で人工気道を有する患者のための）．17．https://square.umin.ac.jp/jrcm/pdf/41-1/kikanguideline2023.pdf
2) Tablan, OC. et al. Guidelines for preventing health-care--associated pneumonia, 2003：Recommendations of CDC and the Healthcare Infection Control Practices Advisory Committee. MMWR Recomm Rep. 53（RR-3），2004, 1-36.
3) 林朝子．長期気管切開患者で吸引水に水道水を用い、吸引カテーテルを再使用することは妥当か？．呼吸器ケア．7（5），2009, 71-8．
4) 塚田真弓．気管吸引時のチェックリスト．INFECTION CONTROL．32（3），2023, 53-6．
5) 尾家重治．消毒・滅菌・感染防止のＱ＆Ａ―ここが知りたい！．東京，照林社，2006, p94．
6) 国公立大学附属病院感染対策協議会編．"人工呼吸器関連肺炎 気管吸引"．病院感染対策ガイドライン2018年版．東京，じほう，2019, 142-5．
7) 関口浩至ほか．人工呼吸管理中の開放式吸引手技の解析――人形を用いたシミュレーション研究――．日本呼吸ケア・リハビリテーション学会誌．24（3），2014, 336-40．
8) 厚生労働省．喀痰吸引等指導者マニュアル（第三号研修）．気管内吸引手順．https://www.mhlw.go.jp/seisakunitsuite/bunya/hukushi_kaigo/seikatsuhogo/tannokyuuin/dl/04_kensyuu_02-01-2-5.pdf
9) 近畿感染管理ベストプラクティス研究会，東北感染制御ネットワークベストプラクティス部会．感染管理ベストプラクティス～実践現場の最善策をめざして～第2版事例集．2009．
10) 廣瀬千也子監修．芳尾邦子編．感染管理QUESTION BOX3 感染防止と看護ケア．東京，中山書店，2005, 105p．
11) 中村造．病院におけるWater Hygiene管理．日本環境感染学会誌．34（6），2019, 271-6．

4 清潔ケアに関するQ&A

東京慈恵会医科大学葛飾医療センター 感染対策室 主査（感染管理認定看護師） **松澤真由子**

第3章 ケアについてのQ&A

Q1 清拭タオルの選定

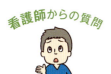

看護師からの質問

入浴できない患者の清潔ケアには清拭タオルが欠かせませんが、時々汚れが残っていたり、臭いが気になったりと、衛生面で不安があります。清拭タオルはディスポーザブル製品の方がよいのでしょうか？ コストなども気になります。

何を伝えればよい？ 何を実施すればよい？

- 布製タオル（以下、布タオル）とディスポーザブルタオル（以下、ディスポタオル）のメリット・デメリットを把握し、対象患者や対象部位の使い分けを検討する。
- 布タオルの管理方法を点検し、納品から保管、使用までの規定を周知徹底する。
- ディスポタオルを導入する場合は、コスト査定とともにディスポタオルの特性を理解したうえで、清拭による心地よさや爽快感をできる限り損なわない製品の導入を検討する。

▶どのように伝えたら効果的？

清拭の目的を理解する

　清拭は、主に入浴できない間の清潔ケアとして実践され、脱落した角化細胞（垢）を除去し、新陳代謝を促す。また、入浴の代替として爽快感を与え、気分の好転が期待できるとともに、末梢側から中枢へ向かって温かいタオルで拭き上げることで循環を促し、回復過程を整える。

　患者の皮膚状態を観察する機会としても有効で、褥瘡好発部位の皮膚色の変調が確認できる。血管内留置カテーテルやドレーンチューブなど、医療器具が挿入されてい

る患者であれば、刺入部位の感染徴候を観察する機会ともなる。

布タオルとディスポタオルのメリット・デメリットを把握する

　前述の目的が達成できるのであれば、清拭に用いるタオルは、布タオルでもディスポタオルでも問題ないと考えられる。しかし、それぞれにメリット・デメリットを有するため、特徴を理解したうえで使い分けができるように準備する。

布タオルのデメリット

　布タオルを用いるうえで最も気を付けたい点は、タオルの微生物汚染である。*Bacillus cereus*（以下、*B. cereus*）による医療関連感染（病院感染）事例がこれまでも複数報告されている[1-4]。報告内容は血流感染によるアウトブレイク事例である。

　B. cereus を含む *Bacillus* 属菌は、環境に広く存在し、臨床検体からの検出はまれではなく、国内医療機関における 100 床当たりの *Bacillus* 属菌血液培養検出は、中央値で 0.85 株と報告されている[5]。また、環境中では芽胞を形成することで、熱、乾燥、消毒薬に抵抗性を示し、長期間生存が可能であるとともに、手指や血管内留置カテーテル接続部の消毒に頻用されるアルコール類は無効である。布タオルを由来とする菌血症の感染経路としては、*B. cereus* に汚染された布タオルにより、患者の皮膚表面、ベッド柵などの環境や医療従事者の手指が汚染され、ルート接続時やドレッシング材交換の際に、間接的にルート接続部や刺入部から侵入することが推察されている。

　近年多く用いられている閉鎖式カテーテルは、ルート接続部にカバーがないものも多く、消毒の際にはアルコールが無効なため、スクラブによって物理的に除去できなければ、そのまま菌を押し込んでしまうことになりかねない。

　2016 年度の調査データでは、国内では 63％の施設が布タオルの洗濯業務を外部へ委託している[6]。布タオルを使用する際は、使用後のタオルの洗浄・消毒過程や納品後にベッドサイドで使用するまでの保管状況、使用期限の設定など、微生物汚染・繁殖が発生しない状況となっているか、委託会社を含めた点検が必要となる。特に、感染症を有する患者が使用したタオルや湿性生体物質が付着したタオルが回収されるまでの保管、委託先での洗浄・消毒方法、納品後の使用期限などを明確にすることが必要である。

　委託契約の場合は、外注先の洗浄・消毒過程を契約書で確認する。具体的な消毒方法については、日本病院寝具協会から発表されている「寝具類の消毒に関するガイドライン 8 版」[7]を参照してほしい。

ディスポタオルのメリットとデメリット

　ディスポタオルは、布タオルの煩雑な管理を省略できる。また陰部や創部周囲など、湿性生体物質で汚染されやすい部位にも使用しやすい。さらに、接触予防策を要する

表1 布タオルとディスポタオルのメリットとデメリット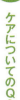

	布タオル	ディスポタオル
定義	洗浄・消毒しながら、繰り返し使用できる綿のタオル	紙（パルプ）やコットン、レーヨン、ポリエステルなどの素材からできた不織布製の1回限りの使い切りタオル
メリット	・パイル生地のため加温後冷めにくく、保温性に優れる。 ・弾力性に優れ、手触りが柔らかい。 ・繰り返し使用でき、環境に優しい。	・使用後は廃棄でき、簡便に処理できる。 ・回収・消毒などのタオル管理にかかる人件費や煩雑業務が不要である。 ・単包であり、つねに新品で衛生的である。 ・グリセリンやヒアルロン酸などを含む製品が多く、保湿効果が高い（製品による）。
デメリット	・回収・洗浄／消毒・納品など運用に関する管理が煩雑である。 ・微生物汚染を招きやすい。	・感染性廃棄物量が増加する。 ・タオルが冷めやすい。 ・使用が簡便であるため、無駄遣いにつながりやすい。 ・サイズ・質感によっては拭きづらさが発生し、爽快感が損なわれる。
用途例	背部、胸腹部、四肢など（健常な皮膚面）	・顔、陰部、創部周囲 ・接触予防策対象患者（薬剤耐性菌検出患者など）
コスト	・委託契約費（外注の場合） ・人件費・光熱費（院内洗濯の場合）	単回使用費（タオル1本当たりのコストは定価13〜20円程度）

患者や、新興感染症発生時などの有事にも活用でき、使用済みタオルの保管・回収・納品などの手順を省略できるメリットがある。一方で、感染性廃棄物量の増加や、布タオルのような保温性、肌触り、拭きやすさは製品によっては劣る可能性があり、使用感の悪さや、長期保管によってタオルが乾燥しやすいことなどがデメリットとなる。

一般的に布タオルがパイル生地であるのに対して、ディスポタオルは表面の凹凸が少ない不織布であること、厚みに劣る分冷めやすく、清拭の際に一定の圧をかけにくいことが使用感の悪さの原因と考えられる。ただ、近年では、企業の開発努力により拭き取り効果に優れた不織布の開発や、大判で厚みのあるディスポタオルが販売されている。

高齢者や新生児は皮膚が薄く、また浮腫や黄疸、ステロイド療法や放射線療法などによる皮膚への障害によって、皮膚は菲薄化した状態となりやすい。このような皮膚の清拭には、水分保持と拭き取りを潤滑にするための保湿成分が含有されたディスポタオルが適している可能性があり[8]、外部からの物理的刺激や摩擦外圧に弱い対象には、ディスポタオルを選択することも一つの方法である。

布タオルとディスポタオルのメリットとデメリットについて表1に示す。導入の際には臨床現場でサンプリングを重ね、患者の爽快感を損なわない製品を検討して選定する。

Q2 入浴介助時に用いる個人防護具の選定

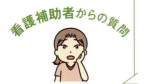

看護師からの指示で患者のシャワー浴介助を行うことがありますが、その際に看護師から「MRSA保菌患者なので接触予防策でお願いします」と言われました。X線撮影やリハビリテーション時の移送と違って、シャワー浴は汗だくになるのですが…。個人防護具って着なきゃだめなのでしょうか？

何を伝えればよい？ 何を実施すればよい？

- 薬剤耐性菌検出部位や排菌状況に応じて、周囲環境や介助者への汚染・曝露リスクを勘案し、個人防護具（personal protective equipment, PPE）の選定基準を策定する。
- 接触予防策を要する患者へのシャワー介助について、PPE着脱のタイミングを具体的に指導し、周知する。
- リユーザブルの介助エプロンや使用後の浴室環境、使用機材の管理方法について基準を決め、衛生的に管理する。

▶どのように伝えたら効果的？

薬剤耐性菌の検出状況によって対策は異なる

　薬剤耐性菌検出患者などの感染経路別予防策を必要とする患者の入浴介助には、ほかのケアや処置と同様に、自らが感染しない、ほかの患者を感染させない対策が必要となる。入浴／シャワー浴中は、患者の創部を覆うドレッシング材を外したり、患者がマスクなどのPPEを着用したりできないことから、病室での生活に比べて周囲環境への汚染リスク、介助者の曝露リスクが高まる。

　一方で、鼻腔保菌者や下痢のない腸管保菌者などでは、入浴／シャワー浴時であっても、周囲環境への汚染リスクは比較的低度であると考える。周囲への伝播リスクは、入院病室の選定時と同様に患者のADLや薬剤耐性菌の検出部位から総合的に判断する。薬剤耐性菌検出状況とPPE着用の目安を 表2 に示す。

作業時のリスクによりPPEを選択する

　入浴／シャワー浴の介助時には、一般的に介助用エプロンと呼ばれる撥水性に優れたリユーザブルエプロンを用いる施設と、衛生管理上の観点からすべてディスポーザ

表2 薬剤耐性菌検出状況と PPE 着用の目安

スコア	ADL*	検出部位★					
		創部、皮膚、開放性膿、分泌物、褥瘡	便	尿	喀痰、咽頭、鼻腔	血液	胆汁、髄液、胸水、腹水
2	全介助	・滲出液が多く頻回に処置が必要である。 ・広範囲のびらん、水疱、褥瘡	・便失禁がある。 ・頻回・または多量の下痢がある。 ・ストーマがある。	・尿失禁がある。 ・ウロストミーがある。	・気管切開がある。 ・痰や咳が頻回、多量	・他部位（気道、尿、便など）からの薬剤耐性菌の有無を確認するまではスコア1 ・他部位から検出を認めない場合はスコア0	・ドレーン抜去後の入浴・シャワー浴を検討する。 ・ドレーン抜去後は、他部位（気道、尿、便など）からの薬剤耐性菌の有無を確認するまではスコア1 ・他部位から検出を認めない場合はスコア0
1	軽介助／部分介助	少〜中等量の滲出液・膿	下痢がある。	尿道カテーテルを留置している。	気管切開はないが咳や痰が少量〜中等量		
0	自立	痂皮化しており、滲出液や排膿がない。	排泄行為が自立している。	排泄行為が自立している。	咳や痰がない。		

ADL スコア＊（　　）点＋検出部位スコア★（　　）点
スコア0：PPE 不要
スコア1：接触状況に応じて PPE 着用
スコア2 以上：PPE 要

ブルエプロン（袖のないもの）／ガウン（袖のあるもの）を選択している施設が多いと想定される。

接触予防策ではディスポーザブル予防衣が望ましい

接触予防策の観点からは、対象患者の入浴／シャワー浴時にはディスポーザブル予防衣（以下、ディスポ予防衣）の選択が望ましい。患者の排菌状況や ADL を査定のうえ、介助者が患者に直接触れたり、排菌部位の洗浄などにより汚染水が跳ねたりするリスクが低い場合には、介助用エプロンの選択でもよい。組織内の意思統一が困難であれば、ディスポ予防衣に統一することも選択肢とする。

なお、入浴サービス提供者の手のメチシリン耐性黄色ブドウ球菌（methicillin-resistant *Staphylococcus aureus*, MRSA）汚染実態を調査した報告では、入浴介助前・手洗い後に手のひらおよび上腕部からそれぞれ 1.2%（2/168）、5.2%（6/115）検出されたとしている[9]。袖のないエプロンを用いる場合は、介助終了後に前腕部を含めた手洗いを指導する。

薬剤耐性菌検出部位によってアイガード・手袋を追加する

薬剤耐性菌検出部位の観点からは、周囲への伝播リスクの高い状況として、広範囲の感染創を保有する患者や便・尿失禁患者、気管切開（永久瘻孔）を有する患者などがあげられる。これらの患者は、介助者が病原体に曝露するリスクや、周囲環境を汚染させる可能性が高い。介助者の PPE はディスポ予防衣に加え、アイガード・手袋を

追加する。開放創や便・尿失禁がない患者、鼻咽頭保菌のみの患者など、排菌リスクが低度であれば、介助者はディスポ予防衣を着用する。PPE着脱のタイミングについては、日常生活動作（ADL）を考慮する。また、浴槽の微生物汚染を考慮し、シャワー浴の選択が望ましい。

全介助の患者はシャワー室への移送時からPPEを着用する

全介助の寝たきり患者は介助者と最も接触機会が多く、軽介助／部分介助、自立の順で接触の頻度は低減する。全介助の場合はストレッチャー浴となるため、シャワー室への移送時からPPEを着用する。軽介助／部分介助の患者で、車椅子が必要な場合も同様である。自立患者であれば、見守りもしくは介助不要であるため、シャワー浴後の機材洗浄時にのみPPEを着用する。

なお、標準予防策の観点からすべての患者に対して、入浴中の失禁、広範囲の創部洗浄など、湿性生体物質による曝露・環境汚染などのリスクが高い場合や汚染を生じた際は、接触予防策に準拠してPPEを着用し、環境消毒をするように注意する。

浴室環境の整備と器材の選択の注意点

最後に、浴室環境の整備と器材の選択の注意点について述べる。

まず、シャワー用椅子は座面が柔らかい素材の製品をよく見かけるが、クッション性のある座面は多孔性構造のため洗浄・消毒が行いにくく、また乾燥不良となり、微生物の繁殖を招きやすい。スポンジやウレタン素材は避け、洗浄・乾燥が行いやすいプラスチック製品を選択する。患者が座る際はタオルを座面に敷くことで冷感を避け、緩衝性をもたせるとよい。

シャワー用椅子やシャワーシューズ、洗面器などを用いる場合、湿性生体物質による汚染がある場合は、中性洗浄剤（市販の浴室洗浄剤）を用いて洗浄した後に熱水（可能であれば80℃以上）またはフォーム状の次亜塩素酸ナトリウムを用いた消毒、あるいは両性界面活性剤を用いて洗浄・消毒を実施する。浴室や浴槽は湿性生体物質による汚染がなければ中性洗浄剤による洗浄のみでよい。洗浄・消毒後は乾燥させることも重要である。このような事後対応・乾燥時間の担保を含め、感染症患者の入浴順番はその日の最後が望ましい。

入浴／シャワー浴は、皮膚を清潔に保つために効果的である。皮膚に一過性に定着した病原体を減少させたり、感染創の壊死組織やバイオフィルムを除去することで創傷治癒促進につながったりと、患者の回復に寄与する。煩雑な業務は増えるが、患者に与える効果も高い。隔離中だからという理由でシャワー浴を制限することがないよう、適切に管理しながら患者の身体保清を行ってほしい。

Q3 陰部保清を行う際の手技・物品の選定

リンクナースからの質問

陰部清拭用ワイプシートを使用している病院の紹介記事を雑誌で読みました。これが病院に導入されれば、ケアの時間が短縮できるし使ってみたいです。でも尿路感染症を起こすのも心配だし、正直高そうです。やっぱり洗浄がよいのでしょうか？

何を伝えればよい？ 何を実施すればよい？

- 陰部保清の目的と達成するための手法について情報を整理する。
- 陰部清拭と陰部洗浄のメリット・デメリットを把握し、患者の満足度、業務の効率性、費用対効果などのさまざまな視点から、自施設の特徴に合わせた手法を選択する。
- カテーテル関連尿路感染（catheter associated urinary tract infection, CAUTI）発生率への影響について監視を行い、ケアのアウトカムを評価する。

▶どのように伝えたら効果的？

　外陰部は便・尿などの排泄物により汚染を招く。高齢者は、尿道括約筋や組織の弾力性低下、自浄作用の低下、排尿障害から尿路感染を発症しやすい。さらに尿道カテーテル留置者では、カテーテルを介した微生物侵入により、CAUTIのリスクが高まる。

陰部洗浄の目的を理解する

　陰部洗浄とは、入浴やシャワー浴が実施できない患者に行われる陰部の保清法であり、全身清拭とともに入院中の患者への清潔ケアとして提供される。手法としては、石けんと微温湯（または微温湯のみ）を用いたベッドサイドで行う洗浄である。目的は、汚染を受けやすい陰部の保清や、部分的にでも洗浄を行うことで、入浴の代替法として爽快感を与えることである。

日本と海外の陰部洗浄手法の違い

　日本で2011年に行われた全国調査によると、約90％の病棟でほぼ毎日陰部洗浄が実施されている。一方海外では、陰部・カテーテルのルーチンケアを毎日行う施設は43％と報告されている[10]。

　CAUTI予防として発表されている各種ガイドラインでは、「カテーテル留置中にCAUTI予防のために消毒薬で尿道口周囲を消毒しない。日常的な衛生管理が適正で

ある（CDC）」[11]「尿道口を消毒薬で洗浄する必要はない。定期的な清潔法（hygiene）が適正である（SHEA）」[12]「施設のプロトコル・手順に従い、少なくとも1日1回および必要に応じて陰部のケアを実施する（ANA）」[13]とされている。

これらのガイドラインでは、陰部保清に消毒薬は必要なく、定期的・日常的に保清を行うことがCAUTIの予防策として推奨され、手法については明記されていない。日本では当たり前のように実施されている陰部洗浄は、海外では実施頻度が比較的少ないことから、ガイドラインでも陰部保清の手法は施設の任意としていることが推察される。

陰部清拭用ワイプシート

日本では、2019年12月に陰部清拭用ワイプシートの発売が開始された[14]。このシートは界面活性剤を含む不織布ワイプであり、1使用5枚／1パックで、患者ごとに使い切りとなっている。

メリット

陰部洗浄時に用いる微温湯（陰部洗浄ボトルの準備）、液体石けん、洗浄用不織布の準備および片付けが不要となることから、煩雑業務が削減される利点がある。陰部洗浄では12.9分かかっていた準備・実施・片付けに要する時間が、ワイプシートでは2.7分と約4分の1に短縮され、業務改善に寄与するとの報告がある[15]。

陰部洗浄ボトルは、ベッドパンウォッシャーや次亜塩素酸ナトリウムへの浸漬消毒などで処理されている。ベッドパンウォッシャーは稼働時間の兼ね合いから、リアルタイムの使用が困難な場合が多いことや、陰部洗浄ボトルの形状からボトル内部の洗浄が不十分となること[16]が、浸漬消毒については一部が浮いているなど、しばしば浸漬不十分となりやすいことなどの問題点があげられる。

また、陰部洗浄時には洗浄液が環境を汚染させるリスクがあり、ベッド間隔の狭い多床室では、カーテン・ベッド柵などの汚染が発生しやすい。こういった陰部洗浄に関連した感染対策上の危険性を回避できる点は、陰部清拭にワイプ製品を用いるメリットといえる。

デメリット

ワイプ製品の最大のデメリットは、導入にかかるコストである。これらの製品は1パック約300〜400円程度で **表3** [14, 17, 18]、消耗品のため、ランニングコストとして永続的な出費となる。導入に際しては、使用部署や使用場面を限定するなど、まず部分的に運用を開始し、使用感の評価とともに対象拡充の是非を検討してもよい。ケアにかかる時間短縮やPPEのコスト、廃棄物量の減少など、コスト低下につながる利点と併せ、施設ごとに確認するとよい。

表3 市場で販売されている陰部清拭用ワイプシートの例

商品名	ピュレル® シュアステップ™ ペリケア	ケアエル	ハクゾウリラケア
販売元	日本ベクトン・ディッキンソン株式会社	株式会社モレーンコーポレーション	ハクゾウメディカル株式会社
梱包/入数	5枚入/パック 120袋入/箱・10袋入/箱	8枚入/パック 40パック/箱	5枚入/パック 25袋入/箱
希望小売価格	3,400円/10袋（箱） 40,800円/120袋（箱）	18,400円/40パック（箱）	オープン価格

（文献14、17、18より作成）

その他のデメリットとしては、洗浄効果がないため、多量の有機物による汚染時には選択できない点があげられる。便失禁のある患者や陰部に開放創、瘻孔を有する患者など、患者の排泄状況や皮膚の状態によっては、陰部洗浄を実施する必要がある。

より患者に適した清潔ケア方法を選択することが、時間短縮、感染対策につながる。それぞれのメリットを生かしつつ調整したい。

引用・参考文献

1) 糸賀正道ほか. *Bacillus* spp. 陽性血液培養検体とリネン管理. 感染症学雑誌. 90 (4), 2016, 480-5.
2) Sasahara, T. et al. *Bacillus cereus* bactermia outbreak due to contaminated hospital linens. Eur Clin Microbiol Infect Dis. 30 (2), 2011, 219-26.
3) 国立がん研究センター中央病院. 国立がん研究センター中央病院におけるセレウス菌感染症ご報告（第1報）. http://www.ncc.go.jp/jp/ncch/information/20130822/index.html
4) 井沢義雄ほか. *Bacillus cereus*による偽アウトブレイクと清拭タオルの管理について. 日本臨床微生物学雑誌. 15 (2), 2005, 82-9.
5) 竹田飛鳥ほか. 茨城県内の地域医療を担う病院における*Bacillus cereus*院内感染事例. IASR. 40 (7), 2019, 121-3.
6) 鎌田明ほか. 国内医療施設を対象とした患者清拭タオルの管理に関する実態調査. 医療関連感染. 9 (2), 2016, 52-60.
7) 日本病院寝具協会. 寝具類の消毒に関するガイドライン 8版. https://www.nbsk.net/wp/wp-content/uploads/384c7069bacf1712b2c69e12e265423f.pdf
8) 石井和美ほか. ディスポーザブルタオルを用いた部分清拭が高齢者の皮膚に与える影響. 日本看護技術学会誌. 18, 2019, 17-25.
9) 小椋正道ほか. 訪問入浴における褥瘡患者のMRSA伝播予防策の検討. 環境感染. 22 (2), 2007, 91-7.
10) 櫻本秀明. 毎日の陰部洗浄方法を見直そう! 何気ないケアを科学する. ICNR. 10 (3), 2023, 35-8.
11) Gould, CV. et al. Guideline for prevention of catheter-associated urinary tract infections 2009. Infect Control Hosp Epidemiol. 31 (4), 2010, 319-26.
12) Lo, E. et al. Strategies to prevent catheter-associated urinary tract infections in acute care hospitals：2014 update. Infect Control Hosp Epidemiol. 35 (5), 2014, 464-79.
13) ANS. Streamlined Evidence-Based RN Tool：Catheter Associated Urinary Tract Infection（CAUTI）Prevention. 2015.
14) 日本ベクトン・ディッキンソン株式会社. 陰部清拭用ワイプシート「ピュレル® シュアステップ™ペリケア」新発売～陰部洗浄にかかる時間を大幅に短縮～. 2019. https://www.bdj.co.jp/press/20191223.html
15) 谷澤伸次. 陰部洗浄時に陰部清拭用ワイプシートを使用した業務改善. 日本創傷・オストミー・失禁管理学会誌. 27 (2), 2023, 394.
16) 坂木晴世. 一から見直す感染対策（10）陰部洗浄にまつわる感染管理について気になることを深掘りしてみました. J-IDEO. 7 (5), 2023, 738-41.
17) 株式会社モレーンコーポレーション. ケアエル. https://www.moraine.co.jp/products/cmw/ccc/
18) ハクゾウメディカル株式会社. リラケア カタログ. https://www.hakuzo.co.jp/images/product02/list1-infection/relacare/p02-i-relacare-2.pdf

経腸栄養に関する Q&A

名古屋市立大学病院 感染制御部 主査（感染管理認定看護師）　田上由紀子

Q1 経腸栄養の使用後物品の管理

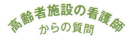

経腸栄養の使用後の物品は、次亜塩素酸ナトリウムでの消毒は必要ですか？　また、物品は乾燥させた方がよいでしょうか？

何を伝えればよい？　何を実施すればよい？

- 経腸栄養ボトル（イルリガートルボトル）やチューブ、カテーテルチップは、原則として単回使用である。やむをえずディスポーザブル製品を再利用する場合は、再処理に関しては「単回使用医療機器（医療用具）の取り扱い等の再周知について」[1]に基づき、使用頻度や管理スペースなどから使用期限を判断し、運用を決定する。
- 消毒は、中性洗浄剤で汚れを十分に落としてから行う。0.01％（100 ppm）次亜塩素酸ナトリウムで1時間消毒し、水道水で洗い流した後、十分に乾燥させてから再利用する。イルリガートルボトルのように洗浄しやすいものは、家庭用食器洗浄機の使用（80℃・10分間の熱水消毒。洗浄から乾燥まで実施）も可能である。消毒する際は、器具などが消毒薬にすべて浸漬するようにする。浮いてきてしまうものがある場合は、落としぶたなどを利用して器具が十分に浸漬するように工夫する。
- 構造が複雑でなく乾燥しやすいボトルやカテーテルチップなどは、消毒後に乾燥させる。接続ルートのように乾燥しにくいものは、使用前まで消毒薬に浸漬しておく。

▶どのように伝えたら効果的？

経腸栄養セットの使用ごとの洗浄・消毒は必須である

　経腸栄養注入セットは、たとえ個人使用であっても、連続使用により高濃度微生物汚染を招く。特に夏場には、高濃度汚染を招きやすい。

経腸栄養を実施する患者のなかには、H_2ブロッカーの投与などにより胃酸の pH が通常より高くなり、胃液の抗菌効果が期待できない場合がある。また、抗菌薬を投与されている患者は、外部からの微生物が定着しやすい状態となっている。そのため、経腸栄養ボトルやカテーテルは使用ごとの洗浄・消毒が必須である[2]。

栄養剤の蛋白質成分など有機物が残っていると消毒効果が減弱し、消毒薬の蛋白質凝固作用により有機物が固化してしまうため、中性洗浄剤で物理的な汚染を落としてから消毒する。

経腸栄養ボトルの清潔保持法について、0.01％（100 ppm）次亜塩素酸ナトリウムへの1時間浸漬、家庭用食器洗浄機の使用、食器乾燥機の使用、自然乾燥の4つの方法で確かめた実験では、繰り返し使用した経腸栄養ボトルの清潔保持には、次亜塩素酸ナトリウムによる消毒、または家庭用食器洗浄機による熱水消毒が有効であった。一方、食器乾燥機や自然乾燥では、経腸栄養ボトルの清潔保持はできないことが分かった[3]。

乾燥が不十分であると、親水性のグラム陰性桿菌などの微生物が付着しやすい状況となるため、シンクの周囲など水跳ねする場所での乾燥は避け、効果が認められている方法で処理した後に、食器乾燥機を利用するとよい。

調製した次亜塩素酸ナトリウムは冷暗所で保存する

消毒薬は使用時に用時調製することが原則であり、調製後の使用期限は長くとも 24 時間である。そのため、1週間分を作成して少量ずつ使用したり、使用中の消毒薬に新たな消毒薬を追加したりせず、毎日調製時間を決めて作成するようにする。

また、次亜塩素酸ナトリウムは光や温度上昇によって分解しやすいため、必ずふた付きの容器を使用して作成し、できるだけ冷暗所に置いておく。

熱水消毒による対応が可能である

0.01％次亜塩素酸ナトリウムによる消毒のほか、家庭用食器洗浄機での80℃・10分間の熱水消毒でも対応できる。日本では、80℃・10分間が熱水消毒の基本条件となっている。これにより、芽胞を除くほとんどの栄養型細菌、結核菌、真菌、ウイルスを、感染可能な水準以下に死滅、または不活化することができる[4] 図1。チューブは内腔まで十分に洗浄できないため、熱水消毒には適さない。

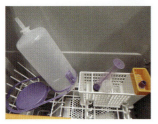 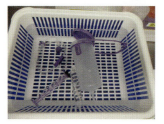 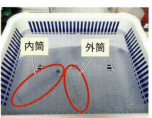

図1 熱水消毒
80℃・10分間で実施した。

図2 0.01％次亜塩素酸ナトリウム消毒
物品全体を完全に浸漬させる。

図3 0.01％次亜塩素酸ナトリウム消毒（落としぶた）

各物品の管理方法

イルリガートル

　イルリガートルは、バッグタイプとボトルタイプがある。バッグタイプは洗浄も乾燥もしにくいため、ボトルタイプの方が管理しやすい。イルリガートルは、中性洗浄剤で十分に洗浄後に0.01％次亜塩素酸ナトリウムで1時間浸漬消毒を行う**図2**。

カテーテルチップ

　カテーテルチップも同様に洗浄・消毒を実施する。ボトルなどに比べて洗浄しにくいため、用手洗浄する際は先端までしっかり洗浄できるブラシなどを使用し、内腔も十分に洗浄する。また浸漬消毒をする際には、外筒と内筒（押し子）は別々にして、浮き上がってこないように落としぶたを利用する**図3**。

チューブ

　チューブは十分に洗浄することが難しい。洗浄時にはカテーテルチップなどを使用して、チューブ内を洗浄後に0.01％次亜塩素酸ナトリウムで1時間浸漬消毒を行う。また構造上、乾燥が十分にできずに微生物の繁殖の原因となる可能性があるため、使用前まで消毒薬に浸漬しておくのがよい。

Q2 経腸栄養で使用する栄養剤の管理

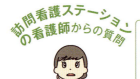

経腸栄養の栄養剤が残った場合は、保管して次回に使用してもよいでしょうか？ また、経腸栄養を実施する際の注意点を教えてください。

何を伝えればよい？ 何を実施すればよい？

- 開封後の栄養剤は冷蔵庫に入れ、できるだけ早く使用する。開封したその日中の使用が推奨されているものもある。開封後に冷蔵庫に保存していない場合には、8時間以内に投与する。冷蔵庫に保存した場合でも、遅くとも24時間以内に使用するのがよい。

- 冷蔵保存した栄養剤を使用する場合は、別の清潔な容器に移し替え、電子レンジで人肌程度に温めてから使用する。汚染した手指や器具で取り扱った栄養剤は再利用しない。栄養剤を開封する際にはさみなどの器具を使用する場合には、専用のものを使用する。

- 経腸栄養を準備する際は、手指衛生を実施した清潔な手と清潔な器具を利用して行う。また、患者のベッド周囲ではなく、スタッフルームの専用エリアで準備する。

- 栄養剤を開封した際に異臭がする、沈殿物があるなど、異常がある場合は使用しない。栄養剤は途中でつぎ足しなどはせず、投与時間は8時間を超えないようにする。液状製剤は薄めず投与する。

- 臥床中の患者に投与する場合には、誤嚥予防として上半身を挙上して行う。投与中は呼吸状態や腹痛、下痢症状など腹部症状の出現に注意する。

第3章 ケアについてのQ&A

▶ どのように伝えたら効果的？

栄養剤は清潔に取り扱う必要がある

経腸栄養剤は微生物増殖の格好の培地であり、開封すると時間経過とともに微生物が増殖する。現在は栄養剤の多くが缶やパックなどの容器に入り無菌製剤となっているが、汚染しないように取り扱う必要がある。そのため、開封に使用するはさみなどの物品は専用とし、使用前にアルコール綿や環境クロスで清拭し、使用後は洗浄して乾燥させる。

また、栄養剤を取り扱う前には手指衛生を実施する。使い捨て手袋がある場合には手指衛生後に着用して栄養剤を取り扱うことで、栄養剤の汚染をより防止できる。はさみや使い捨て手袋、アルコール綿などは、使いやすいように1ヵ所にまとめておくとよい 図4 。

パック製剤で一度に使用できない場合、残りを冷蔵庫に保存し、24時間以内に使用することが推奨される。保存の際はパックからほかの容器に移し替えることはせず、もとのパックのまま開封口が汚染しないようにラップをするなどして清潔に保存する 図5 。使用直前に清潔な容器に移し替えて加温する。

投与時間は8時間を超えないようにする

溶解・希釈を行った栄養剤は、8時間以上室温に放置することで微生物が増殖し、敗

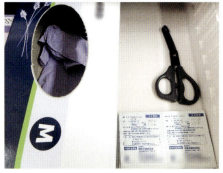

図4 経腸栄養専用の物品(使い捨て手袋・はさみ・アルコール綿)

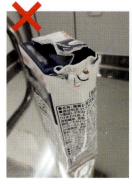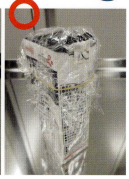

図5 経腸栄養剤の保管
ラップをして輪ゴムで留める。

血症を起こす可能性があるため、8時間以内に投与が終了するように時間を調整する[5,6]。専用ラインを用いる充填バッグ製剤（RTH〔ready-to-hang〕製剤）は24〜48時間かけて投与した場合でも、有意な微生物増殖がみられなかったとの報告があるが、24時間以内に投与終了する方がよい[5]。

容器内への栄養剤のつぎ足しは、つぎ足すときに汚染させるリスクがあるため（清潔操作の欠如）原則、実施しない[5]。継続する場合は、必ず新品、または洗浄・消毒して乾燥が終了した器具を用いて行う。

不要な調製操作により、栄養剤を汚染させ微生物の増殖につながるため、原則として液状の栄養剤を薄めて使用しない。患者に下痢症状がある場合などは、速度調整などで対応する。

経腸栄養を準備する環境も重要である

患者のベッド周囲は、患者が生活している環境であるため、つねに清潔を維持することは難しい。そのため患者エリアではなく、医療エリアであるスタッフルームの経腸栄養を準備する専用のエリアで準備し、投与直前に患者のところへ持っていくようにする。

ナースワゴンに、S字フックなどで栄養剤を引っ掛けて患者のところへ運ぶ場合には、栄養剤のボトルやバッグ、カテーテルなどが、ほかの物品などに接触して不潔にならないように注意する。

より清潔操作に注意するべき状態を理解する

胃切除が行われておらず、栄養チューブが胃の中にある患者は、胃酸の殺菌作用が期待できる。しかし、栄養チューブが胃でなく空腸にある場合や、H_2ブロッカー投与の影響により胃酸のpHが高くなっている場合には、胃酸の殺菌効果が期待できない。

また、持続的に経腸栄養が投与される場合、栄養剤のpHが7前後と高くなっているため、これにより胃内のpHが上昇する。

　したがって、①栄養チューブが空腸内にある場合、②栄養チューブが胃内にあってもH_2ブロッカーなどの投与によって胃酸のpHが高くなっている場合、③24時間持続で経腸栄養を行う場合は、厳重な清潔操作で取り扱う。

Q3 胃瘻造設後の患者の入浴、シャワー浴の開始時期と注意点

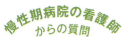

 胃瘻造設後の患者は、何日目くらいから入浴やシャワー浴ができますか？ また、その際の注意点を教えてください。

何を伝えればよい？ 何を実施すればよい？

- 胃瘻刺入部の皮膚に炎症がなく、乾燥し、感染のリスクがないと判断されたらシャワー浴が可能となる。医師診察後の指示によるが、造設後2日からシャワー浴が可能となる場合もある。一般的には1週間後から実施可能となることが多い。
- 入浴は胃瘻造設後、2週間前後で可能になる。シャワー浴と同様に、全身状態を観察して開始する。
- シャワー浴や入浴の開始時期を決める際は、胃瘻刺入部の状態（発赤・びらん・潰瘍・壊死など）や患者の全身状態（発熱の有無・呼吸状態・血圧など）に注意し、主治医とともに決定する。
- カテーテルの周りは石けんでやさしく丁寧に洗う。胃瘻はフィルム材などで保護する必要はない。シャワー浴・入浴後は軽く水分を拭き取り、自然乾燥させる。シャワー浴・入浴は、栄養剤注入後1時間～1時間半は避ける。

▶ どのように伝えたら効果的？

胃内への少量のお湯の流入は問題ない

　胃の内圧の方が高いため、シャワー浴・入浴時に胃瘻の中にお湯が入ってくることはない。胃瘻からの栄養剤の漏れもないため、胃瘻チューブにふたをしておくだけでよい。

また、少量のお湯が胃瘻チューブから胃内へ入ったとしても、健康に大きな影響を与えることはほとんどない。胃は食物を消化する器官であるため、ある程度の液体や異物が入ってきたとしても、胃酸や酵素で分解して対処できるからである。

胃瘻周囲はやさしく洗浄する

胃瘻は「第二の口」といわれている。胃瘻の日常管理として、周囲を観察して汚れがあれば、口の周りをきれいにするように胃瘻周囲もきれいにする。口の周りを消毒しないのと同様に胃瘻周囲も消毒はせず、水道水または弱酸性の石けんでやさしく洗浄する。

胃瘻固定部と皮膚の間に挟むY字ガーゼは使用目的を考える

まず、胃瘻固定板と皮膚の間に挟むY字ガーゼは、何のために使用しているのかを考える。固定板と皮膚の圧迫除去のための使用であれば、滅菌ガーゼである必要はなく、手指衛生をした手で取り扱うことが可能である。逆に胃瘻刺入部に発赤・硬結があり、滲出液が出てくるなど感染徴候がある状況で使用する場合には、刺入部は創部として捉えられるため、Y字ガーゼを滅菌ガーゼとして取り扱う。

刺入部にたまった垢はやさしく拭き取る

胃瘻周囲は毎日微温湯で洗浄し、清潔に保つことが大切である。汚染状況によって、ガーゼや綿棒などで刺入部の周りに付着した粘液や汚れをやさしく拭き取る。

また石けんを使用する場合は、皮膚にやさしい弱酸性のものをネットなどでよく泡立ててから使用すると、汚れも落ちやすく洗い流しやすい。泡タイプの石けんを使用するのもよい。石けん成分や洗浄成分が皮膚に残るとスキントラブルの原因になるため、石けん洗浄後はしっかりと洗い流して自然乾燥をする。

胃瘻周囲を観察する 表1 [7,8]

感染徴候の有無

シャワー浴や入浴が開始になるまでの約2週間は、胃瘻周囲に感染が起こっていないか創部を観察する。胃瘻周囲に継続的に滲出液が出ている場合、胃瘻周囲に皮膚の発赤・硬結がある場合は膿瘍が形成されている可能性があるため、シャワー浴や入浴は中止し、すみやかに医師へ報告する。

皮膚消毒が必要な場合は、患者の禁忌薬剤を確認し、ポビドンヨードやクロルヘキシジングルコン酸塩で消毒する。

表1 胃瘻周囲の観察

観察の視点	観察項目
感染徴候の有無	発赤・硬結、継続した滲出液の有無。皮膚のびらんの有無。ガーゼ汚染の色。
胃瘻チューブの固定	チューブを固定する際に固定板で皮膚を圧迫していないか。 引っ掛からないように固定してあるか。
刺入部からの出血の有無	胃瘻刺入部からの出血の有無。貧血症状の有無。
胃壁固定の状況（抜糸するまで）	固定糸の有無。ナート部の皮膚の発赤・硬結、継続した滲出液の有無。

（文献7より作成）

胃瘻チューブの固定

　胃瘻の種類がチューブ型の場合は、シャワー浴・入浴時に引っ掛けてカテーテルを事故抜去することによって腹膜炎を起こす可能性がある。抜去しないよう固定用のテープで固定する、または輪ゴムでまとめるなどしてからシャワー浴・入浴をする。

刺入部からの出血の有無

　胃瘻造設前に抗血小板薬を服用していた患者は、休薬していても造設部から出血してくることがある。ガーゼが汚染するような出血がある場合には、シャワー浴や入浴は中止し、医師へ報告する。

胃壁固定の処置

　胃壁固定は通常、胃瘻造設後約2週間で抜糸する。固定糸の周囲に発赤や硬結がなければ毎日消毒する必要はなく、洗浄するだけでよい。

引用・参考文献

1) 厚生労働省．単回使用医療機器（医療用具）の取り扱い等の再周知について．https://www.mhlw.go.jp/stf/houdou/0000095987.html
2) 尾家重治ほか．経腸栄養剤の細菌汚染例．日本化学療法学会雑誌．40（6），1992，743-6.
3) 尾家重治．経腸栄養注入セット，輸液投与ルートの消毒．丸石感染対策NEWS．No.5，2021，1-4.
4) 吉田製薬文献調査チーム．"消毒の分類"．消毒薬テキスト第5版．東京，協和企画，2016，22-4.
5) 井上義文ほか．"栄養管理のリスクマネジメント"．静脈経腸栄養ガイドライン 第3版．日本静脈経腸栄養学会編．東京，照林社，2013，111-9.
6) 佐和章弘ほか．経腸栄養剤の微生物汚染とその対策．環境感染．12（2），1997，99-102.
7) 三原千恵．PEG挿入部の早期ケアについて教えてください．ナーシングケアQ&A．No.37，2011，106-7.
8) 野田さおり．PEG造設後の入浴後での注意事項は？．ナーシングケアQ&A．No.37，2011，191-2.
9) 合田文則．"胃瘻の管理とケア"．胃ろうPEG管理のすべて 胃ろう造設からトラブル対策まで．合田文則編．東京，医歯薬出版，2010，118.

6 尿道留置カテーテルに関するQ&A

神奈川県厚生農業協同組合連合会 相模原協同病院 感染対策室 室次長（感染管理認定看護師） **神野祐子**

Q1 多剤耐性菌検出患者への尿道留置カテーテル挿入

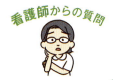

看護師からの質問

患者の尿培養から多剤耐性緑膿菌（multidrug-resistant *Pseudomonas aeruginosa*, MDRP）が検出されたのですが、医師から尿道留置カテーテルを挿入するように指示がありました。多剤耐性菌が検出されている患者に尿道留置カテーテルを挿入してもよいのでしょうか？

何を伝えればよい？ 何を実施すればよい？

- 多剤耐性菌が検出されたことは、尿道留置カテーテルを挿入する理由にはならない。
- 尿道留置カテーテルは行動が制限されやすく、カテーテルを挿入することによる感染のリスクがあるため、できるだけ挿入しないことが望ましい。
- 医師から尿道留置カテーテルを挿入するように指示があった場合、カテーテル挿入の適応があるかを確認できるように一覧表を作成しておく。
- カテーテル留置ケアを介した感染伝播を起こさないように、あらかじめケア方法を統一しておく。

▶どのように伝えたら効果的？

カテーテルは極力留置しない方がよい

尿路感染は医療関連感染（病院感染）全体の36％を占め、そのうち66～86％が尿道留置カテーテル（以下、カテーテル）などの器具が原因といわれている[1]。そのため、

表1 尿道留置カテーテルの適応

①下部尿路閉塞を解消する場合
②泌尿器系あるいはそれに隣接する臓器の手術を行う場合
③長時間の手術、尿量のモニタリングが必要な手術を行う場合
④重症患者において正確な尿量を測定する場合
⑤長期間、ベッド上安静が必要な場合

（文献3より作成）

カテーテルの適正使用および管理が、カテーテル関連尿路感染（catheter associated urinary tract infection, CAUTI）の重要な対策となる。また、尿は細菌が増えやすい温度・水分・栄養分が揃っているため、カテーテルを留置すると細菌尿の出現率は1日当たり3～10％ずつ増加し、30日後にはほとんどの患者が細菌尿を呈する[1]。

これらより、尿から多剤耐性菌が検出されている患者へのカテーテルの挿入は、細菌が増加して感染症を起こすことや、職員の手を介した感染拡大につながることが懸念されるため、極力留置しない方がよいことは明らかである。しかし、カテーテルの使用状況を調査した研究で、適切な理由での挿入が43.4％にしか及ばなかったというデータがある[2]。このように、現場ではカテーテルが不適切に使用されることがあるため、カテーテル挿入の適応に関する職員の理解が大切である。

適応について職員がいつでも確認できるツールを作成する

カテーテルの適応については、マニュアルなど職員がいつでも確認できるツールを活用して一覧表を作成しておくとよい。『病院感染対策ガイドライン2018年版』には、カテーテルの適応について 表1[3] のように記載されている。マニュアルなどにあらかじめ適応が示されていると、医師からカテーテルを挿入する指示があった場合に、指示された職員がカテーテル挿入の適応について確認することができる。

またこの質問のように、判断に迷って感染対策部門に相談があった場合も、マニュアルを確認してもらうことで、次回からその職員がカテーテル挿入の適応について自ら確認できるようになるだろう。

ケア方法を統一する

多剤耐性菌が検出されている患者でも、適応がある場合はカテーテルを留置するが、医療従事者の手を介した周囲への感染拡大のリスクがあるため、よりいっそう注意する必要がある。

実際にMDRPについて、国内においてアウトブレイクを経験した多くの施設における共通点は、カテーテル留置ケアを介した施設内伝播であったという報告がある[1]。そ

尿廃棄の手順

①準備
　個人防護具を着用し物品を揃える
　個人防護具：シールド付きマスク、手袋、エプロン
　　尿が飛び散る可能性があるのでシールド付きマスクを着用！
　物品：清潔な採尿容器、ペーパーなど

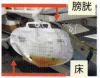
シールド付きマスク
患者ごとに用意する清潔な採尿容器

②廃棄中もバッグはつねに膀胱より下、床より上を維持する

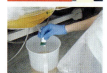
膀胱
床

③尿排出口の先端をどこにも触れさせず集尿容器に尿を廃棄する
　　尿が飛び散る可能性があるので必ずシールド付きマスクを着用！

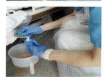

④コックを閉じたら、尿排出口の先端をペーパーなどで拭く

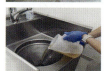

⑤汚物処理室で尿を廃棄する
　　尿が飛び散る可能性があるので必ずシールド付きマスクを着用！

⑥ベッドパンウォッシャーで集尿容器を洗浄・乾燥する

⑦個人防護具を外して手指衛生を行う
　＊次の患者の尿廃棄を行う場合は、手袋を外して手指衛生を行い、清潔な容器を再度準備する（手順1に戻る）

⑧洗浄後の容器は、乾燥した状態で保管する

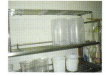

図1 尿廃棄の手順例

のため普段からケア方法を統一しておくとよい。尿の廃棄方法を統一できるように手順を作成して、看護補助者が尿の廃棄を行う場合は、看護補助者研修にその内容を組み込むことも非常に有効である 図1 。

Q2 採尿バッグの固定方法

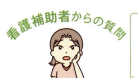

低床ベッドや車いすに採尿バッグを固定する際、床に付いてしまいます。どのように対応すればよいでしょうか？注意点を教えてください。

何を伝えればよい？ 何を実施すればよい？

- 尿道留置カテーテルは、尿排出口を開けると膀胱までつながっているため、尿排出口が汚染されると逆行感染を起こす可能性がある。
- 感染を予防するためには停留のない尿流を維持すること、採尿バッグは膀胱より低い位置を必ず維持すること、採尿バッグは床に付かないようにすることが重要である。
- 採尿バッグ自体の大きさに対して、採尿バッグを固定する位置の高さが適切であるかが床に付かないポイントとなるため、採用されている採尿バッグの固定方法を具体的に示す。

▶どのように伝えたら効果的？

採尿バッグの固定を行ったことがある人であれば、一度は固定方法に悩んだことがあるだろう。採尿バッグが斜めになって床に付いてしまう、車いすのタイヤにこすれてしまう、膀胱の高さより高くなってしまうなど、悩みの内容もさまざまである。

ガイドラインを参考にして固定する

採尿バッグを患者の膀胱の高さより低くして、車いすや低床ベッドで床に付かない位置を維持するとなると、固定位置は非常に限られる。『カテーテル関連尿路感染予防のためのCDCガイドライン』（以下、CDCガイドライン）のなかには、安静時の採尿バッグと導尿チューブの適切な位置の管理について、イラストを含めた記載があり、ベッドやストレッチャー、車いすの場合の固定について、膀胱より低い位置であること、床に付けないこと、導尿チューブにたわみがないことがよいと説明されている[1]。写真付きの例が載っているものもあるため、このようなガイドラインを参考にするとよいだろう。

自施設の採尿バッグの固定例を写真やイラストで啓発する

各施設で導入している採尿バッグの大きさは違うため、自施設で採用されている採

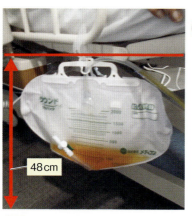

図2 ベッドの高さが床上48cmの採尿バッグ固定

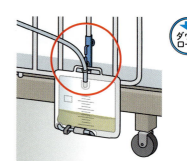

図3 採尿バッグ用のフック

フックを使用することで、低床ベッドの場合でも、床に接触しないように取り付けられる。

尿バッグで、現場での適切な固定例を実際に確認して写真やイラストで啓発することも効果的である。また、啓発後には感染対策部門で院内ラウンドを行い、固定方法が啓発した通り正しく行えているかフィードバックをすると、さらに適切な固定方法の実施について効果が期待できる。

カテーテルを挿入している患者のベッドの高さを定める

　低床ベッドは、床上10cm程度までベッドの高さを下げることができる。しかし、採尿バッグは大きいものだと縦の長さが30cmを超える。採尿バッグが床に付かないようにするには、その分ベッドの高さを確保する必要がある。カテーテルを挿入している患者のベッドは、ベッドの高さを定めておくとよい。

　たとえば当院ではベッドの高さについて、下限を床上48cmに統一している病棟があり、採尿バッグが床に付いてしまうというトラブルはない図2。

　転落予防目的で床上48cmよりさらに低くして、低床ベッドを使用する施設もあるだろう。低床ベッド利用の増加により、採尿バッグの縦の長さが25cm以下の低床ベッドに対応した製品も増えている。感染対策部門などで低床ベッド用の採尿バッグを採用することも視野に入れるとよい。また、ベッド柵に設置できる採尿バッグ用フックといった製品もある。予算が許すのであれば、低床ベッドを使用する患者に限定して、採尿バッグを固定するための製品を導入することも感染対策の一つとなるだろう図3。

Q3 尿に浮遊物がある場合のカテーテル交換頻度

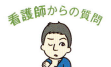
看護師からの質問

採尿バッグまでのチューブ内に浮遊物が認められる場合、どのタイミングで尿道留置カテーテルを入れ替えればよいですか？ 浮遊物が認められたらすぐに交換するべきですか？

何を伝えればよい？ 何を実施すればよい？

- 尿の浮遊物は細菌の混入で起こることが多いが、必ずしも感染症を起こしているわけではない。
- 発熱や血尿を伴わないカテーテル関連無症候性細菌尿の場合は、すぐに尿道留置カテーテルを交換する必要はない。
- 予防のために行うカテーテルの定期的な交換は必要ない。
- 毎日、患者に感染徴候がないか観察し、患者ごとに交換を検討するべきである。
- 尿道留置カテーテルが挿入されている患者を毎日観察する習慣を作る働きかけをする。

▶ どのように伝えたら効果的？

浮遊物を認めるたびに交換する必要はない

『尿路管理を含む泌尿器科領域における感染制御ガイドライン 改訂第2版』[4]（以下、ガイドライン）では、発熱や血尿を伴わない無症候性の状態をカテーテル関連無症候性細菌尿と定義している。カテーテルの交換間隔については、患者ごとに決めるべきであり、カテーテルの閉塞が起こった場合、もしくは起こる兆しがある際に交換する、または症候性尿路感染症の治療

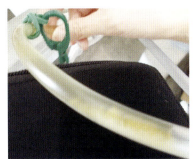
図4 カテーテル内の浮遊物

前には交換を考慮する。長期のカテーテル留置者は、75～90％で無症候性の状態が持続し、そのうち菌血症に至るのは5％未満である[4]。つまり、ほとんどの場合が重症化しないため、浮遊物（図4）が認められるたびにカテーテルの交換をする必要はない。また浮遊物が発見されたからといって間違った対処をしてしまわないように指導を

しておく必要がある。CDC ガイドラインの一部を抜粋すると、勧告の強さはIB～II であるが、カテーテルや採尿バッグをルーチンで交換することは推奨されていない。また、予防のための抗菌薬投与をルーチンで行わないことや尿道周囲を消毒薬で消毒しないこと、手術後の出血とともに生じうる閉塞が予測される場合を除き、膀胱洗浄は推奨されないことなどがある[1]。抗菌薬適正使用支援チーム（antimicrobial steward-ship team, AST）によって抗菌薬の使用方法を確認するほか、感染リンクナースなどの感染委員を指導して、部署で周知してもらうなども有効だろう。

患者を観察して記録する

　菌血症を起こしてしまうと患者の予後に関わるため、職員がCAUTIを早期に発見することが重要となる。感染対策部門は、職員が普段からカテーテルを挿入した患者を毎日観察して記録に残すという習慣を身に付けられるようにアプローチするとよい。

　当院では、カテーテルキットの外装に紙を1枚貼付している 図5 。カテーテルを挿入するときに行う感染対策をチェックするものであり、そこに観察項目（当院ではケアセットと呼ぶ）を入力するという記載をしている。また、感染対策部門で電子カルテ上に簡単に複数の観察項目が追加できる観察項目セット（ケアセット）を作成した 図6 。このように、職員が毎日観察する必要があるという認識をもてるアプローチや、観察しやすい環境を整えることがCAUTIの予防につながるだろう。

引用・参考文献

1) 満田年宏訳・著. "VIII. エビデンスのレビュー". カテーテル関連尿路感染予防のためのCDCガイドライン2009. 東京, ヴァンメディカル, 2010, 114-3.

2) 栢内直美ほか. 一般病棟における尿道留置カテーテル関連尿路感染症の発生と適正使用状況について：単施設後ろ向きコホート研究. 日本環境感染学会誌. 2022, 37 (3), 69-77.

3) 国公立大学附属病院感染対策協議会編. "カテーテル関連尿路感染". 病院感染対策ガイドライン 2018年版. 東京, じほう, 2018, 410-2.

4) 大山力ほか. "カテーテル関連尿路感染症, 紫色蓄尿バッグ症候群". 尿路管理を含む泌尿器科領域における感染制御ガイドライン 改訂第2版. 日本泌尿器科学会編. 大阪, メディカルレビュー社, 2021, 106-22.

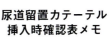

図5 カテーテルキットに貼付している挿入時確認表

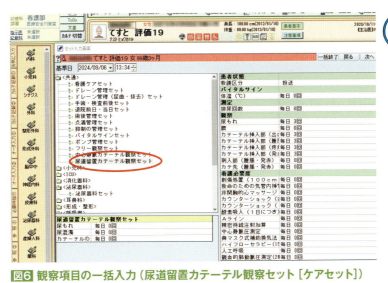

図6 観察項目の一括入力（尿道留置カテーテル観察セット［ケアセット］）

7 末梢静脈カテーテルに関するQ&A

地方独立行政法人 東京都立病院機構 がん・感染症センター 都立駒込病院
看護部 看護師長（感染管理認定看護師） 桃井祐子

Q1 カテーテル挿入部へのドレッシング材貼付の注意点

末梢静脈カテーテルの挿入部には、なぜ透明なドレッシング材を使用するのですか？ ドレッシング材の特徴とスタッフへの貼付方法についての指導方法を教えてください。

何を伝えればよい？ 何を実施すればよい？

- カテーテル由来血流感染の感染経路について説明する。
- 透明ドレッシング材の特徴と使用する理由を説明する。
- 自施設で採用している透明ドレッシング材の製品を紹介する。貼り方の説明後に貼付のデモンストレーションを行う。その後、スタッフに実際にドレッシング材を貼付してもらう。

▶ どのように伝えたら効果的？

カテーテル由来血流感染の感染経路を説明する

　カテーテル由来血流感染（catheter related bloodstream infection, CRBSI）の主な感染経路には、①カテーテル挿入部位の汚染：皮膚常在菌などがカテーテル挿入部から侵入、②ルート接続部の微生物などによる汚染が接続部操作時にカテーテルの内腔から侵入、③微生物などで汚染された薬液が投与されて侵入の3つがある 図1。
　これらの経路を通る微生物の侵入を防ぐことが、血流感染予防のポイントである。カテーテル挿入部に滅菌された透明ドレッシング材を用いることは、感染経路の①を防ぐために有用である。

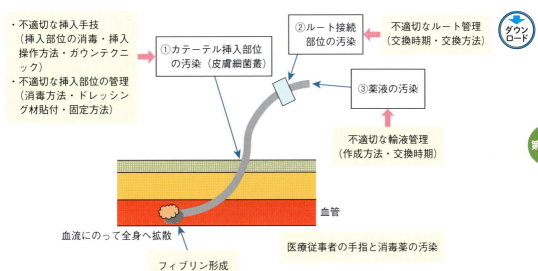

図1 カテーテル由来血流感染の主な感染経路

透明ドレッシング材の特徴と使用する理由を説明する

　カテーテルの挿入部には、滅菌された透明な半透過性のポリウレタンドレッシング材を用いる。透明ドレッシング材を貼付することで、挿入部の状態を容易に観察でき（視認性）、感染の徴候（発赤・腫脹・熱感など）や出血を早期に発見できる。また、カテーテルをしっかりと固定することで、動きによる抜けや損傷を防ぐことができる（固定性・柔軟性）。ドレッシング材は、外部からの細菌や異物の侵入を防ぎ、水や薬液に対して耐性がある。また、内部からの水蒸気の透過性があり、皮膚の湿気を逃すことで、皮膚の健康を保つことができる（感染対策・通気性）。以上の特徴から、透明ドレッシング材を使用する。

透明ドレッシング材の貼付手順と注意点

　透明ドレッシング材を貼付する際の手順と注意点を図2に示す。

①手指衛生

②必要物品の準備
患者の状態やカテーテルの種類に応じ、適切なドレッシング材・サイズを選ぶ。

③環境整備
無菌的な環境を整え、感染リスクを最小限にする。

④手指衛生

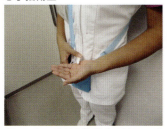

ドレッシング材を貼付する前に、手指消毒をする。

⑤皮膚の消毒

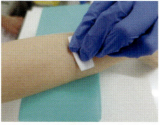

挿入部の皮膚を清潔にし、必要に応じてアルコールや消毒薬で拭き取る。
＊乾燥が重要。

⑥位置調整

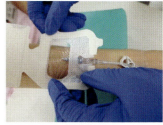

カテーテルの挿入部がドレッシング材の中に入り、接続部がドレッシング材の外に出る位置に合わせる。

⑦貼付1

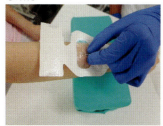

フィルムの上からカテーテル周囲をつまみ、よく密着させる。
＊Ω（オメガ）貼りする。

⑧貼付2

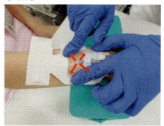

フィルムを皮膚に密着させるように、内側から外側に向かって空気を押し出しながら貼付する。
＊伸展させない。

⑨後片付け
ドレッシング材に貼付日を記載し、周辺の物品を片付ける。

⑩定期的な確認

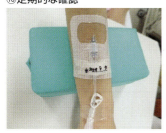

カテーテルの挿入部位の皮膚の状態とドレッシング材を定期的に確認し、感染の徴候やドレッシング材の剝がれや汚れがないかを確認する。異常があった場合には、すみやかに差し替える。

図2 当院における透明ドレッシング材の貼付手順と注意点

Q2 末梢静脈カテーテルの留置部位

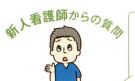

新人看護師からの質問：末梢静脈カテーテルの留置部位について教えてください。患者が成人の場合、上肢の使用が推奨されるのはなぜですか？ 注意すべきポイントがあれば教えてください。

何を伝えればよい？ 何を実施すればよい？

- 上肢と下肢の血管と血管の走行を説明する。
- 末梢静脈カテーテル留置時の合併症を説明する。
- 末梢静脈カテーテル留置部位で注意するポイントを説明する。

▶ どのように伝えたら効果的？

カテーテル留置には上肢が推奨される

　カテーテルを挿入する血管は、関節運動や内旋・外旋の動きに影響を受けにくい、直線的な血管を選択する。上肢の静脈の場合は、肘正中皮静脈、橈側皮静脈、尺側皮静脈を主に選択する。下肢の静脈の場合は、大伏在静脈を主に選択する[1] 。

　下肢は心臓から遠く、重力の影響で血液が滞留しやすい。また長時間の座位や寝たきりの状態が続くと、さらに下肢の血流が悪くなり、血栓ができやすくなる。そのほか、肥満・高血圧・糖尿病・加齢などの要因が重なることで、下肢の血栓性静脈炎のリスクが高まる。

　以上のことからも、下肢よりも上肢の方が静脈炎のリスクが低いため、カテーテル留置には上肢が推奨される。また上肢のなかでも、肘部や手首よりも前腕に挿入した方が静脈炎のリスクが低いことも報告されている[2]。

末梢静脈カテーテル留置時の合併症

局所感染

　直接血管に細菌などが入ることにより、重篤な感染症を引き起こす。予防策は、手指衛生、無菌操作と十分な皮膚の消毒である。

点滴液の周囲組織への漏出

　点滴液の周囲組織への漏出は、血管内に針がきちんと入っていない場合に生じる。

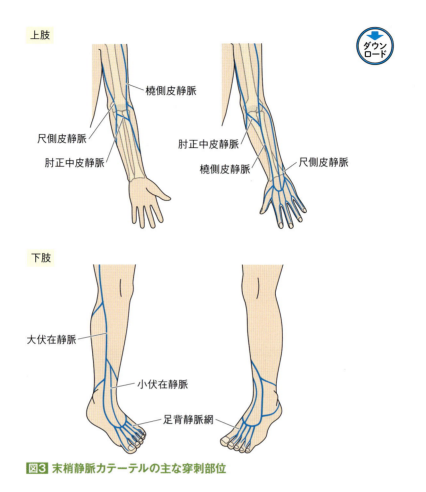

図3 末梢静脈カテーテルの主な穿刺部位

血管内に針が入っていても、繰り返しの静脈穿刺や薬剤の影響で静脈血管が変性し、薬剤が漏出することもある。

予防策は、血管内に針が入っていることを確認（逆血）してから薬液を注入し、確実に針を固定することである。点滴液が漏出してしまったときは、すぐ針を抜く。

動脈穿刺

針の刺入時に誤って動脈を穿刺する可能性がある。肥満者で静脈が深い場合や、高齢者で動脈が浮き出ている場合に誤って穿刺しやすい。

予防策は、解剖生理を十分に把握したうえで実施すること、拍動のある血管の近くはなるべく避け、適切な血管を探すことである。

神経損傷

針の刺入時に誤って神経に触れたり、近くに薬液が注入されたりした場合に神経損傷が起こる。肘窩の静脈の近くには正中神経が走っており、注意が必要である。麻痺はいったん起こると難治性で回復困難なことも多い。

予防策は、解剖生理を十分に把握したうえで実施することや、腕を十分に露出させ

表1 末梢静脈カテーテル留置を避ける部位

①麻痺側：血腫や神経損傷が発生しても発見が遅れるリスクが高い。
②皮膚トラブル部（熱傷跡・瘢痕・アトピー性皮膚炎など）：感染や皮膚損傷のリスクが高い。
③透析用シャント側：駆血時にシャントの閉塞リスクがある。
④乳房切除術を行った側の上肢：リンパの流れが悪く、うっ滞するリスクが高い。
⑤血腫や感染のある部位：出血リスクや感染のリスクが高い。
⑥同日に穿刺した部位：血栓が血流に乗ってほかの部位に運ばれる可能性が高い。

て、適切な血管を丹念に探すことである。

万が一カテーテル挿入時に患者が激痛を訴えた場合は、すぐに針を抜き、医師に報告し、診察を依頼する。

末梢静脈カテーテル留置部位で注意するポイント

末梢静脈カテーテル留置部位として、利き手（患者の動きを妨げないため）、関節部（針の先端が屈曲する可能性があるため）、手首の親指側（神経損傷のリスクを考慮）は避ける。また、表1 の部位への挿入は避ける。

これらの点に注意して、患者の活動を妨げにくく、かつ感染対策に留意した部位を選択する必要がある。

Q3 末梢静脈カテーテルの留置期間

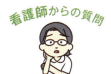

看護師からの質問

末梢静脈カテーテルの挿入部に発赤などの異常がなく、開通も問題ない場合、何日まで留置を続けてよいのでしょうか？ 関連するガイドラインなどがあれば教えてください。

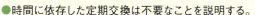

何を伝えればよい？ 何を実施すればよい？

- 時間に依存した定期交換は不要なことを説明する。
- カテーテル挿入部を毎日定期的に観察し、異常を早期に発見して対応することの重要性を説明する。
- 観察事項、異常の状態を全スタッフが同じ基準で評価できるように、観察項目や基準を作成する。

▶ どのように伝えたら効果的？

末梢静脈カテーテル留置期間についてのガイドラインの内容を確認する

国内外において、末梢静脈カテーテルに関するガイドラインはさまざまあるが、時間依存型の交換を推奨しているものはほとんどない。挿入部を毎日観察し、異常があった場合に早期に抜去・交換をすることが大切である。

日本でもよく知られている米国疾病予防管理センター（Centers for Disease Control and Prevention, CDC）では、2011年に「血管内留置カテーテル関連感染予防のためのCDCガイドライン」を発表し、「成人の感染と静脈炎のリスクを減らすために、外周カテーテルを72～96時間ごとに交換する必要はない」[3]と述べている。

世界保健機関（World Health Organization, WHO）では、2024年5月に「カテーテル使用による血流感染症の減少を目指す新しいガイダンス」を発表した。そのなかで、定期的なカテーテル交換を明言しておらず、「成人、思春期、小児、新生児の末梢静脈カテーテルを少なくとも毎日観察し、挿入部位と静脈の炎症や感染の徴候を評価し、カテーテルを取り外すべきかどうかを判断することを推奨する」[4]としている。また「成人、思春期の子供、新生児において、無菌操作が行われなかった／緊急の状況で挿入された末梢静脈カテーテルの早期の抜去／交換を提案する」[4]としている。

日本では、国公立大学附属病院感染対策協議会が編集した『病院感染対策ガイドライン』がある。そのなかでは、「末梢静脈カテーテルは刺入部の注意深い観察を行い、必要時に交換する」[5]としている。そのほか、日本静脈経腸栄養学会では「静脈経腸栄養ガイドライン 第3版」を発表しているが、そこでは「末梢静脈カテーテルは96時間以上留置しない」[6]としている。

末梢静脈カテーテル挿入部は毎日観察する

前述のガイドラインのいずれもが、挿入部の毎日の観察と必要時に抜去・交換することを推奨している。このことから、観察事項と異常の状態を全スタッフが同じ基準で評価できることが大切である。また、末梢静脈カテーテルの留置期間については、感染徴候や点滴漏れの発生などの必要時に交換することを推奨している。

共通の評価基準として、静脈炎スケール（図4 [7,8]）やVIP（Visual Infusion Phlebitis）スコア（表2 [7]）があり、このような指標を用いて記録することが推奨されている。またこの指標に合わせて、自施設での対応を決めておくと、現場レベルで異常の早期発見とともに対応ができることにつながる。

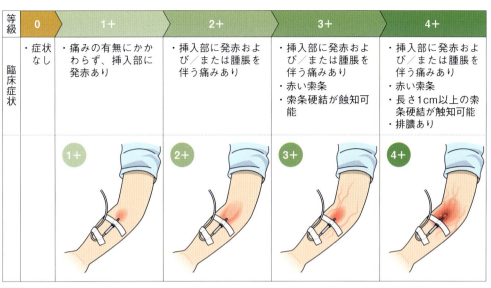

図4 静脈炎スケール

（文献7、8より改変）

表2 VIPスコア

スコア	観察	対応
0	挿入部は正常	例：観察を続ける
1	次のいずれかを確認 　挿入部付近のわずかな痛み　または 　挿入部付近のわずかな発赤	例：観察を続ける
2	次のうち2つを確認 　・疼痛 　・発赤 　・腫脹	例：カテーテルの挿入部位を変更
3	次のすべてを確認 　・カテーテルの経路に沿った疼痛 　・硬結	例：カテーテルの挿入部位を変更、治療を検討する
4	次のすべてを確認、かつ広範囲に認められる 　・カテーテルの経路に沿った疼痛 　・発赤 　・硬結 　・静脈の索条硬結が触知可能	例：カテーテルの挿入部位を変更、治療を検討する
5	次のすべてを確認、かつ広範囲に認められる 　・カテーテルの経路に沿った疼痛 　・発赤 　・硬結 　・静脈の索条硬結が触知可能 　・発熱	例：治療を開始、カテーテルの挿入部位を変更

（文献7より作成）

日々挿入部を観察して対応することも大切だが、カテーテル留置の必要性を定期的に検討し、長期留置となる場合は中心静脈カテーテル挿入の検討、不要となる場合は早期抜去を行うことも重要である。

引用・参考文献

1) 道又元裕ほか. "輸液 末梢静脈路確保". 看護がみえる vol. 2 臨床看護技術. 医療情報科学研究所編. 東京, メディックメディア, 2018, 64-74.
2) 井上善文. 末梢静脈輸液路における静脈炎発生に影響する因子についての検討. 外科治療. 82, 2000, 627-34.
3) CDC. Guideline for the Prevention of Intravascular Catheter-Related Infections, 2011. https://www.cdc.gov/infection-control/media/pdfs/Guideline-BSI-H.pdf
4) WHO. Guidelines for the prevention of bloodstream infections and other infections associated with the use of intravascular catheters Part 1：peripheral catheters. 2024. https://iris.who.int/bitstream/handle/10665/376722/9789240093829-eng.pdf?sequence=1&isAllowed=y
5) 国公立大学附属病院感染対策協議会編. "末梢静脈カテーテル". 病院感染対策ガイドライン2018年版（2020年3月増補版）. 東京, じほう, 2020, 129-32.
6) 日本静脈経腸栄養学会編. 静脈経腸栄養ガイドライン 第3版 Quick Reference. 2013. https://files.jspen.or.jp/2014/04/201404QR_guideline.pdf
7) The Official Publication of the Infusion Nurses Society. INFUSION THERAPY. J Infus Nurs. 39 (1S), 2016, S96.
8) Infusion Nurse Society. Policies and Procedures for Infusion Nursing (4th ed). Untreed Reads Publishing, 2011, 115p.
9) 坂本史衣. "血管内留置カテーテル由来血流感染". 基礎から学ぶ医療関連感染対策 改訂第3版 標準予防策からサーベイランスまで. 東京, 南江堂, 2019, 43-53.

8 中心静脈カテーテルに関するQ&A

新潟大学地域医療教育センター魚沼基幹病院 感染管理部 副看護師長　勝又尚美

Q1 カテーテル由来血流感染（CRBSI）と輸液ルートの接続部の消毒

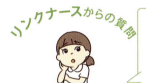
リンクナースからの質問

輸液ルートの接続部の消毒が統一されていないため、感染しないか心配です。スタッフに血流感染防止に向けて消毒方法を指導したいのですが、注意点やコツはありますか？

何を伝えればよい？ 何を実施すればよい？

- 血管内にカテーテルを挿入することで、どのような感染リスクが発生するのかを伝える。
- 感染対策を指導する際は、手技のみを指導するのではなく、実施する理由を伝える。
- 輸液ルートの接続部にアクセスする際の、具体的な方法を指導する。
- スタッフが理解しやすいように指導方法を工夫する。また、指導内容が習慣化するまでOJT（On-the-Job Training）を活用し、継続的に関わる。

▶どのように伝えたら効果的？

指導方法の工夫

血管内留置カテーテル挿入に伴う感染リスクを伝える

　血管内留置カテーテルは、薬剤や血液、栄養剤の投与、そして循環動態のモニタリングなど、多様な目的で使われており、現場のスタッフにとっては非常に身近な医療器具である。しかし、その身近さがゆえに取り扱いを軽視していることはないだろうか。
　実際、カテーテルを介して起こる血流感染症は、患者の在院期間を平均7日間延長させることが知られており、感染に起因する死亡率は12％に及ぶ[1]という報告がある。

①外側表面を伝って挿入部から侵入する経路　②接続部から侵入する経路　③汚染された輸液が投与される経路

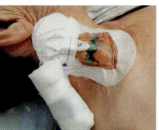
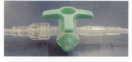
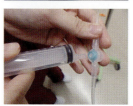
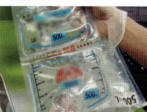

図1 病原体の侵入経路
3つの侵入経路を遮断する。

そのため、カテーテルを管理する際には、患者の安全を守るために細心の注意を払う必要がある。このように、現場のスタッフにとって身近な医療器具が、時に患者の安全を脅かす危険性があることを認識してもらうことが重要である。

感染対策の手技のみを指導するのではなく、実施する理由を伝える

スタッフに感染対策を実施してもらう際、「このように行ってください」と手技を指導するだけでは、スタッフは実施する理由が分からず、正しい手技で継続的に実施することが難しい。そのため、リンクナースはカテーテル由来血流感染（catheter related bloodstream infection, CRBSI）を引き起こす病原体の侵入経路と、感染対策を行う理由を説明する。

たとえば現場のスタッフに、「カテーテル由来の血流感染を引き起こす病原体の侵入経路は、主に3つあります。まず1つ目は『病原体がカテーテルの外側表面を伝って挿入部から侵入する経路』、2つ目は『ルートの接続部からカテーテルの内腔を通って侵入する経路』、そして3つ目は『汚染された輸液が投与される経路』です図1。接続部の消毒が不十分な状態で薬剤を投与すると、病原体が患者の血管内に侵入することがあるため、正しい消毒方法で実施できるようにしましょう」と説明する。実施する理由を理解できるような指導は、継続した手技の統一につながりやすい。

感染対策の具体的な方法

ニードルレスコネクタの消毒

医療従事者の針刺し防止のために導入されたニードルレスコネクタは、そのアクセス部分がむき出しになっているため、周囲の環境と接触し、汚染されやすい図2。したがって、ニードルレスコネクタを介して薬剤を投与する際には、アクセス部分の病原体を確実に除去する。

①（内頸静脈、鎖骨下静脈にカテーテルが挿入されており）口腔内の常在菌で汚染されやすい環境　②車いすのタイヤと接触する環境　③床に接触しやすい環境

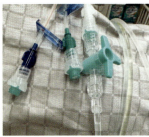
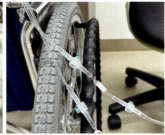
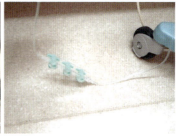

図2 ニードルレスコネクタがつねに汚染されやすい環境にある例

米国疾病予防管理センター（Centers for Disease Control and Prevention, CDC）の「血管内留置カテーテル関連感染予防のためのCDCガイドライン」[2]では、ニードルレスシステムの消毒にはクロルヘキシジングルコン酸塩、ポビドンヨード、70％アルコールなどの適切な消毒薬を使用し、拭き（wipe）消毒ではなく、擦式（scrubbing）消毒を行い、滅菌された器具のみを用いてポートへアクセスすることとしている。しかし、具体的な擦式消毒の時間や方法などについては明記されていない。

佐藤ら[3]は、ニードルレスコネクタの汚染リスクを最小化する方法として、アルコール綿棒を用いて、動脈圧迫止血とほぼ同じ力で直線的にスクラブし、新しいアルコール綿棒で同様にもう1回繰り返すことで、最も高い病原体除菌率が達成されたと述べている。このような結果を参考に、自施設のマニュアルに組み込むことで、個々のスタッフの感覚に頼ることなく、手技の標準化に近づけることができる。

しかし、実際の現場では「忙しいため、分かっているけどできない」「異動者が多くて伝えきれない」といった理由から、手技が統一されていないことも少なくない。こうした背景を踏まえて、近年ではニードルレスコネクタ部分にイソプロピルアルコールを含浸させた保護キャップを装着し、物理的に環境からの汚染を防止するデバイスが普及してきている。このように、医療従事者の手技の統一に加え、新しいデバイスの活用も検討していく必要がある。

適切なタイミングでの手指衛生

カテーテルの内腔に病原体が侵入する要因の一つとして、医療従事者の手指汚染があげられる。特に、輸液ルートの接続部から薬剤を投与する際には、接続する直前に手指衛生を行う必要がある。これは世界保健機関（World Health Organization, WHO）が提唱する「手指衛生の5つのタイミング」の一つ「清潔／無菌操作の前」に該当する。

さらに注意が必要な点は、接触予防策を実施している際の手指衛生である。接触予

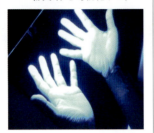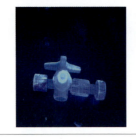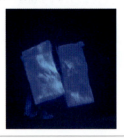

図3 手に蛍光塗料を塗布し、病原体を可視化した例
アクセスポートを消毒する際に、手指衛生を実施しない場合の病原体の付着を確認する。

防策実施中は手袋を着用しているため、「清潔／無菌操作の前」での手指衛生がおろそかになりやすい。しかし、感染対策のためには、一度汚染された手袋を外して手指衛生を実施し、新たに手袋を着用してから接続部の消毒を行う必要がある。リンクナースはこの点にも配慮し、現場のスタッフが「手指衛生の5つのタイミング」を忘れていないかを確認していく。

指導する相手が理解しやすい工夫をする

病原体の可視化

　感染の原因となる病原体は目に見えないため、指導する相手にその存在を伝えることが難しい。そのため病原体の存在を可視化し、イメージできるような工夫が必要である 図3 。例として、有機物に含まれるアデノシン三リン酸（adenosine triphosphate, ATP）の残留状況を数値化するATP拭き取り検査や、蛍光塗料の塗布などがある。

習慣化に向けた継続的な関わり

　感染対策の指導を行った後、「一度は遵守されるようになった対策が、いつの間にか守られなくなっている」という状況に陥ることがある。そのため、OJTを活用して現場の遵守状況を日々確認し、フィードバックと指導を継続する。また、限られた人だけが指導を行うのではなく、スタッフ間でお互いに確認し合う期間を設けるなど、現場全体の取り組みにすることが効果的である。

Q2 中心静脈カテーテル挿入中のシャワー浴

現場のスタッフからの質問

中心静脈カテーテルを挿入している患者に、シャワー浴を実施する予定なのですが、感染対策としてどのような点に注意すればよいのでしょうか？

何を伝えればよい？ 何を実施すればよい？

- 挿入部の被覆材が剥がれると、病原体が体内に侵入するリスクがあるため、シャワー浴前に防水フィルムなどで挿入部を保護する。
- シャワー浴中は、挿入部に過度な刺激が加わらないように工夫する。
- シャワー浴後は、すみやかに防水フィルム内側の状態を確認する。被覆材が湿っている、または剥がれている場合は（疑われる場合も含む）、すみやかに消毒し、被覆材を交換する。
- シャワー浴の回数制限だけではなく、適切な感染対策を講じることが感染リスクを低減するために重要である。

▶ どのように伝えたら効果的？

シャワー浴前にカテーテル挿入部を保護する

　シャワー浴は患者の皮膚を清潔に保ち、爽快感が得られることから、患者のQOL（生活の質）を向上させる重要なケアの一つである。一方、中心静脈カテーテルを挿入している患者の場合、シャワー浴の際に病原体が挿入部から体内に侵入するリスクがあるため、十分な注意が必要となる。

　挿入部は周囲の環境から汚染しないように、滅菌された被覆材で保護されている。そのため、シャワー浴の際には被覆材が剥がれないように、防水フィルムなどで防護する必要がある。また、シャワー浴や入浴を行った患者の、輸液ルートの接続部に貯留した水の中で、湿潤環境を好む病原体が繁殖して血流感染を起こしたという報告もある[4]。

　そのため、シャワー浴の際には防水フィルムなどを用いて、挿入部と接続部を隙間なく覆い、水分の侵入を防ぐことが重要である。

挿入部に過度な負担を与えないように工夫する

防水フィルムは浴室の湿気やシャワーの水圧、患者の発汗などによる刺激を受けることで剥がれやすい状態となる。そのため、シャワー浴中は挿入部に過度な負担を与えないような工夫が大切である。

1点目はシャワーの水圧である。シャワーの水圧が強すぎると、挿入部に物理的な刺激が加わりやすい。そのため、挿入部の周囲にシャワーを当てる際は、水圧を強くしすぎないように調整する。また、洗髪時にはシャンプーハットなどを用いることも有効である。

2点目は体を洗う順序である。筆者の経験より、洗髪を先に行うと挿入部に水が滴り落ちやすくなり、防水フィルムが剥がれる可能性が高い。そのため、まず下半身を洗い、次に上半身を洗い、最後に洗髪を行うことも、挿入部を保護するための工夫の一つである。

シャワー浴後の観察と処置も重要である

皮膚の表面にある角質層には、外部からの有害物質の侵入と、体の水分蒸発を防ぐための2つのバリア機能があるといわれている[5]。しかし、シャワー浴を行うことで、被覆材の内側は水の侵入や汗などにより、湿潤状態となりやすい。このような湿潤状態が続くことで、皮膚が浸軟しバリア機能が低下するため、病原体が侵入するリスクが高まる。また、湿潤した環境は病原体の増殖を助長させるため、さらに感染リスクが高まる要因となりやすい。

そのため、シャワー浴後は水分や発汗によって被覆材が剥がれていないか、浮きはないか、水が入り込んでいないか、挿入位置のずれがないかの確認と、皮膚の熱感、腫脹などの皮膚トラブルの有無を確認する。そして、湿っている場合はそのままにせず、手順に沿って新しい被覆材に交換する 図4 。

感染リスクの低減に向けたシャワー浴を行う

CDC の「血管内留置カテーテル関連感染予防のための CDC ガイドライン」では、中心静脈カテーテルに使用する被覆材は、最低7日ごとに交換する[2]と勧告している。被覆材の交換日にシャワー浴を行うことで、被覆材の交換頻度を減らすことができ、感染リスクを抑えることができる。

一方、クローン病や潰瘍性大腸炎などで長期間にわたり中心静脈カテーテルを挿入している患者に、週2回以上のシャワー浴を実施した結果、中心ライン関連血流感染（central line-associated bloodstream infection, CLABSI）が低減した[6]という報告もあ

必要物品

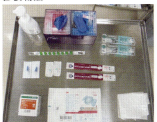

□擦式アルコール製剤
□未滅菌グローブ
□ニードルレスコネクタ
□必要時、70％イソプロピルアルコール含浸キャップ
□CHG含有被覆材（皮膚トラブルがある場合は通常の被覆材）
□1％CHGエタノール液綿棒2本
□ヘパリンナトリウム生食（必要時）
□固定用テープ
□保護用ガーゼ（必要時）
□消毒用エタノール含浸綿
□ゴミ袋

途中で取りに行かないようにする

❶ 患者の病衣を剥ぎ、中心静脈カテーテル挿入部を露出する。

❷ 手指衛生を実施する。

❸ 未滅菌グローブを着用する。

❹ 被覆材を丁寧に剥がす。挿入部には触らないように注意する。

❺ 挿入部の観察を行う。

❻❼ 未滅菌グローブを外し、手指衛生を実施する。

❽ 1％CHGエタノール液綿棒で消毒を行う。

❾ 中心から外側に向かって、円を描くように消毒する。

❿ 消毒は2回実施する。被覆材より大きな範囲で消毒する。

⓫ 手指衛生を実施し、未滅菌グローブを着用する。

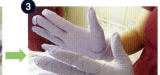
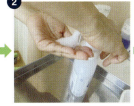
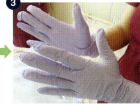
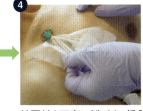
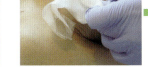
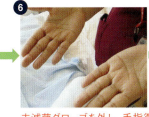
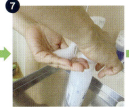
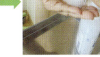
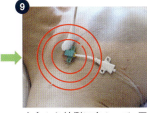
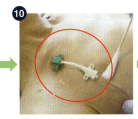
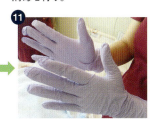

図4 当院の中心静脈カテーテル挿入部の被覆材交換手順①

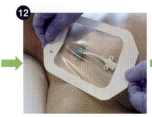
⑫ 消毒薬が完全に乾いたことを確認し、ドレッシング材を貼る。

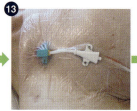
⑬ ルート部分の固定を行う。皮膚に保護用テープを貼る。

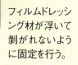
⑭ フィルムドレッシング材が浮いて剥がれないように固定を行う。

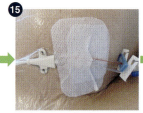
⑮ 固定用テープに切り込みを入れ、ルートの上から固定用テープを貼る。

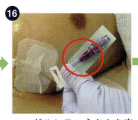
⑯ ニードルレスコネクタを交換する。ニードルレスコネクタを外す前に、クレンメがロックしてあるか確認し、ニードルレスコネクタ接続部の周囲を消毒用エタノール含浸綿で消毒する。

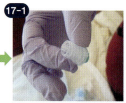
⑰-1 消毒後ニードルレスコネクタを外し、新しいニードルレスコネクタに交換する。

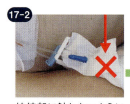
⑰-2 接続部に触れないように行う。
＊中心静脈カテーテルを開放した部分にダイレクトに消毒をしない。

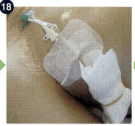
⑱ ルート接続部を保護する。あるいは輸液を接続する。

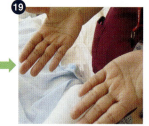
⑲ 未滅菌グローブを外し、手指衛生を実施する。

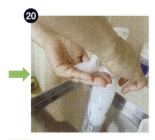
⑳

図4 当院の中心静脈カテーテル挿入部の被覆材交換手順②

る。このことから、中心静脈カテーテルを挿入している患者がシャワー浴を行う際、シャワー浴の回数を制限するのではなく、適切な感染対策を講じることが感染リスクを低減するために重要である。

| Q3 | 中心静脈カテーテルからの血液製剤と脂肪乳剤の投与 | |

現場のスタッフからの質問

中心静脈カテーテルのルート以外に、血液製剤や脂肪乳剤を投与するルートがありません。感染対策上どんな注意が必要ですか？また、24時間以内に輸液セットを交換すると聞いたのですが、具体的にはどうすればよいですか？

何を伝えればよい？ 何を実施すればよい？

- 血液製剤や脂肪乳剤には、病原体にとって増殖しやすい栄養源が豊富に含まれているため、投与する際は清潔操作を徹底し、病原体を混入させないことが重要である。
- 血液製剤や脂肪乳剤を投与する際は、原則として単独のルートで実施する。また、輸液セットの交換頻度を守る。
- 挿入されている中心静脈カテーテルの種類に応じて、感染リスクを考慮し、接続部を選択する。
- 血液製剤や脂肪乳剤の投与終了後も、毎日感染徴候の有無を観察する。

▶どのように伝えたら効果的？

血液製剤や脂肪乳剤投与時には清潔操作を徹底する

　血液製剤や脂肪乳剤には栄養源が豊富に含まれているため、投与される患者だけでなく、病原体にとって繁殖しやすい環境となる。そのため、調剤時、投与時、終了時には病原体が混入しないように清潔操作を遵守する。また、調剤後にこれらの製剤を放置すると、病原体の繁殖や成分変化が生じるため、調剤後はすみやかに使用しなければならない。

投与する際は原則として単独のルートで実施する

　メインルートの輸液セットの側管から血液製剤や脂肪乳剤を投与した後、メインルートの輸液セットを交換せずに使用し続けることは、病原体が増殖するリスクとなる。そのため、血液製剤や脂肪乳剤など感染のリスクとなりやすい製剤を投与する際は、原則として単独のルートで実施し、終了時には使用した輸液セットを廃棄する。

表1 輸液セットの交換時期

輸液セットの種類	交換時期
血液、血液製剤または脂肪乳剤を投与されていない場合で連続的に使用されている輸液セット	最低96時間～7日ごとに交換
血液、血液製剤、または脂肪乳剤の投与に使用した輸液セット	24時間以内に交換
プロポフォールの注入に使用する輸液セット	製造元の推奨に従い、6～12時間ごとに交換

（文献2より改変）

　また、血液製剤はほかの薬剤と混合することで、薬効の低下や配合変化を引き起こす可能性がある[7]。脂肪乳剤はほかの薬剤と同時に投与することで、配合変化を発見しにくい危険性があるため、医療安全の観点からも、原則として単独ルートで投与することとされている。

輸液ルートの交換頻度を守る

　CDCの「血管内留置カテーテル関連感染予防のためのCDCガイドライン」[2]では、血液、血液製剤または脂肪乳剤の投与に用いられる点滴ルートは、点滴開始から24時間以内に交換することと勧告している。また脂肪成分を多く含む輸液製剤では、投与に使用した点滴ルートは、輸液回路内がカンジダ属菌の温床となることがあるため、製造元の推奨に従って6時間または12時間ごとに交換することを推奨している**表1**[2]。

　しかし、プロポフォールなど持続して投与するような薬剤は、どの時間に点滴ルートの交換が行われたのかが分からなくなる場合がある。そのため、薬剤本体に交換の日時を記載するだけではなく、電子カルテのリマインド機能の活用など、確実に交換できるためのルールを部署内で決めておく。

中心静脈カテーテルの種類に応じた接続部の選択と適切な管理を行う

　末梢静脈から単独のルートで投与した場合は、終了時にそのまま輸液ルートを廃棄することができるため、感染源を除去しやすい。しかし、中心静脈カテーテルから投与する場合は、シングルのほか、ダブル、トリプル、クワッドなど複数のカテーテルがあるため、それぞれに応じた対応が必要である。後述のように、挿入されている中心静脈カテーテルの種類に応じて、感染リスクを考慮した接続部の選択と適切な管理を行う。

シングルカテーテル

シングルカテーテルの場合は、カテーテルのハブ部分に直接輸液ルートを接続する。そうすることで、末梢静脈から単独投与した場合と同様に、終了時に輸液ルートを廃棄しやすい。このような方法で行うことが難しい場合は、メインルートを一時的に中止し、最も患者に近い接続部から血液製剤や脂肪乳剤を投与する。その場合、終了後は生理食塩水を用いて輸液ルート内をフラッシュし、交換可能なデバイスはすべて交換する。

複数ルーメンをもつカテーテル

当院では、複数のルーメンをもつカテーテルの場合は、投与するハブをあらかじめ決め、毎回同じハブから血液製剤や脂肪乳剤を投与することで、感染リスクを広げないよう管理している。使用するデバイスをできる限り単純化することで、アクセス時や投与終了時の微生物の混入・定着の機会を減らすことができると考える。

毎日、感染徴候の有無を観察する

CLABSIの早期発見には、毎日の観察が重要である。血液製剤や脂肪乳剤の投与期間終了後、カテーテルが挿入されている間は、発熱に加え、発赤、腫脹、滲出液の有無などの感染徴候の有無を観察し、異常が疑われた場合はすみやかに医師に報告し、適切な処置を講じることが重要である。

引用・参考文献

1) 岩田健太郎監修. "血管内カテーテル感染症". 感染予防，そしてコントロールのマニュアル 第2版. 東京，メディカル・サイエンス・インターナショナル，2020，219-29.
2) CDC. Guidelines for the Prevention of Intravascular Catheter-Related Infections, 2011. https://www.cdc.gov/infection-control/media/pdfs/Guideline-BSI-H.pdf
3) Satou, K. et al. Scrubbing technique for needleless connectors to minimize contamination risk, J Hosp Infect. 100 (3), 2018, e200-e203.
4) 坂本史衣. "血管内留置カテーテル由来血流感染対策". 基礎から学ぶ医療関連感染対策 改訂第3版. 東京，南江堂，2019，48.
5) 日本創傷・オストミー・失禁管理学会編. "排尿機能障害のスキンケア". 新版 排泄ケアガイドブック. 東京，照林社，2024，329-30.
6) 石川かおりほか. 炎症性腸疾患における中心静脈カテーテル関連血流感染リスク因子の検討. 日本環境感染学会誌. 34 (6)，2019，296-301.
7) 日本赤十字社. 輸血用血液製剤 取り扱いマニュアル. 2018年12月改訂版.

9

口腔ケアに関するQ&A

浜松医科大学医学部附属病院 看護部（感染管理特定認定看護師） **澤木ゆかり**

Q1 高齢者施設における口腔ケア

感染対策担当看護師からの質問

急性期病院の感染対策担当の看護師です。高齢者施設で感染対策の指導を行うことになり、口腔ケアについて担当します。感染の予防に効果的な口腔ケアの頻度や方法、感染対策上、注意すべきポイントを教えてください。

何を伝えればよい？ 何を実施すればよい？

- 口腔ケアは毎食後に行うことが望ましい。1日3回行うことが難しい場合は、口腔内の細菌が増える前の就寝時、細菌が多くなっている起床時を優先して行うと感染の予防に効果的である。
- 口腔ケアによる誤嚥を防止するため、頸部前屈位での座位の姿勢で行うことが望ましい。座位になることが難しい場合は、可能な範囲で頭部を挙上し、頸部前屈位で行う。頭部が挙上できない場合は側臥位とする。
- 口腔ケア中は唾液などの体液が飛散することがあるため、標準予防策として、サージカルマスク、フェイスシールド（眼を守るため）、手袋、エプロンを着用する。個人防護具（personal protective equipment, PPE）は対象者ごとに交換する。

▶ どのように伝えたら効果的？

口腔ケアは呼吸器感染症の予防にも有効である

　口腔ケアは、う蝕や歯周病の予防だけでなく、呼吸器感染症の予防に有効である。特に高齢者は嚥下機能が低下するため、誤嚥性肺炎を起こしやすい。誤嚥性肺炎の起因菌は肺炎球菌や口腔内の常在菌である嫌気性菌が多いとされている。歯をよく磨く

人の口腔内の細菌数は1,000〜2,000億個、あまりよく磨かない人は1兆個といわれ[1]、口腔ケアを行うことによって細菌量を減らすことで、誤嚥した場合でも誤嚥性肺炎に至るリスクを下げることができる。

口腔ケアを1日3回行えない場合は、就寝時と起床時を優先する

食事を経口摂取できる人は毎食後、自分で歯磨き・うがいを行ってもらい、看護・介護者は磨き残しの確認と不足分のケアを行う。また、可能であれば就寝時と起床時にうがいだけでも行うとよい[2]。

経口摂取していない人も同じく1日3回が望ましいが、難しい場合は、口腔内の細菌数が多くなる「細菌が増える前の就寝時」「細菌が多くなっている起床時」を優先する。しかし、高齢者施設では人手が少ないことも多い。起床時・就寝時に合わせて行うことが難しい場合は、起床時・就寝時に近い時間で、ほかのケアが少ないタイミングで行う。

対象者に適した姿勢で口腔ケアを行う

口腔ケア中に誤嚥し、誤嚥性肺炎を起こすことがある。口腔ケア中の唾液や水分にはブラッシングによって歯から剝がれた歯垢が含まれている。歯垢には多くの細菌が含まれており、それを誤嚥することは、誤嚥性肺炎を発症するリスクとなる。誤嚥を予防するため、口腔ケアは座位で行うことが推奨される。看護・介護者は、椅子に座る、端座位になるなどの介助を行う。座位になることが難しい場合は、ベッドの角度を30〜45°にし、頭部に枕やバスタオルを当てて顎を引き、視線が斜め下を向くようにする（頸部前屈位）。その姿勢も難しい場合は、側臥位にして、顔をしっかり横に向けて行う。誤嚥のリスクが高い場合は、水を使わない方法も検討する。

介助者は標準予防策としてPPEを着用する

歯磨きの際に生じる飛沫は、半径50cm以内に多く飛散する[3]。口腔ケアの介助は、対象者と50cm以内で行うため、対象者の唾液を浴びる可能性がある。唾液は感染の可能性がある湿性生体物質であり、標準予防策として、手袋、サージカルマスク、ゴーグルまたはフェイスシールド・アイガード、エプロンを着用する 図1 。歯磨きを対象者との距離30cmで介助した際、手袋、フェイスシールド、エプロンには飛沫による汚染が認められ（ 図2〜4 ）、PPEは患者ごとに交換する必要があることが分かる。しかし、施設によってはPPEが潤沢ではないこともある。その場合、対象者の横または後方から介助し、飛沫を最小限に抑えることで、エプロンの交換頻度を減らすことを

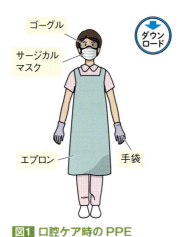
図1 口腔ケア時のPPE

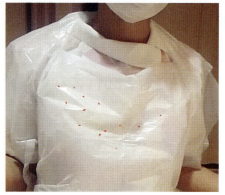
図2 口腔ケア後のエプロンの汚染

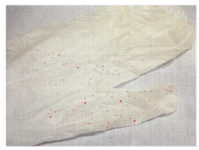
図3 口腔ケア後の手袋の汚染

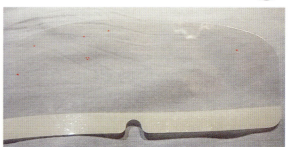
図4 口腔ケア後のアイガードの汚染

検討してもよいが、手袋は必ず患者ごとに交換する。

　施設として実施可能な感染対策を検討し、物品の準備、口腔ケアの方法、PPEの着脱・手指衛生のタイミング、片付けまで、施設内で統一した方法で行うことができるよう、写真やイラストなどを用いて分かりやすいマニュアルを作成することも必要である。

Q2 口腔ケア物品の管理

リンクナースからの質問

口腔ケアに使用した後の歯ブラシやコップは病室シンクで洗い、濡れたまま病室シンク周囲に置いてあることがよくあります。濡れているのはよくないような気がしますが、どのように保管したらよいのか教えてください。

162　INFECTION CONTROL 2025年 春季増刊

何を伝えればよい？　何を実施すればよい？

- 使用後の歯ブラシは大量の細菌で汚染されているが、洗浄してもすべての細菌を除去することはできない。ほかの人のブラシ部分が接触すると細菌が付着し感染リスクが高くなるため、歯ブラシは対象者ごとに管理する。
- 濡れたままの歯ブラシやコップは細菌が繁殖する可能性があるため、しっかりと乾燥させる。シンク周囲は水跳ねによって乾燥しにくいため、洗浄後の口腔ケア物品はシンクの近くを避けて保管する。
- 水回りの環境は感染を引き起こす細菌の温床となりやすい。シンクが汚染されていると洗浄後の口腔ケア物品や手指が水跳ねにより再汚染されることが考えられる。シンクは毎日清掃し、衛生的に管理する。

▶ どのように伝えたら効果的？

歯ブラシは個別に洗浄し、管理する

　使用後の歯ブラシは大量の細菌で汚染されている。歯ブラシは洗浄してもすべての細菌を除去することは困難であるが、使用後に毎回、残っている歯磨きのペーストや食べ物のかけらを取り除くように丁寧に洗い、細菌数をできるだけ減らすことが重要である。また、使用後の歯ブラシは、細菌だけでなく血液汚染している可能性もある。歯ブラシのブラシ部分は消毒しにくい形状であり、交差感染を防ぐため、複数人分をまとめて洗うことはせず、個別に洗浄し、乾燥させる。

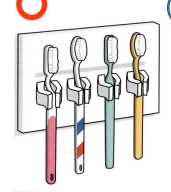

図5 歯ブラシの管理方法
歯ブラシ同士が接触せず、ブラシ部分の乾燥もしやすい。

　洗浄後の歯ブラシは、うがいに使用するコップに立てかけて保管することが多い。保管中もブラシ部分が接触しないよう、ベッドサイドや個別の棚で管理する。新型コロナウイルス（SARS-CoV-2）の感染対策によって、口腔ケアによる感染伝播、歯ブラシの汚染について意識されるようになり、ブラシ部分が接触しないよう、フックを利用し歯ブラシを保管する施設もみられる 図5。

歯ブラシ、コップはしっかりと乾燥させる

　歯ブラシ、コップとも濡れた状態で保管していることがある。器材が濡れていると細菌が繁殖しやすく、カビが発生する可能性もあり、しっかりと乾燥させ保管しなけ

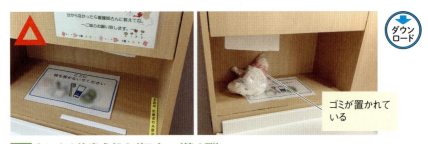

図6 シンクの注意喚起のポスター（第1弾）
具体的で分かりやすいポスターを作成したが、関心が薄かった。

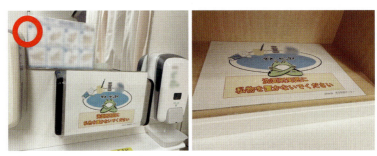

図7 シンクの注意喚起のポスター（第2弾）
人目を引くようになったのか、シンク周囲に置かれる器材は減少した。

ればならない。歯ブラシをコップに立てかける場合は、乾燥したコップにブラシ部分を上向きにして保管する。ブラシ部分を下向きで保管すると、乾燥しにくく湿潤環境となるため細菌が増殖しやすい。スポンジブラシは汚染の除去が難しく、細菌が繁殖しやすい。可能な限り使い捨てとするが、困難な場合は、しっかりと洗浄・乾燥させ、1日1本程度で交換することが望ましい。

　洗浄後の清潔な歯ブラシとコップを、病室シンク近くに保管していることがある。シンクはつねに湿潤しており、ブドウ糖非発酵グラム陰性桿菌（緑膿菌、アシネトバクターなど）と腸内細菌目細菌（大腸菌、肺炎桿菌など）が繁殖しやすい。シンクの周囲に器材を置くと、手洗いやうがい、器材洗浄の際の水跳ねにより、清潔な歯ブラシとコップが細菌汚染される可能性がある。当院ではシンク周囲に器材を置かないよう、注意喚起のポスターを掲示した図6。はじめのポスターでは改善が乏しく、視覚に訴えるようポスターの内容を工夫した結果、シンク周囲に置かれる器材は減少した図7。

シンクを衛生的に管理する

　前述したように、シンクが汚染されていると、水跳ねによってシンク周囲の物品や手指が再汚染される可能性がある。シンクを無菌にすることはできないが、毎日の清掃によって、細菌数を減らし、ぬめりなどがないよう衛生的に管理する。シンクの清掃は、委託職員など清掃担当者が行うため、清掃方法を指導する。感染対策担当者や病棟管理者は、指導通り清掃を行うことができているか、ぬめりなどがないか、定期的に確認する。できていない場合は、繰り返し指導を行う。

Q3　楽のみの洗浄・消毒

看護補助者からの質問

　楽のみは1日1回、洗浄用シンクに集めて洗浄剤をつけたスポンジで洗い、乾燥機で乾燥させています。楽のみは洗いにくいので、この方法できれいになっているのか心配です。また、消毒した方がよいのか教えてください。

何を伝えればよい？　何を実施すればよい？

- 楽のみは洗いにくい形をしているため、適切な物品を用いて洗浄する必要がある。スポンジだけでは吸い口の内側を洗浄できないため、洗浄用ブラシを使用し、汚れを落とす。
- 患者ごとに洗浄する場合は、洗浄後に乾燥させて保管する。患者間で共用したり、一つの場所に集めて洗浄したりする場合は、洗浄・消毒後に乾燥させて保管する。洗浄は使用ごとに行うことが望ましい。
- 消毒方法は、次亜塩素酸ナトリウムで浸漬消毒する。有機物が残っていると消毒効果が減弱するため、消毒前に十分に洗浄し、洗浄剤の成分が残らないようにすすぐ。楽のみの中に空気が残らないように薬液に浸漬する。

▶どのように伝えたら効果的？

楽のみは箸やスプーンと同様に取り扱う

　楽のみは吸い口が口腔内に入るため、セミクリティカル器材に分類されるが、取り扱いは口腔内に入る箸やスプーンと同様でよい。患者専用で使用している場合は、消毒は不要であり、洗浄後、しっかりと乾燥させて保管する。患者間で共用したり一つ

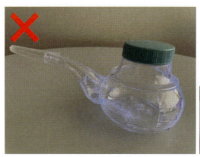

図8 スポンジで洗浄した後の楽のみ
多くの汚れ（青部分）が残っている。洗浄に使用したスポンジの汚れも落ちていない。

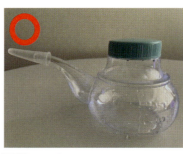
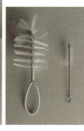

図9 専用ブラシで洗浄した後の楽のみ
吸い口付け根の内側に少し汚れが残っているが、ほかの部分の汚れは落ちている。

の場所に集めて洗浄したりする場合は、交差感染のリスクがあるため、洗浄・消毒後に乾燥させて保管する。

洗浄用ブラシを使用して汚れを落とす

吸い口付け根の内側まで洗浄する

　洗浄のみの場合でも、消毒をする場合でも、楽のみの汚れ（有機物）をしっかりと落とす必要がある。楽のみは洗いにくい形をしているため、洗浄剤をつけたスポンジだけでは、吸い口付け根の内側までは洗浄できず、汚れが残る 図8 。洗浄剤をつけた専用のブラシを使用し、丁寧に洗浄すれば、スポンジで洗浄したときよりも吸い口付け根の内側の汚れを落とすことができる 図9 。ただし、楽のみの内側の汚れまで落とすことができれば、専用ブラシ以外の物品を使ってもよい。

　洗浄に使用するブラシなどの物品は、使用していないときには乾燥させる。また、使用を重ねるたびに汚染され、細菌が増殖するため、定期的または汚染の程度に応じ

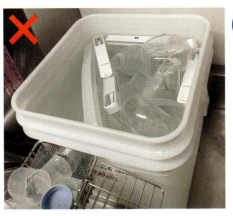

図10 器材の浸漬消毒
十分に浸漬できておらず、楽のみの中には空気しかない。消毒薬との接触はほとんどなく消毒できていない。

て交換する。スポンジやブラシの交換頻度は、施設で統一しておくとよい。

少なくとも1日1回は洗浄する

　楽のみの洗浄は使用ごとに行うことが望ましい。楽のみは口腔ケアだけでなく、水分摂取に使用することもあり、洗浄することなく水やお茶がつぎ足されてしまうことがある。当院では、洗浄・乾燥させることができず、カビが発生した事例も経験した。少なくとも1日1回は洗浄し、しっかりと乾燥させる。

消毒する場合は0.01％次亜塩素酸ナトリウムに浸漬する

　消毒する場合、洗浄後に0.01％次亜塩素酸ナトリウムに1時間浸漬後、乾燥させる。楽のみに汚れや有機物が残存していると、消毒効果が減弱するため、消毒前に十分に洗浄し、洗浄剤の成分が残らないよう、しっかりとすすぐ。消毒効果を発揮させるために、「濃度・温度・接触時間」を守ることも重要である。消毒の際には、楽のみの中に空気が残らないように薬液に浸漬する。薬液と接触していない部分は消毒されないため、注意する 図10 。次亜塩素酸ナトリウムは、塩素が揮発して濃度が低下するため、必ずふたをする。

引用・参考文献

1） 日本訪問歯科協会．今日から始める口腔ケア．https://www.houmonshika.org/oralcare/
2） 神野恵治ほか．各種口腔ケアの効果に関する検討―口腔常在菌を指標として―．第2報 各種含嗽剤による含嗽効果の検討．北関東医学．58（1），2008，1-7．
3） 花王．歯みがき時に飛び散り落下する飛沫の様子を定量的に解析 飛沫を抑制する歯みがき動作を調査．https://www.kao.com/jp/newsroom/news/release/2022/20220106-001/

第4章

環境整備の
Q&A

1

清掃に関するQ&A

藤田医科大学病院 医療の質・安全対策部 感染対策室 看護主任（感染管理特定認定看護師） **西田梨恵**

Q1 クロストリディオイデス・ディフィシル（*Clostridioides difficile*）陽性者の環境清掃

看護補助者からの質問

C. difficile 陽性者の環境清掃は、一般清掃と同じ方法で問題はないでしょうか？

💬 何を伝えればよい？ 何を実施すればよい？ 💬

- 病室清掃における消毒薬や清掃方法に関する指導教材を作成する。作成の際は、以下の内容を記載する。
  - *C. difficile* は芽胞形成菌であり、環境中に長期に残存することができるため、適切な環境清掃が行われなければ、環境を介した水平伝播によって *C. difficile* 感染症の発生リスクが高まる可能性がある[1]。
  - 手指がよく触れる部分（たとえばドアノブ、ベッドの柵、照明スイッチ、病室のトレイやそのまわりの表面など）を重点的に清掃・消毒する。
  - *C. difficile* はアルコール抵抗性を示すことから、環境消毒には塩素含有の消毒薬などの殺芽胞剤による清拭が推奨されている。

▶ どのように伝えたら効果的？

動画を通じて情報を伝える

米国疾病予防管理センター（Centers for Disease Control and Prevention, CDC）の清掃に関するガイドラインでは、清掃に従事するスタッフには、適切な清掃と消毒の手順についての指導とトレーニングが重要であるとされている[2]。清掃や消毒の手順

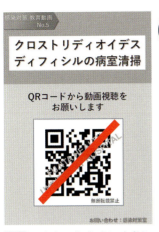

図1 アクセスしやすいようにQRコードを掲示

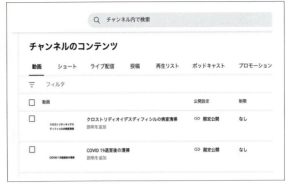

図2 動画は制限をかけて格納
病院職員のみが閲覧できるようにQRコードからのアクセスのみに制限している。

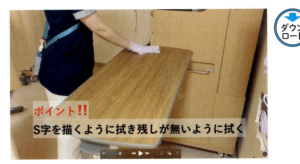

図3 作成動画の例（スクリーンショット）

については、病院内の感染対策マニュアルに記載されていたり、院内研修で指導されたりすることが多い。しかし、マニュアルの説明が抽象的で研修が短時間であったり、研修内容が清掃スタッフのニーズに合わなかったりするため、感染対策担当者への問い合わせが散見される。

動画は理解しやすく、いつでもどこでもアクセスできる

　動画は、複雑な概念や技術的なプロセスを視覚的に示すことができるため、理解しやすいツールである。人間には視覚的な情報を記憶しやすい特性があり、視覚教材を使用することで、指導内容をより長く記憶にとどめることができるといわれている。また、日常業務で時間に制限のあるスタッフにとって、インターネットを利用してスマートフォンやタブレットからいつでもどこでもアクセスできる動画は、非常に有効なツールである 図1～3 。

高頻度接触面は1日1回清掃および消毒する

　C. difficile で汚染された患者周辺の環境やケアに使用した器材は、*C. difficile* の水平伝播におけるリザーバーとなる。患者周辺の環境で特に注意すべき場所は、患者入

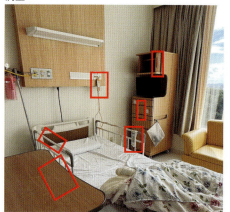
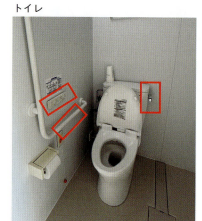

図4 高頻度接触面
赤囲みが高頻度接触面である

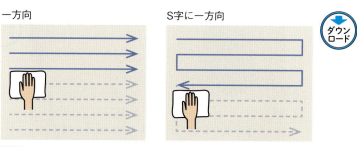

図5 拭き方のポイント

室中の室内で頻繁に手が触れるドアノブ、ベッドの柵、オーバーテーブル、照明スイッチ、ベッド周囲、トイレなどの高頻度接触面があげられる図4。これらの環境表面は、1日1回以上の定期的な清掃および消毒が推奨されており[1]、塩素系殺芽胞性消毒薬を使用することが効果的である。

C. difficile は芽胞形成菌であり、第四級アンモニウム塩やアルコールなどの消毒薬に強い抵抗性をもつ。一方、殺芽胞効果を有する次亜塩素酸ナトリウムは、*C. difficile* の環境清掃に有効性があるとされており、濃度は1,000 ppm以上であることが推奨されている[1]。

汚染を拡散させないように環境クロスで清拭する

次に環境クロスでの清拭で注意すべき点は、汚染を拡散させないようにすることである。同じ箇所を繰り返し清拭すると、一度拭き取った汚れが再び付着する可能性がある。清拭の順番は、高い位置から低い位置へ、奥から手前へ、そしてきれいな箇所から汚い箇所まで、一方向にS字を描くように、拭き残しがないようにする図5。また、清掃時にスタッフが汚染されないよう、個人防護具（personal protective equipment, PPE）を正しく着用する。

紫外線（UV）照射を組み合わせる

　C. difficile は非常に耐性が高く、通常の清掃・消毒方法だけでは完全に除去することが難しい場合がある。患者退室後の清掃に紫外線（UV）照射を組み合わせることは、物理的に届きにくい場所にも効果を発揮できるため、有効だとされている。病原体のDNAを破壊することで、その増殖を抑制する効果があり、従来の清掃方法と併用することで、感染対策の強化が期待されている。

Q2　病院の床の清掃

第4章　環境整備のQ&A

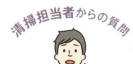
清掃担当者からの質問

病院の床の清掃には、どのような洗浄剤を、どのような場面で使用すればよいでしょうか？　洗浄剤の使い分けについて教えてください。

💬 何を伝えればよい？　何を実施すればよい？

- 清掃担当者と感染対策担当者の情報共有の機会を設置する（定期的なミーティングや研修会の実施）。
- 病院の床の清掃（拭き掃除）の基本的概念は、公共建築物の床の清掃と大きく変わりはない。
- 床の素材（ビニール床、タイル床など）や、病室や廊下などのエリアに応じた清掃を考慮して、洗浄剤を選択する。
- 清掃担当者が清掃中の環境から曝露することで、感染が広がる可能性は低い。
- 患者由来の湿性生体物質の清掃の際には、対象としている病原体を想定した消毒薬を使用する。

▶ どのように伝えたら効果的？

今ある情報を丁寧に伝え、共有する

　病院の床清掃を含む病院内の環境整備に関しては、新型コロナウイルス感染症（COVID-19）の際にも大きく問題となった。

定期的に情報共有の機会を設ける

　病院は外部の清掃会社に清掃を委託していることが多い。COVID-19の患者が在室していた病室や薬剤耐性菌を有する患者の病室の清掃が清掃会社にとって困難である

表1 病院の床などの清掃で使用される洗浄剤の一例

洗浄剤の種類	特徴	使用例
中性洗浄剤	病院の床の素材を傷めず、ほとんどの素材に対応できるため、広く使用されている。	一般的な床掃除や汚れの除去に適している。
次亜塩素酸ナトリウム	強力な殺菌効果があり、ウイルスや細菌の除去に効果的である。ただし腐食性があるため、濃度や使い方に注意が必要である。	・血液や体液が付着した場所の消毒に多く使用される。 ・C. difficile 感染症患者の病室の接触部位などに使用されることがある。 ・ノロウイルス患者の嘔吐物による床の汚染でも用いられる。
クエン酸系洗浄剤	酸性洗浄剤であり、カルキ汚れや石灰汚れを効果的に除去する。	トイレや水回りでの使用に適している。
アルコール系消毒薬	床の表面の消毒に効果的で、速乾性があり、後処理が不要である。揮発性が高く、薬品残留が少ないため安全性が高い。	手術室や病室など、迅速に消毒が必要な場所で使用されることがある。
酵素系洗浄剤	蛋白質を分解する作用があり、血液や体液の汚れに効果的である。	血液や体液が付着した場所の清掃に使用されることがある。

（文献 5 より作成）

状況が今でも散見される。それは、清掃中に感染症に罹患する不安や洗浄剤が選択できないことなどが理由だと推測されるが、それらは清掃担当者の知識不足が原因である可能性が高い。

さらに外部委託のため、医療機関の感染対策担当者と清掃担当者との情報交換の機会が少ないことや、お互いに他人任せになっている現状がしばしばみられる。そのため、環境の清掃にも関与している感染対策担当者は、清掃担当者との間で定期的な情報共有の機会を設けることが必須である。

標準的な清掃とは何かを共有する

まずは、清掃担当者と標準的な清掃とは何かを共有する。病院清掃の総論および各論的な内容に関しては、全国ビルメンテナンス協会の「病院清掃の基本と実務」、厚生労働省の「医療機関における院内感染対策マニュアル作成のための手引き」などを参考にして、基本情報を確認することが望ましい[3, 4]。清掃の頻度や使用する消毒薬の種類、清掃方法についての具体的な記載や、感染のリスクに応じた適切な洗浄剤や消毒薬の使用に関する概念も記載されている。

残念ながら、病院清掃の洗浄剤の使用に関して、詳細に記載されたものは決して多くない。一般的に病院の床の清掃には、衛生面を重視するために、**表1**[5]のような洗浄剤が使用されていることが多い。原則として中性洗浄剤は安全度が高く、人体への影響も少ないので、それを中心に使用するが、それでは十分な清掃効果が得られない場合がある。消毒効果が必要な際には、酸性、アルカリ性の製剤を用い、その際、清

掃担当者は適切な PPE の着用が推奨される。

環境清掃全体の方向性を議論・共有できる関係性を構築する

　床の清掃を含めた、環境清掃の洗浄剤の知識は非常に重要だが、その知識だけではかの課題が解決するわけではない。そのため、その知識も上手に共有しつつ、環境清掃全体の方向性を一緒に議論・共有できる関係性を構築することが望ましい。

　掃除手順の共有、床清掃中に万が一針が落ちていた状況での誤穿刺対応、環境清掃に必要な最低限の微生物学的な知識の共有、清掃担当者のリスクアセスメントなどを含めてアップデートしていくことが、今後の清掃のレベルをより上げるためには必要である。

　また近年、清掃会社自身が感染対策の知識・技能を習得することを目的として、ビルメンテナンス業界で新たな取り組みとして開始された教育認定制度「感染制御衛生管理士（ICCC）認定講習会」がある。この資格の取得を、病院の感染対策担当者と清掃担当者の共通のゴールとして、プロフェッショナルの育成に向けた取り組みを展開していくなど、現場の清掃担当者のモチベーションを上げるような方策が求められる[6]。

Q3　COVID-19 患者の病室清掃

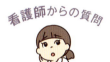
看護師からの質問

COVID-19 の患者が入室している部屋の床や壁は、消毒が必要ですか？

何を伝えればよい？　何を実施すればよい？

- 新型コロナウイルス（SARS-CoV-2）が環境中に存在しても、床から直接ウイルスが伝播することはまれなため、過剰な消毒は不要であり、高頻度接触面を中心に清掃を行うべきである。
- 床や壁は定期的に清掃する必要があるが、湿性生体物質（血液や体液など）で汚染されていない場合は、消毒薬を使用する必要はない。消毒薬は、汚染が発生した場合にのみ使用する。

INFECTION CONTROL 2025 年 春季増刊　175

▶ どのように伝えたら効果的？

エビデンスに基づいた正しい情報を伝える

COVID-19 の主な感染経路は、飛沫感染、エアロゾル感染、接触感染だと考えられている。SARS-CoV-2 は環境中に存在しても空気感染はしないため[7]、病室環境の消毒は、主に高頻度接触面を重点的に行う必要がある。病院感染対策では、飛沫予防策やエアロゾル感染対策が重視され、接触予防策は従来に比べて緩和されている。

しかし、COVID-19 患者のケアに携わるスタッフが感染を恐れ、過剰な感染対策を行っているケースが見受けられる。感染対策担当者の役割は、スタッフが感染症患者を安全かつ安心してケアできるように、科学的根拠や実際のデータに基づいた情報提供を行うことである。

環境表面は接触頻度や感染リスクに応じて清掃方法が異なる

環境表面は、床、壁、天井などに分類される。これらの表面は、接触の頻度や感染リスクに応じて、清掃の方法が異なる 表2 [8, 9]。具体的には、ドアノブ、手すり、照明スイッチ、ベッド柵などの高頻度接触面は 1 日 1 回以上、消毒薬で拭き取り清掃をすることが推奨されている[7]。低頻度接触面には、床などの水平面や壁やカーテンなどの垂直面があり、定期的な日常清掃でよい。

病院や施設の床は、薬剤耐性菌や *C. difficile* などの病原体で汚染されているが、床に付着した病原体が直接患者に伝播する可能性は低いため、過剰な消毒は不要である。壁は、床と同様に直接病原体が伝播することはまれであるため、目に見える汚染物質を除去する。病室のカーテンは、場合によっては高頻度接触面にも分類されるため、湿性生体物質などで汚染した場合や、接触予防策を実施した患者が退室したタイミングでカーテンを交換する。

表2 環境表面の分類

リスク分類	対象		例	対応
ノンクリティカル	高頻度接触面		ドアノブ、ベッド柵、照明スイッチ、床頭台など	1 日 1 回以上の清掃または消毒
	低頻度接触面	水平面	床、天井	定期的な清掃 汚染時清掃 退室時清掃
		垂直面	壁、カーテン	

（文献 8、9 より作成）

COVID-19 患者の病室の特別な対応は不要である

COVID-19 の流行初期には、環境表面に付着したウイルスによる感染の可能性が懸念され、頻繁な消毒が推奨された。しかし現在（2024 年 10 月）では、表面に付着したウイルスの生存期間や感染力に関するデータが蓄積され、医療環境を汚染している SARS-CoV-2 によって感染が拡大する可能性は低いと示されている[10]。ウイルスは表面の一部で一定期間生存するものの、その濃度は時間の経過と同時に減少し、感染に達する可能性は低いと考えられる。

したがって COVID-19 患者の病室であっても、特別に床や壁の消毒などの対応は不要であり、日常清掃を継続し、医療環境を衛生的に保つことが重要である。また、感染対策担当者は、過剰な環境清掃を最適化していくことがその役割である。

引用・参考文献

1) 日本環境感染学会 *Clostridioides difficile* 感染対策ガイドライン策定委員会編. *Clostridioides difficile* 感染対策ガイド. 2022. http://www.kankyokansen.org/uploads/uploads/files/jsipc/CDI_guideline.pdf
2) CDC. Guidelines for Environmental Infection Control in Health-Care Facilities. 2003. https://www.cdc.gov/infection-control/media/pdfs/Guideline-Environmental-H.pdf
3) 病院清掃の基本と実務 2022. 東京, 全国ビルメンテナンス協会, 2022, 260p.
4) 厚生労働省. 医療機関における院内感染対策マニュアル作成のための手引き（案）[更新版]. https://janis.mhlw.go.jp/material/material/Ver_6.02%E6%9C%AC%E6%96%87170529.pdf
5) CDC. Environmental Cleaning Procedures. https://www.cdc.gov/healthcare-associated-infections/hcp/cleaning-global/procedures.html
6) 全国ビルメンテナンス協会. 感染制御衛生管理士認定講習会 2024 年度 受講案内. https://www.j-bma.or.jp/qualification-training/iccc
7) 日本環境感染学会. 医療機関における新型コロナウイルス感染症への対応ガイド 第 5 版. http://www.kankyokansen.org/uploads/uploads/files/jsipc/COVID-19_taioguide5-2.pdf
8) 坂本史衣. 感染対策 60 の Q&A. 東京, 医学書院, 2023, 328p.
9) 大久保憲ほか編. 2020 年版 消毒と滅菌のガイドライン. 東京, へるす出版, 2020, 210p.
10) 秋根大ほか. 新型コロナウイルス感染症の登場により環境清掃・環境消毒をどう変えていくべきか. 感染対策 ICT ジャーナル. 18（1）, 2023, 32-6.
11) 満田俊宏監訳. 医療施設における環境感染管理のための CDC ガイドライン. 2004. https://med.saraya.com/themes/gakujutsu@medical/guideline/pdf/kankyocdc.pdf
12) 満田俊宏訳・著. 隔離予防策のための CDC ガイドライン—医療環境における感染性病原体の伝播予防 2007. 東京, ヴァンメディカル, 2007, 216p.
13) 雪田智子. "クロストリディオイデス・ディフィシル（CD）". 決定版 環境整備 ICT マニュアル. 渋谷智恵編. INFECTION CONTROL 2024 年春季増刊. 大阪, メディカ出版, 2024, 236-43.

❷

清掃時の消毒薬や物品の
使い方に関する Q&A

半田市立半田病院 看護課長（感染管理認定看護師） **橋本真紀代**

Q1 消毒薬の選択 🔍

看護補助者からの質問

新型コロナウイルス感染症（COVID-19）が流行してから、環境清掃はすべて次亜塩素酸ナトリウムを使用して行っています。消毒薬は1種類ではなく、使い分けをした方がよいでしょうか？ また、その場合どのように選択すればよいのかを教えてください。

💬 何を伝えればよい？ 何を実施すればよい？ 💬

- 医療施設における機器などは、使用する部位別に感染リスクを分類した考え方がある。無菌組織に挿入するものはクリティカル、粘膜または創のある皮膚と接触するものはセミクリティカル、環境はノンクリティカルに分類される。

- 「医療施設における消毒と滅菌のための CDC ガイドライン」[1] には、患者のケア物品は消毒が必要だが、環境表面は医療従事者の手指が汚染されやすい場所と手指で触れる機会が少ない場所に分けて、消毒が必要なのか、洗浄剤のみでよいのかが解説されている。また、血液など感染の可能性のある物質による汚染箇所は、HIV または HBV に有効な消毒薬での消毒が必要である。

- この質問は、清掃場所が不明であることから、看護補助者に環境清掃の実施場所を確認して、消毒薬の使用について検討する。

▶ どのように伝えたら効果的？

心理的安全性を高めて看護補助者の思いを把握する

　看護補助者が環境清掃で使用している次亜塩素酸ナトリウムが環境清掃に適していることを、使用目的別にみた消毒薬の選択（**表1**[2]）を使って説明する。

表1 使用目的別にみた消毒薬の選択

○：使用可能　△：注意して使用　×：使用不可

区分	消毒薬	環境	金属器具	非金属器具	手指皮膚	粘膜	排泄物による汚染
高水準	過酢酸	×	×	○	×	×	△
	フタラール	×	○	○	×	×	△
	グルタラール	×	○	○	×	×	△
中水準	次亜塩素酸ナトリウム	○	×	○	×	×	○[*1]
	ポビドンヨード	×	×	×	○	○	×
	アルコール	○	○	○	○	×	×
低水準	第四級アンモニウム塩	○	○	○	○	○	△
	両性界面活性剤	○	○	○	○	○	△
	クロルヘキシジングルコン酸塩	○	○	○	○	×	×
	オラネキシジングルコン酸塩	×	×	×	○[*2]	×	×

*1 文献5より
*2 手術部位の皮膚消毒のみ

（文献2より引用）

第4章
環境整備のQ&A

　看護補助者が現在実施していることを肯定し、心理的安全性を高め、看護補助者が質問や確認をしやすい環境を作る。そのうえで看護補助者が「消毒薬は1種類ではなく、使い分けをした方がよいのか」と疑問に思った経緯について確認し、看護補助者の考えを把握して環境清掃に対する提案をする。このことにより、看護補助者とコミュニケーションが取りやすくなり、感染対策に協力を得やすくなる。

　本稿では、一般的な環境清掃について伝達する方法を説明する。

環境清掃には消毒が必要か、水拭きでよいのかを判断する

　1939年に米国のEarle H. Spauldingは、患者のケアのための器具や物品をその使用に伴う感染リスクの程度に応じて、クリティカル、セミクリティカル、ノンクリティカルと分類し提唱した **表2**[2]。環境はノンクリティカルで、モニター類や床・壁など健康な皮膚には接触するが粘膜には接触しないものを指し、水拭きまたは低水準消毒薬で消毒する。

　ノンクリティカルの対象から病原体が伝播する可能性は低いとされるものの、頻繁に手を触れるドアノブ・ベッド柵・床頭台のテーブルなどの環境表面は、医療従事者の手指が汚染されていたり、その後、患者や医療器具に接触したりすることで二次感染を引き起こす可能性がある。そのためノンクリティカルは、対象場所や物品によって消毒が必要なのか、水拭きでよいのかの判断が必要である。

　看護補助者が環境清掃している場所を確認して、頻繁に手を触れる場所と触れない場所に分け、消毒薬による清掃か、水拭きのみの清掃でよいのかを判断する。

表2 機器・環境の処理法

リスク分類	対象	例	処理法
クリティカル	無菌の組織や血管系に挿入するもの	手術用器械・インプラント器材・針	滅菌 高水準消毒（化学滅菌）
セミクリティカル	粘膜または創のある皮膚と接触するもの	人工呼吸器回路・麻酔関連器材・内視鏡	高水準消毒
		体温計（口腔）	中または低水準消毒
ノンクリティカル	医療機器表面	モニター類	低水準消毒 アルコール清拭
	皮膚に接触する医療器具	血圧計のカフ・聴診器	低水準消毒 アルコール清拭
	ほとんど手が触れない	水平面（床）	定期清掃、汚染時清掃 退院時清掃
		垂直面（壁・カーテン）	汚染時清掃 汚染時洗浄
	頻回に手が触れる	ドアノブ・ベッド柵・床頭台のテーブル	1日1回以上の定期清掃 または定期消毒

（文献2より引用）

低水準消毒薬と次亜塩素酸ナトリウムを使い分け、メリハリのある環境清掃を行う

　頻繁に手が触れるノンクリティカルの平時の消毒は、低水準消毒薬の第四級アンモニウム塩、クロルヘキシジングルコン酸塩、両性界面活性剤でよい。有効濃度の低水準消毒薬が含有された環境クロスが複数販売されているので、看護師も看護補助者も使いやすい製品を選択できるようにする。

　しかし低水準消毒薬は芽胞やウイルスに対して効果が認められないため、対象となる細菌やウイルスによって環境清掃に用いる消毒薬を使い分ける。たとえば、クロストリディオイデス・ディフィシル（*Clostridioides difficile, C. difficile*）は芽胞を有し、感染症患者、保菌者の環境周辺には芽胞が多量に存在していることがある[3, 4]。また、血液汚染場所は、HIVまたはHBVに対して効果のある消毒薬での消毒が必要である[1]。これらの場合は、0.1％（1,000 ppm）次亜塩素酸ナトリウムによる清掃を行う。

　リンクナースは、0.1％次亜塩素酸ナトリウムによる環境清掃が必要な患者を、看護補助者にも分かるように表示する。そして、必要がなくなったら平時の環境清掃に戻れるよう、メリハリを付ける。

Q2 次亜塩素酸ナトリウムを使用する場合の注意点

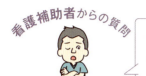

今まで次亜塩素酸ナトリウムは適当に薄めていました。効果的な消毒をするには、何に注意をしたらよいのかを教えてください。

何を伝えればよい？ 何を実施すればよい？

- 次亜塩素酸ナトリウムは哺乳瓶や経管栄養ボトルなどの食に関連する物品消毒から呼吸器に関連する物品、環境、そしてウイルス感染者の排泄物[5]まで幅広く消毒できるため、使い勝手がよく、また安価な消毒薬である。その一方で、金属腐食、塩素ガス発生などがあり、使用時に注意が必要である。また、濃度によって消毒できる対象が変わり、保管環境により効果が低減してしまうことがある。
- これらのことを伝えて、看護補助者が次亜塩素酸ナトリウムの種類、保管している場所、希釈用容器、個人防護具（personal protective equipment, PPE）の設置状況を確認して、具体的な使用方法を説明する。

▶ どのように伝えたら効果的？

次亜塩素酸ナトリウムの特徴を説明する

　次亜塩素酸ナトリウムは中水準消毒薬に分類され、ハロゲン系・塩素系消毒薬である。長所は、一般細菌から芽胞を有する細菌まで広範囲の抗微生物スペクトルをもち、有機物（汚れ）が存在しなければ0.1％（1,000 ppm）液への30分間浸漬で滅菌に準じる効果が得られることである[6]。また、蛋白質と反応して食塩となり、塩素ガスとして蒸発するため、低残留性である。短所は、金属腐食性、脱色作用、発生する塩素ガスによる粘膜刺激、低濃度液は有機物で不活化されやすいことである。

　次亜塩素酸ナトリウムは、遊離塩素濃度によって消毒対象が変わる（表3[7]）ため、次亜塩素酸ナトリウム製品の濃度（表4[8]）を理解して希釈する。

希釈から使用するまでの注意事項を説明する

PPEを着用し、正しく計量する

　消毒薬の濃度表示は、容積に対する有効成分の重量で表示されている。ppmとはparts per millionの略で百万分量単位中の絶対数である。たとえば、10％溶液は100,000 ppm、

表3 塩素系消毒薬の使用濃度例

遊離塩素濃度（ppm）	消毒対象
0.1	水道水
0	プール水
100	哺乳瓶、経腸栄養剤の投与容器など
200	食器、まな板、リネンなど
1,000	ノロウイルス汚染の環境など
10,000	B 型肝炎ウイルス汚染血液など

（文献 7 より引用）

表4 次亜塩素酸ナトリウム製品の濃度

製品名	濃度
ミルトン ミルクポン ピュリファン® P	1%（10,000 ppm）
ピューラックス® テキサント®	6%（60,000 ppm）
ハイポライト	10%（100,000 ppm）

（文献 8 より引用）

1%は 10,000 ppm、0.1%は 1,000 ppm に相当する[9]。

　平時の環境消毒として次亜塩素酸ナトリウムを使用する場合は有効塩素濃度 100 ppm 以上[1]で、芽胞を形成する *C. difficile* 感染症患者の環境周囲を消毒する場合は 1,000 ppm で行う。1,000 ppm 溶液をピューラックス®（6%、60,000 ppm）で作成する場合は、60 倍希釈（原液約 17 mL ＋水約 1,000 mL）する。

　消毒薬を希釈するときの公式は、以下の通りである。（A）%の消毒薬を希釈して（B）%の消毒薬を（Y）mL 作るときに必要な原液の量（X）を求める[10]。

$$(X) = (Y) \times \frac{(B)}{(A)}$$

　希釈液を作成する容器が決まっている場合は、容器に目印を付けておくと、毎回計量せずに作成できて便利である。

　次亜塩素酸ナトリウムで消毒する際、粘膜を刺激するため換気を行い、アイシールドを着用する。また、高濃度液（1% 1,000 ppm 以上）の付着で化学損傷（熱傷）を生じる[6]ため、手袋やプラスチックエプロンを着用する。

希釈液の交換頻度と保管方法を理解してもらう

　次亜塩素酸ナトリウムは高濃度液への浸漬で滅菌に準じる効果が得られ、希釈液は

遮光管理で1ヵ月間安定している[11]。しかし、看護補助者は次亜塩素酸ナトリウムを環境消毒に使用することから、希釈液には有機物が入りやすい。そのため毎日交換し、かつ目に見える汚れがあればすぐに交換する。また、塩素ガスが発生するため、容器にはふたが必要である。

実際に使用している容器を確認して、不適切な場合には変更する。容器を購入する際は、不衛生な容器による消毒薬の微生物汚染を避ける[1]ため、使用後に洗浄・乾燥しやすいものを選択する。

次亜塩素酸ナトリウムを含有した環境クロスも販売されている。開封後の使用期間が短いが、毎日希釈しなくてもよいため、使用頻度、管理方法、コストを考え、選択肢の一つとして検討できる。

次亜塩素酸ナトリウムの特徴を理解して環境清掃を行う

次亜塩素酸ナトリウムは低残留性であることから、環境清掃に適している。しかし、金属腐食性が強いため、頻繁に手が触れるドアノブなどは低水準消毒薬や中水準消毒薬であるアルコールを選択する。また、有機物により効力が低下するため、有機物による汚染部位は有機物を取り除いてから次亜塩素酸ナトリウムで消毒する。

Q3 環境クロスでの具体的な清掃方法

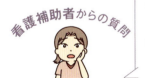

次亜塩素酸ナトリウムで行っていた平時の環境清掃を、低水準消毒薬の第四級アンモニウム塩含有の環境クロスに変更しました。使い捨てでとてもよいのですが、1枚でどのくらい拭いてよいのでしょうか？ また、その他の清掃のポイントを教えてください。

何を伝えればよい？ 何を実施すればよい？

- 看護補助者に結論を伝えて注意を引き付け、その後、根拠を伝える。質問の回答は「環境クロスで拭いたところが1分以上乾かない間は使用できる」であるが、ほかの影響する因子も重要であるため、説明をする。
- 説明する内容は、消毒の殺菌力に影響する因子である使用濃度、温度、接触時間である。また、有機物による物理的バリアによる消毒効果の低下が生じ、微生物のバイオフィルムによる耐性が消毒効果を低下させるため、有機物除去後に消毒することを説明する。
- 最後に環境クロスの使用期限、ふた、保管場所（温度・直射日光）を確認して、看護補助者が環境クロスを適切に管理・使用できるように環境を整える。

▶ どのように伝えたら効果的？

消毒に影響するポイント（表5）を用いて、消毒の殺菌力に影響する因子を説明する

使用濃度

　使用濃度が高いと殺菌効果は強くなり、微生物を殺滅するのに必要な時間は短くなる。しかし、すべての消毒薬が濃度に等しく影響を受けるわけではない。たとえば、第四級アンモニウム塩とフェノールの濃度指数はそれぞれ1と6である。2分の1に希釈した第四級アンモニウム塩に必要な消毒時間は2倍になるが、2分の1に希釈したフェノール溶液に必要な消毒時間は64倍増加する[1]。また、第四級アンモニウム塩は安価で材質を傷めにくく使いやすい消毒薬だが、経口毒性が高く、0.1％以上の高濃度液を誤って粘膜へ使用すると化学損傷（熱傷）を生じる[12]。すなわち、濃度が高いと殺菌効果は強くなるが、有害作用も発生する。したがって、消毒薬は、適切な濃度での使用によって、有害作用を最小限にして消毒効果を最大に発揮することができる。

　この質問では環境クロスを使用しているため、看護補助者による消毒薬の希釈調製は不要だが、消毒薬は有機物、酸素、紫外線などの影響により濃度が低下する[9]。環境クロスは未使用の手袋を着用して取り出し、ふたはそのつど閉め、直射日光が当たらない場所で保管する。また、環境クロスの開封日を記載して管理する。

温度

　消毒薬の温度が高いと殺菌効果は強くなる。しかし、高温になると蒸気が増して有毒性が高まる消毒薬や、有効濃度が低下する消毒薬、引火の危険性が高まる消毒薬があり、その程度は消毒薬によって異なる[13]。一般的には20℃以上で使用する[9]。そのため、寒い時期や環境では、消毒効果が現れるのに時間がかかることを認識して使用する。

接触時間

　微生物と接触して瞬間的に殺菌できる消毒薬はなく[9]、ノンクリティカルの平滑で硬い表面に対する消毒薬の接触時間は1分以上とされている[1]。これは、消毒薬が1分以上乾かずに消毒対象に接触している状態を表す。今回の質問の「環境クロス1枚でどのくらい拭いてよいのか」の回答は、「消毒対象を環境クロスで清拭して、1分未満で乾燥してしまうようになったら交換時期である」となる。

　なお、環境清掃は患者ごとに環境クロスを交換して行う。また、表面が粗い場合は洗浄が十分にできず、隙間や継ぎ目、溝がある部分は消毒薬の浸透がより困難なため、消毒不良を起こす[9]ので、注意が必要である。

　消毒効果が現れる時間は、濃度や温度に影響されるため、一概にはいえない。一般

表5 消毒に影響するポイント

		消毒効果	特徴	適正使用方法	注意
使用濃度	高い	強い	濃度が高いと殺菌効果は強くなるが、有毒作用も発生する。	消毒薬に合った適正濃度で使用する。	・消毒薬を希釈する場合は適正濃度にするために、必ず消毒薬の量と水を測る。 ・環境クロスは未使用の手袋を着用して取り出し、ふたはそのつど閉め、直射日光が当たらない場所に保管する。 ・開封日を記載して管理する。
	低い	遅い			
温度	高い	早い	温度による殺菌効果は、消毒薬によって異なる。	20℃以上で使用する。	寒い時期や環境では、消毒効果が現れるのに時間がかかる。
	低い	遅い			
接触時間	長い	発揮できる	消毒対象の表面が粗かったり、継ぎ目や溝があったりする場合は、消毒薬の浸透が困難で消毒不良を起こす可能性がある。	対象物に1分以上接触させる。	・環境クロスで対象物を清拭して、1分未満で乾燥してしまう前に環境クロスを交換する。 ・入院患者の環境清掃は、患者ごとに環境クロスを交換する。
	短い	不良			
有機物	ない	発揮できる	消毒薬は微生物の数が多ければ多いほど、微生物を死滅させるのに時間がかかる。有機物が対象物を覆うと、その下は消毒できない。	消毒対象物の有機物は事前に取り除く。	・消毒対象に血液や体液、汚れが付着している場合は、消毒前に除去する。
	ある	不良			

的に消毒薬との接触時間が短いよりも長い方が効果が高いため、環境クロスの乾きに注意して適宜交換する。

有機物による影響

消毒薬の濃度、温度が同じであれば、微生物の数が多ければ多いほど、消毒薬が微生物を死滅させるのに要する時間が長くなる。それは、血液などの有機物が消毒薬と化学反応を起こして殺菌力が低下するからである。

また、有機物が消毒される部位を覆うと、その部分は消毒できず（**図1**）、微生物がバイオフィルムを形成すると、消毒薬の曝露から免れる[9]。そのため、消毒対象に血液や体液、汚れが付着している場合は、事前に除去することで消毒効果を最大に発揮できる。また、環境クロスが目に見えて汚染された場合は、交換が必要である。

環境クロスが適切に使用されているか確認し、必要に応じて改善する

環境クロスは開ければすぐに使用でき、優れている。しかし、一度で使い切るわけではないことから、開封後の管理が重要となる。開封日記載の有無や環境クロスの取

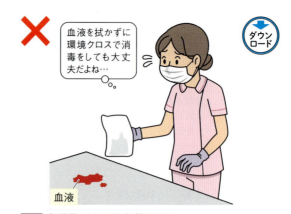

図1 有機物による消毒効果減少
血液や汚れを取り除かなければ、対象物は消毒はできない。

り出し方法、ふたの開閉のタイミング、保管場所を確認し、必要に応じて看護補助者とともに改善する。

引用・参考文献

1) CDC. Guideline for Disinfection and Sterilization in Healthcare Facilities, 2008. Update：June 2024. https://www.cdc.gov/infection-control/media/pdfs/Guideline-Disinfection-H.pdf
2) 大久保憲. "医療現場における消毒". 2020年版 消毒と滅菌のガイドライン. 大久保憲ほか編. 東京, へるす出版, 2020, 15-26.
3) 尾家重治. "ここが不安！環境感染でとりたい対応策". ここが知りたい！消毒・滅菌・感染防止のQ&A. 尾家重治編. 東京, 照林社, 2006, 118-9.
4) 大久保憲. "問題となる病原体の消毒・不活性化法". 2020年版 消毒と滅菌のガイドライン. 大久保憲ほか編. 東京, へるす出版, 2020, 106-21.
5) Centers for Disease Control and Prevention (CDC). Update：management of patients with suspected viral hemorrhagic fever--United States. MMWR Morb Mortal Wkly Rep. 44（25）, 1995, 475-9.
6) 尾家重治. "消毒（滅菌に準じる使用法）". 改訂第5版 医療現場の滅菌. 高階雅紀編. 東京, へるす出版, 2020, 174.
7) 大久保憲. "ハロゲン系薬剤". 2020年版 消毒と滅菌のガイドライン. 大久保憲ほか編. 東京, へるす出版, 2020, 53-5.
8) 尾家重治. "消毒（滅菌に準じる使用法）". 改訂第5版 医療現場の滅菌. 高階雅紀編. 東京, へるす出版, 2020, 173.
9) 大久保憲. "消毒・滅菌の種類と方法". 2020年版 消毒と滅菌のガイドライン. 大久保憲ほか編. 東京, へるす出版, 2020, 9-14.
10) 吉田葉子. "これは便利！消毒薬を希釈するときの公式". ICT・中材担当者のための洗浄・消毒・滅菌のDo Not & エビデンス125. 大久保憲編. 大阪, メディカ出版, 2012, 68-9.
11) 尾家重治. "消毒（滅菌に準じる使用法）". 改訂第5版 医療現場の滅菌. 高階雅紀編. 東京, へるす出版, 2020, 175.
12) 大久保憲. "低水準消毒薬". 2020年版 消毒と滅菌のガイドライン. 大久保憲ほか編. 東京, へるす出版, 2020, 58-67.
13) 尾家重治. "知っておきたい消毒薬の基礎知識". ここが知りたい！消毒・滅菌・感染防止のQ&A. 尾家重治編. 東京, 照林社, 2006, 32.

3

水回りに関する Q&A

順天堂大学医学部附属順天堂越谷病院（感染管理認定看護師） 吉久あゆみ

Q1 スポンジタワシの管理

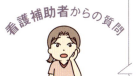

看護補助者からの質問：病室シンクをスポンジタワシで清掃しています。目に見えて汚染がある場合や破損した場合に交換していますが、施設には病室シンクの清掃で使用したスポンジタワシの管理方法について明確な基準がないため、対応に悩んでいます。

何を伝えればよい？ 何を実施すればよい？

- 病室のシンクを清掃したスポンジタワシには、緑膿菌などの微生物が付着している[1]。
- スポンジタワシは、洗浄や除菌、乾燥が難しい素材でできている。
- 病室シンクの清掃であれば、使い捨てスポンジタワシやペーパータオルなどを使用して洗浄し、使用後は廃棄することが望ましい。

▶ どのように伝えたら効果的？

病室シンク清掃は使い捨てスポンジタワシやペーパータオルなどでの洗浄が望ましい

　見た目がきれいでも、病室シンクを清掃したスポンジタワシは、グラム陰性桿菌などの微生物が存在することを知ってもらうことが効果的である。清掃で汚染されたスポンジタワシを確実に洗浄や除菌、乾燥させることは、時間と労力を要すると考える。費用対効果や微生物の残存に伴うリスクを考えれば、使い捨てスポンジタワシやペーパータオルなどでの清掃が望ましい。

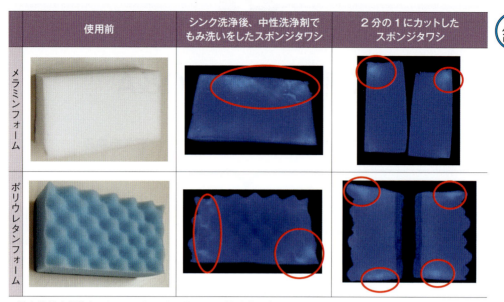

- 蛍光塗料を付着させたシンクをスポンジタワシで洗浄後、十分に湿らせ、中性洗浄剤を用いて10回もみ洗いをし、その後流水で10回もみながらすすぎを実施し、固く絞り、ブラックライトで照射した。
- 赤丸で記したところに、蛍光塗料が残存している。

〈スポンジタワシ内部の蛍光塗料残存状況の確認方法〉
①蛍光塗料をシンクの汚染に見立てて、シンクに付着させる。
②スポンジを使用し、普段通りにシンク清掃をする。
③清掃終了後、普段通りに中性洗浄剤・流水でスポンジタワシを洗ってすすぎ、絞る。
④スポンジタワシの汚染をブラックライトで確認する。表面、そして2分の1にカットしてスポンジタワシ内部も確認する。

図1 スポンジタワシ内部の蛍光塗料残存状況

表1 多孔質素材であるポリウレタンフォームやポリエチレンフォームに付着していたと報告されている微生物

グラム陰性桿菌	*Pseudomonas aeruginosa*
グラム陽性球菌	*Staphylococcus aureus*

（文献2、3より作成）

スポンジタワシは洗浄も乾燥も難しい

　スポンジタワシは洗浄効果に優れているが、その構造は、内部にたくさんの小さな穴がいくつも連続して連なっている多孔質構造である。そのため、穴に汚れが入り込むと洗浄も乾燥も難しく（**図1**）、微生物が残存する[2]（**表1**）[2,3]。

病院で使用中のスポンジタワシはほぼ汚染されている

　病院で使用中のスポンジタワシ88個の微生物汚染に関する研究では、89.8％のスポンジタワシが汚染されていた。そのうち、26.7％が緑膿菌による汚染を受け、乾燥したスポンジタワシの緑膿菌は2ヵ月間生存できていたとの報告もある[3]。スポンジタ

ワシはかなりの割合で汚染されており、乾燥させても必ずしも安全ではないことが示唆されている。また、手洗いシンクが感染源とされたアウトブレイクが国内外で報告[4]され、患者由来の微生物と水回りから検出された微生物が合致する場合があり、シンクの清掃管理ならびに清掃用具の管理も重要であることが理解できる。

当院も、病棟内のシンクは看護補助者がスポンジタワシを用いて清掃していたが、微生物の残存に伴うリスクを考慮した結果、使い捨てのスポンジタワシおよびペーパータオルを用いた清掃に切り替えた。

Q2 シンクの管理

看護師からの質問

「シンクなどの水回りは乾燥を保持してください」と指導されましたが、水跳ねなどがあり、いつも濡れている状態です。シンクの管理はどのようにすればよいでしょうか？

何を伝えればよい？ 何を実施すればよい？

- シンクには、グラム陰性桿菌や腸内細菌目細菌などが定着している可能性がある。
- シンクを介したアウトブレイクも報告されている[5]。
- シンクの清掃は厳格に管理され、水跳ねがあれば拭き上げを行い、乾燥した環境を維持し微生物の繁殖を防ぐ。
- シンクの管理システム確立のため、以下の3点を実践することが望ましい。
  ①シンクの清掃手順マニュアルを作成する。
  ②マニュアルに準じた清掃手順で清掃されているか、定期的に確認するシステムを作る。
  ③管理者がシンクの環境に問題がないかを確認する方法を導入する。

▶ どのように伝えれば効果的？

シンク管理の重要性を知る

シンクなどの水回りが水跳ねで湿潤傾向になる問題は、シンクの形状にもよるが、多くの施設が直面している。平時から使用しているシンクやシンク周囲、ストレーナーを清潔に管理しなければ微生物が定着する。その微生物が医療従事者の手を介して患者に伝播することが問題になっている 表2 [6]。カナダのオンタリオ州の病院で合計66

表2 院内の水回り環境がリザーバーとなりやすい主な細菌

腸内細菌目細菌	Escherichia coli
	Klebsiella spp.
	Enterobacter spp.
	Citrobacter spp.
ブドウ糖非発酵菌	Pseudomonas aeruginosa
	Acinetobacter baumannii
	Serratia marcescens

（文献6より改変）

名の患者から、シンクと同一の *Klebsiella oxytoca* が検出された。この病院は対策として、シンクの清掃強化と排水管の改造、抗菌薬の適正使用支援プログラムを実施したことで改善された。一方、シンクの汚染が確認されなかった病院で発生した *K.oxytoca* による4名の患者クラスターは、積極的なスクリーニングと標準予防策の徹底で封じ込めることができた[5]。医療現場のシンクは感染源となる可能性が高いことが示唆されているため、日ごろから、シンクの汚染を認識し、シンクの管理を行っていく。

シンクを用途別に使い分け、洗浄・乾燥させる

　シンクは使用用途別に使い分ける必要がある。具体的には患者専用シンクと医療従事者専用シンクに大別するが、医療従事者専用シンクは手洗い専用と機材を洗浄するシンクに使い分ける。経管栄養剤専用のシンクを備えている施設もあるが、施設ごとに用途を明確にして管理し、いずれも定期的に清掃を実施する。使用後シンク周囲に水跳ねした場合は、ペーパータオルで拭き取り、乾燥した環境を保持することが重要になる。ペーパータオルで拭き取ることは、清掃の一環であるため、手に微生物が付着している可能性があり[7]、擦式アルコール製剤で手指消毒を行うよう指導する。

シンクの清掃手順をマニュアル化する

　シンクの管理を徹底するためには、シンクの清掃手順をマニュアル化し、清掃がマニュアル通りに実施されているかを定期的に観察・評価・フィードバックする **表3、4**。また、シンクの管理に関しては部署管理者が評価し、フィードバックすることでシンクの環境は保全される。

　近年では、水跳ねしづらく、カウンターをなくした感染対策に留意されたシンクもある。これを取り入れることも感染リスクの低減につながると考える。

表3 病棟シンクの清掃手順

	項目	注意点	清掃者サイン
1	エプロン・手袋を着用する。	シンクの形状により、水跳ねしやすい場合はマスクとアイガードを着用する。	
2	使い捨てスポンジタワシやペーパータオルを湿らせ、中性洗浄剤でこすり洗いする。	スポンジタワシやペーパータオルはリユースしない。	
3	吐水口をこすり洗いする。	カルキにも微生物が付着する可能性があるため落とす。こすり洗いした後は、水を流し目視で汚れが除去できたか確認する。	
4	蛇口・蛇口周囲をこすり洗いする。	シンクに蛇口が接続しているタイプは、接続部の洗い残しに注意する。	
5	シンクの上部から下部、最後に排水口をこすり洗いし、使用した使い捨てスポンジタワシやペーパータオルは固く絞り廃棄する。	排水口には微生物が常在化しやすいため最後に洗浄する。ストレーナーが外せるタイプは外して洗浄するが、洗浄後は手袋や使い捨てスポンジタワシはほかの箇所の清掃はせずに廃棄する（微生物の伝播防止のため）。	
6	着用していた手袋とエプロンを外す。	脱衣順序：手袋→手指衛生→エプロン	
7	手指衛生をする。	目に見えた汚れがなければ擦式アルコール製剤で手指消毒をする。	
8	手洗い石けんボトル、ポンプ口を第四級アンモニウム塩含有クロスなどで清拭清掃する。	ポンプ口は石けんが固着し、微生物が繁殖する可能性があるため清拭清掃する。目視で汚れが除去されたか確認する。	

表4 病棟シンク環境確認表

	確認項目	月 日	月 日	月 日
1	シンク周囲に物品が置かれていない。			
2	シンク周囲は乾燥している。			
3	吐水口に汚れやカルキ汚れがない。			
4	蛇口や蛇口スパウト、レバーに汚れやカルキ汚れがない。			
5	シンク内に汚れやカルキ汚れがない。			
6	手洗い石けんボトル・ポンプ口に汚れがない。			
	責任者サイン			

Q3 石けんボトルの管理

医師からの質問：手洗い用の石けん液は、清掃会社や看護補助者がボトルをリユースしています。ボトル内部やポンプ部分を乾燥させるのは難しいと感じますが、問題ないですか？ 手洗い石けん液はどのようなものが望ましいでしょうか？

何を伝えればよい？ 何を実施すればよい？

- 石けん液をつぎ足して使用することで、石けん液の細菌汚染につながることがある。
- ボトルをシンク周囲に置くことで、ボトルとシンクの設置面やボトル本体にグラム陰性桿菌などが定着する可能性がある。
- 手洗い石けん液から S. marcescens（セラチア菌）が検出され、医療従事者の手を介して伝播を引き起こす可能性がある[8]ため、以下の3つを実施する。
  ① 医療現場では石けんボトルはリユースしないことが望ましい。使用せざるを得ない場合は、ボトルのリユースに関するマニュアルを作成する 表5 。
  ② 石けん液をつぎ足して使用しない[9]。
  ③ 石けんボトルは毎日清拭・清掃する 表6 。シンクとボトルの設置面は乾燥した状態にする。

▶ どのように伝えたら効果的？

医療現場では石けんボトルをリユースしないことが望ましい

　毎日使用する石けんボトルでも、アウトブレイクにつながるため、厳格な管理が必要である。医療現場では石けんボトルをリユースしないことが望ましい。

　2006年、フランスの新生児集中治療室でセラチア菌によるアウトブレイクが報告[8]された。5ヵ月間で9名が感染し、うち7名が石けんボトルと同一の菌株であった。また、2009年、新生児集中治療室で3ヵ月間に5名の乳幼児がセラチア菌に感染した。調査の結果、石けんボトルがセラチア菌のリザーバーであることが判明したとある。米国疾病予防管理センター（Centers for Disease Control and Prevention, CDC）のガイドラインでは、「半分になった石けんボトルにつぎ足しをしない。このつぎ足しは石けん液の細菌汚染につながることがある」としている。

　これらのことは、石けんボトルやボトル内の石けん液の管理が適切になされていない場合は、感染のリスクとなることを示している。よって、医療現場での石けん液の

表5 石けんボトルのリユース方法

	手順	注意点
1	使い切ったボトル本体を中性洗浄剤で洗浄後、流水ですすぐ。	ボトルの洗浄方法が適切であるかを確認する。
2	ボトル内部を流水ですすぐ。	石けん成分が残存することで、微生物が繁殖する可能性があるため、泡がなくなるまですすぐ。
3	ボトル内部に水を入れて、ポンプノズルを差し込み、ポンプヘッドを繰り返し押し通水させる。泡が切れるまですすぐ。	ポンプの構造は複雑であるため、石けんが残存しやすい。泡が出なくなるまですすぐ。
4	清潔なトレーで完全に乾燥させる。	ボトルの乾燥方法が適切であるかを目視で確認する。

表6 石けんボトルの清拭・清掃方法

	手順	注意点
1	第4級アンモニウム塩含有クロスを取り出す。	クロスは清潔な手で取り出す。
2	ポンプ口を清拭する。	・固着した石けんが付着していることもあるため拭き取る。 ・汚染が除去されたか目視で確認する。
3	ボトル本体を清拭する。	上部から下部へと清拭する（汚染がひどい場合は環境クロスを交換する）。
4	シンクの水滴を拭き取って設置する。	

つぎ足しやボトルのリユースは避けるべきである。しかし、やむを得ず石けんボトルを使用している施設もあるため、注意点を後述する。

ボトルをリユースする場合

やむを得ずボトルのリユースを行う場合は、管理されたうえで実施するべきである。図2は誤った方法で乾燥が実施されていた事例であり、観察された場合は、改善策を提出してもらうなどの対策が必要である。

管理者は、石けんボトルにつぎ足しがなされないように指導する。ボトルのリユースに関しては、使用後のボトルを洗浄し、完全に乾燥させてからリユースすること表5を指導し、実施できているかを確認・評価するシステム作りも必要である。

石けんボトルを取り扱う医療従事者や清掃会社は、リユース方法の指導を受け、リスクを知ったうえで、石けんボトルの管理を厳格に実施するべきである。

オートディスペンサー式の導入も検討する

近年では非接触性のオートディスペンサー式液体石けんもある。手をかざすだけで石けん液が出てくるため、容器や石けん液自体の微生物汚染も回避でき、感染対策上望ましいと考える。

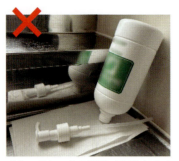
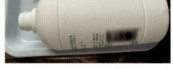

ボトルはシンクの周囲で乾燥させてはならない。シンクからの水跳ねを受けて、微生物が付着する可能性がある。また、石けんボトルは可能な限り分解して乾燥させる。

洗浄したボトルとポンプは、清潔なトレーで乾燥させる。

図2 石けんボトルの管理方法の悪い例と改善例

引用・参考文献

1) Oie, S. et al. Contamination and survival of *Pseudomonas aeruginosa* in hospital used sponges. Microbios. 105 (412), 2001, 175-81.
2) 尾家重治. 器具の洗浄に使用するスポンジは消毒できますか？ 消毒不可の場合の対応についてご教授ください. 感染と消毒 洗浄・消毒・滅菌Q&A. 2023年10月. https://www.disinfection.co.jp/qa/%0A2310-01.html
3) Oie, S. et al. Contamination of environmental surfaces by *Staphylococcus aureus* in a dermatological ward and its preventive measures. Biol Pharm Bull. 28 (1), 2005, 120-3.
4) 大塚健悟ほか. 当院におけるカルバペネマーゼ産生腸内細菌目細菌によるアウトブレイクに関する分子生物学的疫学的検討ならびに環境調査報告. 日本環境感染学会誌. 38 (3), 2023, 132-7.
5) Lowe, C. et al. Outbreak of extended-spectrum β-lactamase-producing *Klebsiella oxytoca* infections associated with contaminated handwashing sinks (1). Emerg Infect Dis. 18 (8), 2012, 1242-7.
6) 宮良高維. 水回りの病原体と感染症を学ぶ─薬剤感受性・耐性化の動向とその病態・治療まで. 感染対策ICTジャーナル. 15 (4), 2020, 273-9.
7) 新井直子ほか. 手洗い後の洗面カウンターの水滴拭き取りによる手指汚染の検証. 日本看護技術学会誌. 17, 2018, 26-32.
8) Rabier, V. et al. Hand washing soap as a source of neonatal *Serratia marcescens* outbreak. Acta Paediatr. 97 (10), 2008, 1381-5.
9) CDC. Guideline for Hand Hygiene in Health-Care Settings. MMWR. 51 (RR-16), 2002. http://www.cdc.gov/mmwr/PDF/rr/rr5116.pdf
10) 日本環境感染学会. 多剤耐性グラム陰性菌感染制御のためのポジションペーパー 第2版. 日本環境感染学会誌. 32 (Suppl Ⅲ), 2017, S1-S26.
11) 内田美穂. 手洗いシンクの表面汚染菌量に対する乾燥の影響. 医療関連感染. 12 (1), 2019, 15-24.
12) 藤原満里子. 手洗い器・流し台・汚物処理槽─シンクの形状の違いを踏まえて. 感染対策ICTジャーナル. 15 (4), 2020, 311-7.
13) Buffet-Batallion, S. et al. Outbreak of *Serratia marcescens* in a neonatal intensive care unit：contaminated unmedicated liquid soap and risk factors. J Hosp Infect. 72 (1), 2009, 17-22.

4 その他の環境整備に関する Q&A

地方独立行政法人 岐阜県総合医療センター 感染対策部 看護師長（感染管理認定看護師） **蟹 恵利加**

Q1 精神科病院の環境整備

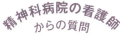

 精神科病院などで床を這うような認知症患者がいる病棟では、どのような環境整備が必要でしょうか？

💬 何を伝えればよい？ 何を実施すればよい？ 💬

- 入院生活において、衛生管理に問題がある患者については、看護計画のなかで個別の環境整備手順をプランニングする。
- 日常生活における自己衛生管理がどの程度可能か、患者目線で把握する。
- 衛生管理が不十分な項目のなかで、患者にとって不利益なことと、周囲の患者にとって不利益なこととは何かを整理する。
- 情報整理ができたら、項目ごとに具体的な環境整備手順（誰が、いつ、何を使用し、どこを、どのように清掃するのかまで）を作成する。
- 介入する対策は、感染面と安全面の両方向からアプローチできているかを確認する。
- 特に、環境消毒薬を使用する際には、経口毒性について注意を払うことができているか確認し、また清掃物品や消毒薬の保管場所まで決めておく。
- 認知症患者の生活空間で、土足で歩けない場所では靴を脱いで防水使い捨てシューズカバーを履くなどの方法を考慮する。
- 環境整備の目的を忘れずに、患者の快適さと清潔さについて最大限考慮する。

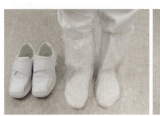 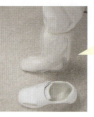

防水使い捨てタイプシューズカバーは、どこで履き替えるか、場所もしっかりテーピングでエリア分けするなど、あらかじめゾーニングしておくとよい

図1 認知症患者の生活空間内を土足で歩けない場合の手順

▶どのように伝えたら効果的？

患者と信頼関係を築き、意見表明しやすい環境を作る

　認知症患者の生活環境を考える際には、患者の意思決定支援について十分に配慮する必要がある。特に、意思の形成支援・表明支援・実現支援を行ううえで、患者との信頼関係の構築は欠かせない。認知症患者の人生や価値観を鑑み、意思を尊重しつつ、希望がかなえられない場合は時間をかけて代替案を提案するなどにより信頼関係を築き、意思を表明しやすい環境を作ることが大切である。

　厚生労働省の「認知症の人の日常生活・社会生活における意思決定支援ガイドライン」のなかで、意思決定支援と環境についての一文に「初めての場所や慣れない場所では、本人は緊張したり混乱するなど、本人の意思を十分に表明できない場合があることから、なるべく本人が慣れた場所で意思決定支援を行うことが望ましい」[1]と記されている。

患者に合わせた環境整備手順を作成する

床を這う患者の場合

　「床を這う」という行為が、本人の生活スタイルで欠かせないものなのか、それが安全で可能な空間・環境なのか、そしてそれは施設内でどの程度まで許容・管理できるのかをよく検討する必要がある。またこのような場合、患者の生活範囲内は、床の清潔と安全について最大限の配慮をする。環境整備に使用する清拭用物品について、現在（2024年10月）さまざまな環境クロスなどの製品が販売されているが、患者が口に入れてしまうような行動をする可能性がある場合には、患者の手の届かない場所に保管する。床も生活環境と考え、医療従事者に関しても土足で歩けない場合の手順（靴を脱いで防水使い捨てシューズカバーを履くなど）（**図1**）を決めておくとよい。

徘徊する患者の場合

　徘徊するような患者については、どの範囲まで生活空間を共用・拡大できるか、ほ

かの患者への感染拡大などのリスクに応じて検討しておく。医療従事者も管理ができる範囲を特定し、必要に応じて徘徊範囲を患者が移動可能な空間としてパーテーションで区切るなどの対策を行う。パーテーションは安全面を考え、倒れて患者が怪我をすることがないよう配慮したものを用意し、背丈が低くて倒れにくいもの、あるいは圧迫感を与えにくく拭き取ることができるものなどを考慮する。いずれにしても、清掃できること、安全面を配慮した空間設計と管理が必要になる。

環境整備の目的を整理する

　環境整備をする際には、患者の感染症発生予防のために必要なこと、周囲の患者へ感染を広げないために必要なことは何かなど、環境整備の目的を整理して考えた方がクリアになり、取り組みやすくなる。患者の感染症発生予防という視点では、感染性胃腸炎や医療関連感染症などを発症しないために、生活するうえでの衛生管理（食品の取り扱い、排泄物処理、手洗い、手洗い設備の整備、環境整備、空調管理、汚れ・埃の管理、清掃など）が必要である。周囲へ感染を広げないためには、衛生管理が不十分な患者が薬剤耐性菌を保有する、または感染症を発症した際には感染拡大のリスクを考慮し、医療従事者が体調管理を含めた管理ができる範囲において、他者との共同生活や管理方法を考える。

　以上のことを踏まえ、患者の行動と環境面から 表1 のような情報把握を行い、目的に応じた介入項目を決定したうえで、「誰が、いつ、何を使用し、どこを、どのように清掃するのか」など詳細な環境整備手順を、看護計画のなかで作成するようにしていくとよい。

表1 環境整備を考えるための情報収集シート

項目	患者	医療従事者	物品・設備・現場管理	施設管理	担当者
手洗い	①できる ②不十分 　（何が足りないのか確認） ③全介助が必要	①いつも介助できている ②時々介助できている ③ほとんど介助できていない	①手洗い設備・物品が整っている ②手洗い設備・物品の一部が補充可能 ③手洗い設備・物品を整備できない ④本人・家族への依頼で整備可能 　（声掛けが可能か、または必要頻度を確認）	①施設基準で支援・保管可能 ②一部支援・保管可能 ③介入困難	①看護師 ②看護補助者 ③介護職員 ④委託職員 ⑤その他
排泄行為	①できる ②不十分 　（何が足りないのか確認） ③全介助が必要	①いつも介助できている ②時々介助できている ③ほとんど介助できていない	①排泄設備・物品が整っている ②排泄設備・物品の一部が補充可能 ③排泄設備・物品を整備できない ④本人・家族への依頼で整備可能 　（声掛けが可能か、または必要頻度を確認）	①施設基準で支援・保管可能 ②一部支援・保管可能 ③介入困難	①看護師 ②看護補助者 ③介護職員 ④委託職員 ⑤その他
咳エチケット	①できる ②不十分 　（何が足りないのか確認） ③全介助が必要	①いつも介助できている ②時々介助できている ③ほとんど介助できていない	①咳エチケット物品が整っている ②咳エチケット物品の一部が補充可能 ③咳エチケット物品を調達できない ④本人・家族への依頼で整備可能 　（声掛けが可能か、または必要頻度を確認）	①施設基準で支援・保管可能 ②一部支援・保管可能 ③介入困難	①看護師 ②看護補助者 ③介護職員 ④委託職員 ⑤その他
徘徊	①いつもする ②時々する 　（どの範囲か確認） ③しない	①いつも把握できる ②時々把握できない ③ほとんど把握できない	①徘徊範囲を特定し、安全かつ衛生的に保つことができている ②徘徊範囲の一部は特定でき、安全かつ衛生的に管理可能 ③徘徊範囲は特定できず、安全かつ衛生的に維持できない ④本人・家族への依頼で範囲制限可能 　（声掛けが可能か、または必要頻度を確認）	①施設基準で支援可能 ②一部支援可能 ③介入困難	①看護師 ②看護補助者 ③介護職員 ④委託職員 ⑤その他
病室内	①整理できる ②不十分 　（何が足りないのか確認） ③全介助が必要	①いつも入室介助できている ②時々入室介助できている ③ほとんど入室介助できていない	①病室内は整理整頓され清掃できる ②病室内の整理整頓・清掃が不十分 　（何が不十分なのか確認） ③病室内の整理整頓・清掃ができない ④本人・家族への依頼で改善可能 　（声掛けが可能か、または必要頻度を確認）	①施設基準で支援可能 ②一部支援可能 ③介入困難	①看護師 ②看護補助者 ③介護職員 ④委託職員 ⑤その他
洗面台	①水回りの拭き取りができる ②不十分 　（何が足りないのか確認） ③つねに水回りが濡れている	①いつも介助できている ②時々介助できている ③ほとんど介助できていない	①水回りは乾燥できるよう拭き取り、水垢などの除去も含め清掃できる ②水回りの乾燥・清掃が不十分 　（何が不十分なのか確認） ③水回りの乾燥・清掃ができない ④本人・家族への依頼で改善可能 　（声掛けが可能か、または必要頻度を確認）	①施設基準で支援・保管可能 ②一部支援・保管可能 ③介入困難	①看護師 ②看護補助者 ③介護職員 ④委託職員 ⑤その他
トイレ	①排尿・排便は周囲を汚染しないよう衛生的に気を付けて使用できる ②不十分 　（何が足りないのか確認） ③衛生的に使用できない	①いつも介助できている ②時々介助できている ③ほとんど介助できていない	①便器（温水洗浄便座含む）や便器周囲（ペーパーホルダー・汚物入れ含む）は汚染すみやかに清掃できる ②汚染時の対応が不十分（何が不十分なのか確認） ③汚染時にいつも対応できていない ④本人・家族へ汚染時に連絡依頼で改善可能（声掛けが可能か、または必要頻度を確認）	①施設基準で支援・保管可能 ②一部支援・保管可能 ③介入困難	①看護師 ②看護補助者 ③介護職員 ④委託職員 ⑤その他
冷蔵庫	①整理できる ②不十分 　（何が足りないのか確認） ③全介助が必要	①いつも入室介助できている ②時々入室介助できている ③ほとんど入室介助できていない	①冷蔵庫内は清掃に加え、賞味期限切れ食品も処分され衛生的に管理できる ②冷蔵庫の管理が不十分 　（何が不十分なのか確認） ③冷蔵庫の衛生管理ができない ④本人・家族への依頼で改善可能 　（声掛けが可能か、または必要頻度を確認）	①施設基準で支援・保管可能 ②一部支援・保管可能 ③介入困難	①看護師 ②看護補助者 ③介護職員 ④委託職員 ⑤その他
プレイルーム	①体調確認ができ、利用可能である ②利用に注意が必要 　（何に注意が必要なのか確認） ③利用はできない	①いつも入室介助できている ②時々入室介助できている ③ほとんど入室介助できていない	①室内は整理整頓され清掃できる ②室内の整理整頓・清掃が不十分 　（何が不十分なのか確認） ③室内の整理整頓・清掃ができない ④本人・家族へ汚染時に連絡依頼で改善可能 　（声掛けが可能か、または必要頻度を確認）	①施設基準で支援可能 ②一部支援・保管可能 ③介入困難	①看護師 ②看護補助者 ③介護職員 ④委託職員 ⑤その他
廊下	①行動範囲である ②時々行動範囲である ③全介助が必要	①いつも介助できている ②時々介助できている ③ほとんど介助できていない	①廊下にものが置かれておらず、安全に清掃できる ②廊下の管理で安全・清掃が不十分 　（何が不十分なのか確認） ③廊下は安全ではなく清掃ができない ④本人・家族への依頼で改善可能	①施設基準で支援可能 ②一部支援・保管可能 ③介入困難	①看護師 ②看護補助者 ③介護職員 ④委託職員 ⑤その他

Q2 付き添いのいる小児患者の環境整備

小児病棟の看護師からの質問

小児病棟では患児の付き添い家族の荷物が多くあります。清潔に保つ工夫はありますか？

何を伝えればよい？ 何を実施すればよい？

- 患児と付き添い家族の療養・生活空間を清潔に保つことができるよう、環境整備の必要性について十分に理解が得られるよう説明を行う。
- プライバシーに配慮し、貴重品や目に触れてほしくないものなどの保管場所については、鍵のかかる床頭台の引き出しなどに収納してもらうようお願いをしておく。
- 家族が日常的に使用するもので、ケースなどへの毎回の収納が難しい物品については、整理整頓してまとめて置けるスペースを一緒に考え確保する。
- 必要に応じ、延長コードやS字フック、プラスチックケース、壁掛けラックなど、清拭・消毒できる、あるいは洗濯できる素材のものを貸し出せるよう準備しておく。
- 家族が十分な睡眠を確保できるよう、簡易ベッドや寝具類の清掃・管理をする。また清掃のタイミングと頻度については家族とよく相談する。
- 環境汚染時には、家族がいつでも医療従事者に声を掛けやすいような説明を事前にしておく。

第4章 環境整備のQ&A

▶どのように伝えたら効果的？

　小児の付き添いについて、2024年度の診療報酬改定では、「小児入院医療管理料において、小児の家族等が希望により付き添う場合は、当該家族等の食事や睡眠環境等の付き添う環境に配慮することを規定する」[2]とされており、付き添い家族の負担軽減に関する対策が組み込まれている。

　付き添いによる家族の負担が大きい現状は、2022年の中央社会保険医療協議会総会「入院患者の家族等による付添いに関する実態調査について」[3]で報告された内容からも明らかとなっている。また、日本小児科学会からも2024年7月に「入院しているこどもの家族の付き添いに関する見解」[4]が公開されており、医療従事者は、家族が付き添いを希望する場合もしない場合も、患児と家族にとって最良の環境整備について考えていく必要があるといえる。

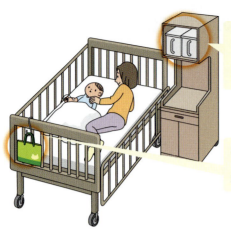

よく使うものは、取っ手付きキッチン収納ケース2つ分にまとめて、床頭台上に整理しておくと使いやすい。埃が気になる人は蓋付きのものを使用するとよい

S字フックは荷物をかけたり、穴あきケースを設置できたりとさまざまな用途があり、整理するときにいくつかあると便利である

図2 清掃しやすくなる収納の例

患児と家族のための環境作り

　国の規定では、「当該保険医療機関の従業者以外の者による看護を受けさせてはならない」とされているが、入院する重症化患児の増加や現場の現状などにより、家族が患児の精神的な補完という立場だけではなく、実際に看護を行う現状もある。しかし、付き添いは看護師の仕事を代替するものではないこともまた知っておかなければならない。

持ち込み荷物を最小限にしてもらう

　限られた空間で、付き添い時の荷物が多く、整理整頓ができていない状況の場合、清掃がしにくく清潔な環境の維持が困難となりやすい。可能な状況（患児の状態が安定している、遠方ではないなど）で希望があれば、いつでも荷物を取りに家に帰れる環境を作り、持ち込み荷物を最小限にすることができれば、荷物の多い環境を少しでも改善できるといえる。事前に家族と、入院スペースや付き添い期間、必要な物品などを話しておくことで、家族も付き添いのイメージが付きやすいと思われる。

清掃しやすくなる収納のコツを伝える

　床置きの持ち込み物品が多くなると清掃も困難で埃がたまりやすいので、棚に入れてもよいものは収納してもらい、使用する頻度の高い口腔ケア物品や食事関連の物品、日常化粧品、携帯電話と充電器などは、プラスチックケースやラックなどを使用し、コンパクトにまとめておくと適宜清掃をしやすい 図2 。コード類をまとめる場合は床を這わないよう、延長コードを利用し、足が引っかからない頭側のベッド柵下にフックを設置してまとめるなどの工夫をすると、床面が広くなり清掃もしやすくなる。家族の休息時間も考慮し、環境整備をする時間や頻度などをあらかじめ相談しておくことも必要である。

貸し出し物品については、清拭・洗濯や消毒ができ、再利用可能なものに限定するべきである。本来ディスポーザブル、もしくは持参してもらう方が衛生的ではあるが、突然の入院や必要物品を整えられない付き添い家族のことも考え、病院側で準備しておく配慮も必要である。

Q3 ICUの環境整備

ICUの看護師からの質問

創部から薬剤耐性菌が検出されている熱傷患者のシャワー浴の介助後は、どのように清掃を行えばよいですか？ 使用した物品（長靴やエプロン）の取り扱いはどうすればよいでしょうか？

何を伝えればよい？ 何を実施すればよい？

- 熱傷後の創部の状態により、共用のシャワー設備が使用可能かどうか、患者とほかの患者双方のリスクを考え検討する。
- 通常のシャワー浴と比較して、どういった場所が汚染しやすく、洗浄のみでなく消毒も追加した方がよいかをあらかじめ想定しておく。
- 洗浄できるものとできないものを把握し、可能な限りディスポーザブル物品を準備しておく。
- シャワー浴で直接患者に使用するもの、軟膏類などは患者専用とする。
- できる限りディスポーザブルのプラスチックシートなどを寝台（ストレッチャーなど）に敷いてシャワー浴を行う。
- シャワー浴室を使用する場合の順番はその日の最後とする。
- 浴室を使用、洗浄・消毒した後は、十分に乾燥させる。

▶ どのように伝えたら効果的？

十分な感染対策が可能かを判別し、計画的に実施する

　「熱傷診療ガイドライン（改訂第3版）」[5, 6)]では、入院を要する熱傷患者に対して水治療*を行い多剤耐性菌のアウトブレイクが発生した事例の報告と、感染源になりうることを解説し、留意点について述べている。留意点は「①重症や広範囲熱傷の受傷早期や全身状態が不安定な患者では水治療を行わない。②共用となるシャワーや浴槽の使用は避ける。③シャワーや浴槽、ストレッチャーなど、創が触れる恐れのある水治療器具は、十分に洗浄し乾燥させて管理する。消毒液を使用しても、器具の継ぎ目

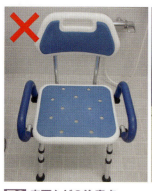
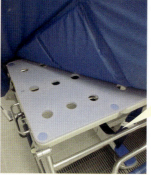

椅子の座面やマットに使用されているスポンジ素材は微生物が定着しやすいため、熱傷患者への使用を避ける

図3 座面などの注意点

にこびり付いた垢に潜んでいる微生物を除去するのは困難である」[5]と示している。

このため、薬剤耐性菌を保有する熱傷患者のシャワー浴について、実施する場合には、メリットとデメリットを比較したうえで、十分な感染対策が可能かどうかを判別した後に計画的に実施する。そのうえで、どういった場所がアウトブレイクの原因となったのか、報告されている症例からリスクの高い場所を知っておくことが大切である。

Embilらは「熱傷治療室でのMRSA伝播は、水治療室のシャワーヘッドと入浴用ストレッチャーの表面の汚染によるものと推測されている」[7]と、メチシリン耐性黄色ブドウ球菌（methicillin-resistant *Staphylococcus aureus*, MRSA）の単一株によって引き起こされた複数施設でのアウトブレイクを報告している。また、Akinらは熱傷センターでの水治療法としてのシャワーにおいて「滅菌済みのプラスチックシートの使用は、シャワー中の患者間の汚染リスクを減らす」[8]というレビューを報告している。

＊水治療：浴槽のお湯に体を浸けて治療をすること（入浴療法）と、体にシャワーなどでお湯を流し治療することの2つを意味し、①創表面の改善（壊死組織や膿の除去）、②血流改善による創傷治癒の促進、③理学療法の補助、④患者の快適性など数多くの効果があるといわれている[5]。

使用する物品や洗浄剤の注意点を伝える

患者をシャワー浴用の寝台に乗せてシャワー浴をする際には、下にディスポーザブルのプラスチックシートを敷いて実施することを推奨する。また、座面やマットがスポンジ素材のものは微生物が定着しやすいため、熱傷患者には避けるべきである 図3。

シャワー浴室は、両性界面活性剤などを用いて洗浄や清拭・消毒を行う。その後、シャワーヘッドは通常の洗浄・清掃後に塩素系洗浄消毒泡スプレー（有効塩素濃度1,000 ppm以上）を用いて内部や周囲を消毒後、しっかり数分間流しきるようにすることが望ましい 図4。また排水口は多剤耐性菌のリザーバーになりやすいため、落屑などの有機物除去後に十分に洗浄を行った後の消毒が必要である 図5。排水口や、使用者が直接触れる場所は、1,000 ppmの次亜塩素酸ナトリウムまたは市販の浴室用防

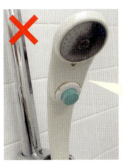

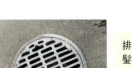
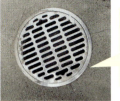

図4 シャワーヘッドの洗浄
シャワーヘッドの溝やくぼみに汚れが確認できる。溝やくぼみのある場所は細菌が潜みやすく、清掃しづらいため注意する

図5 排水口の消毒
排水口は落屑や髪の毛などの有機物をしっかり取り除いてから清掃・消毒する

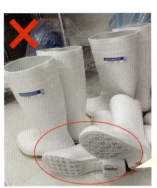
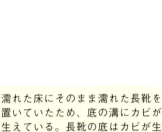

図6 長靴の注意点
濡れた床にそのまま濡れた長靴を置いていたため、底の溝にカビが生えている。長靴の底はカビが生えやすい。また、内部が布製のものもカビが生えやすいため、十分に乾燥させる

第4章 環境整備のQ&A

カビ剤を10〜15分接触させて処置を行うという方法も提案されているが、特に溝やくぼみなどの拭き取れない構造の場所には最大限注意が必要である[9]。それでも交差感染のリスクはあるため、創が閉鎖していないほかの患者と同時期のシャワー浴は避けることが望ましい。

共用のエプロンや長靴は避けたいが、やむをえず共用する場合はしっかりと洗浄後に消毒と乾燥を行う。特に長靴の靴裏は溝が多く、微生物も定着しやすいうえにカビが生えやすいため、注意を払う 図6 。長靴の靴裏の溝部分が床面に接着したままとならないよう、床から浮くように立てかけるなど乾燥を心掛ける。室内やその他の物品についても、乾燥しやすいよう水気を拭き取り、物品は縦置きにするなど工夫する。

引用・参考文献
1) 厚生労働省."意思決定支援のプロセス".認知症の人の日常生活・社会生活における意思決定支援ガイドライン.2018, 6. https://www.mhlw.go.jp/file/06-Seisakujouhou-12300000-Roukenkyoku/0000212396.pdf
2) 厚生労働省.令和6年度診療報酬改定の概要【重点分野Ⅰ（救急医療，小児・周産期医療，がん医療）】.https://www.mhlw.go.jp/content/12400000/001252074.pdf
3) 厚生労働省.入院患者の家族等による付添いに関する実態調査について.https://www.mhlw.go.jp/stf/newpage_28544.html
4) 日本小児科学会.入院しているこどもの家族の付き添いに関する見解.2024. https://www.jpeds.or.jp/modules/guidelines/index.php?content_id=154
5) 日本熱傷学会.熱傷患者に対する水治療（hydrotherapy）は有効か？.熱傷診療ガイドライン〔改訂第3版〕.2021,

47 巻 Supplement 号，S54-55.

6) 創傷・褥瘡・熱傷ガイドライン策定委員会（熱傷グループ）．広範囲熱傷に対する水治療は創部感染のリスクを上昇させる可能性があるため，共用の入浴・シャワー設備を使用しないなどの十分な感染対策を施した上で施行した方がよい．日本皮膚科学会ガイドライン 創傷・褥瘡・熱傷ガイドライン（2023）—6　熱傷診療ガイドライン（第3版）．533-4．https://www.dermatol.or.jp/uploads/uploads/files/guideline/nessho2023.pdf

7) Embil, JM. et al. An outbreak of methicillin resistant *Staphylococcus aureus* on a burn unit：potential role of contaminated hydrotherapy equipment. Burns. 27（7），2001, 681-8.

8) Akin, S, et al. Using a plastic sheet to prevent the risk of contamination of the burn wound during the shower. Burns. 29（3），2003, 280-3.

9) 笹原鉄平ほか．病院・療養型施設・高齢者施設における浴室・シャワー室の管理—浴室用具の管理を含めて．感染対策ICTジャーナル．15（4），2020，318-23.

第5章

感染症への
対策のQ&A

1 新型コロナウイルスに関するQ&A

岐阜大学医学部附属病院 感染制御室 室長・生体支援センター 教授・センター長　**馬場尚志**

Q1 病棟での病室配置の基本とビニールカーテンなどの必要性

看護師長からの質問

病棟内に新型コロナウイルス感染症（COVID-19）の患者が多くいるため、病棟の一部をゾーニングして対応しようとしています。以前はビニールカーテンを設置していましたが、必要でしょうか？ 使用する際の注意点も教えてください。

何を伝えればよい？ 何を実施すればよい？

- COVID-19患者も個室管理、もしくは大部屋でコホーティングすることで病室単位での対応が可能である。
- エアロゾル対策として、適切な機械換気などによる室内の十分な換気や気流のコントロールは重要だが、それらをビニールカーテンの設置で代用することはできない。
- ビニールカーテンを設置することで換気不良の要因にもなりうるほか、開け閉めの際に手で触れるため汚染のリスクもある。

▶ どのように伝えたら効果的？

患者配置・病室配置の基本

　COVID-19は、2020年の発生初期には科学的な情報・知見が乏しいうえに、ワクチンや治療薬もなく、社会全体に広がっていた不安や感染症法上の要件・制約などもあり、厳重な感染対策が求められた。病床についても、病棟全体の専用化を含め、専用エリアを設定して対応することが一般的に行われていた。しかしその後、さまざまな

表1 医療機関における感染対策の考え方

標準予防策	・患者に触れる前後の手指衛生を徹底する。 ・患者や利用者の体液や排泄物に触れたときは、直後に手指衛生を行う。 ・予測される汚染度に応じて、適切な PPE をあらかじめ着用する。
飛沫予防策	・患者や利用者、医療従事者、介護者の双方が屋内で対面するときは、サージカルマスクを着用する。 ・患者がマスクを着用していない場合[*1]には、フェイスシールドなどで眼を保護する。
エアロゾル感染対策	・室内換気を徹底する（十分な機械換気。または、窓やドアから風を入れる）。 ・エアロゾル排出リスクが高い場合[*2]には、医療従事者や介護者は N95 レスピレータを着用する。
接触予防策	・身体密着が想定される場合には、接触度に応じてエプロンやガウンを着用する。 ・患者が触れた環境で、ほかの人が触れる可能性があるときはすみやかに消毒する。
空間の分離 （ゾーニング）	・患者とほかの患者や利用者が空間を共用することのないよう、個室での療養を原則とする。トイレも専用とすることが望ましい[*3]。 ・感染者はコホーティング（感染者同士の大部屋）で対応できる。 ・専用病棟（病棟全体のゾーニング）は基本的に不要である。

[*1] 口腔内の診察、口腔ケア、食事介助、入浴支援など
[*2] 咳嗽がある、喀痰吸引や口腔ケアを実施するなど
[*3] トイレが病室にない場合は、病棟トイレの一部を当該患者用に使用することも可

（文献 1 より改変）

科学的知見や経験の蓄積、法・制度における位置付けの変更もあり、現在（2024 年 11月）はさまざまな点で見直され、病室配置の基本も大きく変化してきている。

日本において COVID-19 対応の基本を提示してきたものとして厚生労働省の「新型コロナウイルス感染症 COVID-19 診療の手引き」があげられる。その最終版にあたる第 10.1 版では、病室配置（ゾーニング）について、病棟全体のゾーニングは基本的に不要であり、個室管理、もしくは大部屋にコホーティングし、病室内を患者・中間ゾーン（レッド・イエローゾーン）に、ドアの外は共通ゾーン（グリーンゾーン）にしたうえで、病室単位で管理することが可能としている[1]。

一方、**表1**[1] に示すように、COVID-19 患者の診療・ケアにおいては、さまざまな個人防護具（personal protective equipment, PPE）が必要であり、それらを適切に着脱し廃棄するまで確実に行うことが求められる。施設によって病室の広さや構造、病棟内における病室やトイレ、汚物処理室などの配置が異なるため、感染対策上の確実さや効率性などの点から一部のエリアをゾーニングして対応することも選択肢となろう。すなわち、各施設の状況に合わせて、十分に検討したうえで、柔軟な運用が求められる。

エアロゾル対策のポイント

COVID-19 において、エアロゾル感染への配慮が必要であることは広く知られている。特に激しい呼吸器症状がある患者や大声を出す患者、頻回な吸痰、ネーザルハイ

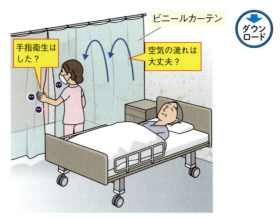

図1 ビニールカーテンはかえってリスクになる

　フローや非侵襲的陽圧換気（non-invasive positive pressure ventilation, NPPV）による管理が必要な症例など、多くのエアロゾルが発生しうる場合には、医療従事者のN95レスピレータ着用が推奨される。また、陰圧空調を備えた病室がある場合には優先的に収容し、ない場合にも空調換気設備の吸排気の設定やクリーンパーテーションなどを利用して可能な限り気流をコントロールし、廊下側に空気が流れないよう工夫することが望ましい[2]。

　上記に該当しない患者については、陰圧化など特別な配慮がなされた病室でなくても管理可能である。しかし、機械換気などによって病室内が十分に換気されていることが重要であり、空調設備担当者にも働きかけ、空調換気設備の適切な運用およびメンテナンスを行う[1, 2]。

　一方、これらエアロゾル対策としての適切な換気や気流のコントロールについて、ビニールカーテンを設置することでは代用できない。

ビニールカーテンはかえってリスクになる

　ビニールカーテンは、COVID-19対策として、一般社会も含めさまざまな場所・場面で設置された。飛沫予防策のみを考えた場合には一定の意義もあろうが、エアロゾル対策としての効果は期待できない。そればかりか、病棟や病室の一部を区切ろうと天井から吊して設置した場合には、給気口や排気口の位置によっては、かえって換気不良の要因にもなりうる[3]。

　また、出入りしようと開け閉めする際には、カーテンに触れることになり、清潔を維持できないこともリスクとなりうる 図1 。設置する手間や費用、管理の難しさも含めて、これらデメリットについて考慮する必要がある。

Q2 同居家族がCOVID-19に罹患した術前患者への対応

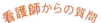

明日、全身麻酔下で手術する予定の患者から、同居家族が新型コロナウイルス（SARS-CoV-2）に感染したと連絡がありました。予定通り本日入院し、手術をしてもよいでしょうか？ 患者や家族にはどのように説明するとよいでしょうか？

何を伝えればよい？ 何を実施すればよい？

- COVID-19に限らず、全身麻酔下での手術など侵襲を伴う治療を受ける患者には、侵襲そのものの負荷に加え、ほかの要因による体調不良があると、術後合併症の発生など大きなリスクになる。
- 手術自体の緊急性と感染・発症リスクとのバランスから慎重に判断し、その判断に必要な情報を十分に把握する。
- それぞれの場合に生じるリスクについて、患者本人やその家族、関連する医療従事者などに十分かつ丁寧に説明し、認識を共有する。
- 手術を行う際には、発症に備えて必要な対策・対応を、関連する医療従事者全員で確認・徹底する。

▶どのように伝えたら効果的？

待機手術は万全の体調で臨む必要があると患者に説明する

　手術は、侵襲的な側面をもつため、さまざまな合併症が生じるリスクがある。また、全身麻酔自体も、肺炎など呼吸器合併症を含め一定のリスクを伴う。そのため、術前患者は併存疾患の適切な管理とともに、体力の維持・増進を図り、万全の体調で手術に臨むことが必要である。

　どのような感染症であっても、罹患すると合併症リスクが上昇し、特に侵襲が大きい手術では安全性の面で大きなリスクとなる。COVID-19でも、罹患によって術後死亡や合併症リスクが上昇することが知られており、待機手術では原則として一定期間の延期が推奨されている。日本麻酔科学会は、「待機手術であれば罹患後2週間以内は行うべきでない」との米国や英国での対応を紹介する形で、この問題に関する提言を発出している[4-6]。

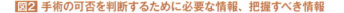

図2 手術の可否を判断するために必要な情報、把握すべき情報

　この質問のケースは、まだ罹患したと確定していない段階であるが、状況から感染・発症リスクが高いと考えられる場合には、これら罹患時の対応に関する提言・声明の内容を念頭に置き、適切な判断・対応が求められる。

十分な情報を把握し、必要性とリスクから判断する

　実際に手術を実施するか否かは、患者本人の感染・発症リスクと、延期による不利益や侵襲・合併症リスクなど手術に関する背景とのバランスによって判断すべきである。

　患者本人の感染・発症リスクについては、通常の診療やほかの場面と同様に、罹患した同居家族の発症時期や患者本人との関わりの程度、ほかに同居家族がいる場合にはその症状や罹患の有無など、詳細な周辺情報を把握し判断する 図2左 。術前にSARS-CoV-2検査を行うことも情報の一つにはなるが、ウイルス曝露を受けてからの期間や検査感度の問題もあり、ほかの情報とともに総合的に判断する。もちろん、すでに患者本人に何らかの症状がある場合には、適切な対応のためにも確実に診断することが重要である。

　また、侵襲が大きい手術や併存疾患をもつ患者など合併症リスクが高いケースでは、安全性の面から特に慎重な判断が求められるため、これら手術や患者背景に関する情報も重要である 図2右 。延期によるリスク・不利益が、合併症リスクを上回る場合には、どのようにすれば手術が実施可能か、必要な感染対策や体制を検討すべきである。その際、麻酔方法や術式の把握も重要となるほか、術後に集中治療室での管理が必要なケースなどでは、その調整も必要となるため、これらの情報も把握する。

どちらの場合も十分かつ丁寧な説明を行う

　これまで述べてきたように、質問のようなケースでは、感染対策面よりも、まずは手術の必要性や安全性の面から手術の可否を検討することになる。しかし、立場や視点の違いからさまざまな意見が出るなど、判断が難しいこともある。延期する場合には、患者やその家族、担当する医療従事者にとって、手術に向けて行ってきたさまざ

まな準備が無駄になるため、そのことへの不満も生じうる。

　以前と比べてCOVID-19が軽微な疾患と受け止められがちな社会背景もあり、信頼関係の維持のためにも、患者やその家族、関連する医療従事者に丁寧な説明が求められよう。一方、緊急性がある場合など、予定通り手術を行う際には、想定されるリスクや必要な感染対策について患者・家族に十分に説明して認識を共有するとともに、関連する医療従事者には、発症に備えてとるべき必要な対策・対応について確認・徹底することが必要である。

ほかの感染症でも十分な状況把握・情報共有をする

　このような情報共有は、COVID-19だけに必要なものではない。インフルエンザなどほかの感染症でも合併症リスクは増加する。そのため、術前準備として、家族を含めた感染対策の重要性や罹患した際の連絡に関する情報提供・指導を行う。一方、連絡を受けた際、十分に状況を把握し、医療従事者間で確実に情報共有されるような体制の整備も重要である。

Q3 今後のCOVID-19ワクチン接種

通院中の患者から、「COVID-19ワクチンは毎年接種した方がよいか」と聞かれました。また、接種する場合には、インフルエンザワクチンと同時接種してもよいのでしょうか？

何を伝えればよい？　何を実施すればよい？

- COVID-19ワクチンは、時間経過とともに重症化防止も含め予防効果が減弱するほか、流行株の変化によっても効果が低下するため、特に罹患時のリスクが高い人は追加接種が推奨される。
- COVID-19は一般社会では以前と比べて軽微な疾患と考えられがちだが、高齢者や基礎疾患をもつ人にとっては引き続きリスクとなる感染症である。
- 高齢者や基礎疾患をもつ人は、インフルエンザ罹患時のリスクも高く、インフルエンザワクチンの接種も推奨される。
- COVID-19ワクチンとほかのワクチンとの接種間隔に制限はなく、医師が必要と認めた場合は同時接種も可能である。

▶ どのように伝えたら効果的？

COVID-19 ワクチンを追加接種する意義

　ワクチン接種による防御免疫は、さまざまな感染症の感染・発症防止、さらに重症化を防止する点で、大いに社会に貢献してきた。COVID-19 においても、日本では 2021 年に初めて mRNA ワクチンが導入され、重症化率や致死率が低減するなど、各個人だけでなく社会の安定をもたらしたといえよう。

　一方、感染・発症予防効果が期待できるのは、接種後の血中抗体価が高く維持されている比較的短い期間にとどまる。重症化予防効果は、より長期間持続するものの、やはり時間経過とともに減弱することが知られている。さらに、年 2 回の流行がみられるなかで、以前の罹患やワクチン接種によって獲得した免疫から逃避しやすい株へと絶え間なく変化することも、ワクチン効果の減弱につながっている。そのため、特に罹患時のリスクが高い人には、厚生労働省や米国疾病予防管理センター（Centers for Disease Control and Prevention, CDC）、世界保健機関（World Health Organization, WHO）などさまざまな組織・機関が揃って最新のワクチンを接種するよう推奨している[7-9]。

COVID-19 ワクチン接種が推奨される対象

　CDC は、ワクチン接種歴や COVID-19 既往にかかわらず、生後 6 ヵ月以上のすべての人が最新のワクチンの接種を受けるべきとしつつ、特に COVID-19 ワクチンが重要になる対象として、ワクチン未接種者、65 歳以上の高齢者、基礎疾患をもつ人などをあげている 表2 [8]。また、妊婦に対してもワクチンが安全である一方、罹患した際のリスクが一般より高いとして接種を推奨しているほか、母乳への抗体移行を期待して授乳中の女性にも推奨している[8]。さらに COVID-19 の罹患後症状の軽減を期待する人も対象にあげている[8]。

　日本では、これらの重症化リスクを勘案し、65 歳以上の人および 60〜64 歳の一定の基礎疾患を有する人が定期接種の対象となっている。2024 年 10 月現在、使用できるワクチンとして、いずれもオミクロン株 JN.1 系統に対応した mRNA ワクチン 4 種類と組み換え蛋白ワクチン 1 種類の計 5 種類がある。

表2 CDC が特に COVID-19 ワクチンが重要としている対象

・ワクチンを接種したことがない人
・65 歳以上の高齢者
・基礎疾患があるなど重症化リスクが高い人
・長期療養型施設の入居者
・妊婦、授乳中など
・long COVID のリスクを低減したい人

（文献 8 より改変）

COVID-19 のハイリスク者は、インフルエンザのハイリスク者でもある

　高齢者や基礎疾患を抱える人は、COVID-19 だけでなく、ほかの呼吸器感染症の罹患時にも、一般より重症化リスクや合併症の発生リスクが高くなる。

　インフルエンザもその一つであり、CDC では特にワクチン接種が重要になるハイリスク者として、65 歳以上の高齢者や基礎疾患をもつ人、妊婦など、ほぼ COVID-19 のハイリスク者と重なる人をあげている[10]。日本でも、COVID-19 ワクチンとまったく同じ対象、すなわち 65 歳以上の人および 60〜64 歳の一定の基礎疾患を有する人を定期接種の対象としている。

　また、高齢者では、インフルエンザワクチンと肺炎球菌ワクチンとを併用すると、より肺炎罹患率や入院率を低減できることが知られており、高齢者の肺炎球菌ワクチンも定期接種化されている。さらに、任意接種ではあるものの蛋白結合型の肺炎球菌ワクチンや、RS ウイルスに対するワクチンも使用できるようになってきており、高齢者などに対し、これらワクチンに関する適切な情報提供・啓発が求められている。

COVID-19 ワクチンとほかのワクチンとの同時接種

　COVID-19 ワクチンは、導入当初、前後 2 週間はほかのワクチンを接種できないことになっていた。しかし、2022 年にはインフルエンザワクチンとの同時接種が厚生科学審議会で認められ、さらに 2024 年 4 月以降は接種間隔に関する制限がなくなり、特に医師が必要と認めた場合は、ほかのワクチンとの同時接種も可能となった。

　前述したように、COVID-19 のハイリスク者は、ほかの感染症のリスクも抱えており、ワクチンによる感染対策が重要となる。複数のワクチンを接種する場合には、複数回来院することの負担や日程などについて被接種者と相談のうえ、同時接種することも選択肢となる。

引用・参考文献

1）厚生労働省. 新型コロナウイルス感染症 COVID-19 診療の手引き 第10.1 版. https://www.mhlw.go.jp/content/001248424.pdf

2）日本環境感染学会. 医療機関における新型コロナウイルス感染症への対応ガイド 第5版. http://www.kankyokansen.org/uploads/uploads/files/jsipc/COVID-19_taioguide5-2.pdf

3）新型コロナウイルス感染症対策分科会. 感染拡大防止のための効果的な換気について. https://www.cas.go.jp/jp/seisaku/ful/taisakusuisin/bunkakai/dai17/kanki_teigen.pdf

4）日本麻酔科学会. COVID-19 感染既往患者の待機手術再開時期に関する提言. 2023. https://anesth.or.jp/files/pdf/suggestion20231221_1.pdf

5）ASA/APSF. American Society of Anesthesiologists and Anesthesia Patient Safety Foundation Joint Statement on Elective Surgery/Procedures and Anesthesia for Patients after COVID-19 Infection. https://www.apsf.org/news-updates/asa-and-apsf-joint-statement-on-elective-surgery-and-anesthesia-for-patients-after-covid-19-infection/

6) El-Boghdadly, K. et al. Timing of elective surgery and risk assessment after SARS-CoV-2 infection：2023 update. A multidisciplinary consensus statement on behalf of the Association of Anaesthetists, Federation of Surgical Specialty Associations, Royal College of Anaesthetists and Royal College of Surgeons of England. Anaesthesia. 78（9）, 2023, 1147-52.

7) 厚生労働省. 新型コロナワクチンQ&A. https://www.mhlw.go.jp/stf/seisakunitsuite/bunya/vaccine_qa.html

8) CDC. Staying Up to Date with COVID-19 Vaccines. https://www.cdc.gov/covid/vaccines/stay-up-to-date.html

9) WHO. COVID-19 advice for the public：Getting vaccinated. https://www.who.int/emergencies/diseases/novel-coronavirus-2019/covid-19-vaccines/advice

10) CDC. People at Increased Risk for Flu Complications. https://www.cdc.gov/flu/highrisk/index.htm

インフルエンザ・結核に関する Q&A

独立行政法人 国立病院機構 長良医療センター 呼吸器内科 院長 **加藤達雄**

Q1 インフルエンザ迅速抗原検査の感度

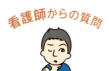

看護師からの質問

インフルエンザの流行期に37℃以上の発熱を繰り返していた有症者について、入院時のインフルエンザ迅速抗原検査が陰性であった場合には、インフルエンザの可能性が低いと判断してもよいでしょうか？

何を伝えればよい？ 何を実施すればよい？

- インフルエンザの診断には、迅速抗原検査、核酸検出検査、ペア血清が用いられており、一般臨床においては、迅速抗原検査が広く利用されている。
- インフルエンザの迅速抗原検査の感度は55〜90％であり、偽陰性例も認められる。特に、発症12時間以内ではウイルス量が少なく、迅速抗原検査では検出できない場合がある。インフルエンザを強く疑うが、発症早期に実施した迅速抗原検査で陰性の場合、時間を空けて再検査を実施することを考慮する。
- 陰性的中率（検査陰性の場合に実際に疾患がない確率）は、その集団の事前確率によって異なる。インフルエンザの流行期では非流行期と比較して、迅速抗原検査が陰性でも、インフルエンザである可能性が高くなる。

▶どのように伝えたら効果的？

インフルエンザを疑う症状

　インフルエンザは突然の高熱、咽頭痛のほか、頭痛、筋肉痛、倦怠感などの全身症状を伴う。発熱は2〜4日間持続する。乳幼児や高齢者では典型的な経過を示さない場合もある。いったん解熱しても、再度高熱を認める二峰性発熱の症例はインフルエン

ザB型に多く、高いウイルス残存率を示すとされる[1]。

　潜伏期は12時間〜3日程度（最頻48時間）であり、感染性は発症12時間前には有するとされる。小児では熱性けいれん、クループや細気管支炎、成人では肺炎を合併することがあり、この場合は発熱や呼吸器症状が遷延する。症状で新型コロナウイルス感染症（COVID-19）とインフルエンザを鑑別することは困難である。

インフルエンザの迅速抗原検査の偽陰性率

　日本においては、インフルエンザを疑う臨床症状を示す場合は、検査を実施し、陽性の場合は抗ウイルス薬による治療を行う流れが一般的である。検査診断には、迅速抗原検査、核酸検出検査、ペア血清による診断法がある。外来で診断し、すぐに抗ウイルス薬の処方を行うことが多く、10〜30分程度で結果が判明する迅速抗原検査が広く利用されている。PCR検査やウイルス分離を基準とした迅速抗原検査の感度は80〜90％とされるが、感度97.1％と非常に高い報告もある[2]。

　一方、海外のメタアナリシスでは、迅速抗原検査の特異度は98％以上と高いが、感度は低い（54.4〜62.3％）と報告されている[3, 4]。また、小児より成人の感度が低く、インフルエンザA型と比較してインフルエンザB型の感度が低いと報告されている。国内からも54.3％と感度が低い報告もある[5]。この報告によると、感度はインフルエンザ様症状の発症12時間未満で低く、時間経過で上昇していた（感度：12時間未満38.9％、12〜24時間40.5％、24〜48時間65.2％、48時間以降69.6％）。ほかの報告でも、発症早期には感度が低い報告が多い **表1**[4, 5]。発症12時間以内に陰性であった場合、12時間ほど間隔を空けて再検査を実施することも考慮される。

　抗インフルエンザ薬は発症48時間以内の使用が推奨されていることから、保険診療のルールでは、インフルエンザウイルス抗原定性は発症48時間以内に実施した場合に限り算定できることになっている。そのため、発症48時間以降に再検査を実施した場合には、保険診療において査定される可能性があることに注意が必要である。

　現在のインフルエンザ迅速抗原キットにおいては、鼻咽頭拭い液、鼻咽頭吸引液、鼻腔拭い液、鼻汁鼻かみ液および咽頭拭い液が検体として認められている。インフルエンザAウイルスの採取部位別のウイルス量を測定した結果では、ウイルス量は鼻咽頭が最も多く、鼻腔、鼻咽頭の順であった[2]。インフルエンザの迅速抗原検査のための検体採取は、鼻咽頭からの採取を第一選択とし、鼻咽頭からの採取が難しい場合は鼻腔拭い液を採取するのがよいと思われる。

　また、同じ感度、特異度であっても、測定対象の事前確率によって陽性的中率（検査陽性者が疾患を実際に有する確率）、陰性的中率（検査陰性者が疾患を実際に有しない確率）は異なる。インフルエンザの流行期に実施した場合の陰性的中率は低くなり、

表1 発症からの時間経過と感度

筆者	発症からの時間経過	感度
Gordonら（2009年）	1日 2日 3日 4日	51.9% 75.1% 74.2% 57.9%
Gordonら（2010年）	1日未満 1日以上	41.7% 72.1%
Keitelら（2011年）	12時間以内 12〜24時間 24〜48時間 48時間以降	35.0% 66.0% 92.0% 59.0%
明石ら（2021年）	12時間未満 12〜24時間 24〜48時間 48時間以降	38.9% 40.5% 65.2% 69.6%

（文献4、5より作成）

表2 感度、特異度、陽性的中率、陰性的中率（検査キットが感度85％、特異度95％の場合）

流行期に検査を実施した場合（事前確率＝検査対象が疾患を有する確率が80％）

	疾患あり 160（80％）	疾患なし 40（20％）	合計 200	陽性的中率 陰性的中率
検査陽性	136	2	138	陽性的中率＝136/138＝99％
検査陰性	24	38	62	陰性的中率＝38/62＝61％
合計	160	40	200	
	感度85％ （136/160）	特異度95％ （38/40）		

非流行期に検査を実施した場合（事前確率＝検査対象が疾患を有する確率が10％）

	疾患あり 20（10％）	疾患なし 180（90％）	合計 200	陽性的中率 陰性的中率
検査陽性	17	9	26	陽性的中率＝17/26＝65％
検査陰性	3	171	174	陰性的中率＝171/174＝98％
合計	20	180	200	
	感度85％ （17/20）	特異度95％ （171/180）		

非流行期の陰性的中率は高くなる 表2 。流行期で検査対象者がインフルエンザに罹患している可能性が高い場合は、1回目の検査で陰性であった場合に再度検査が勧められるが、非流行期であれば再検査をする意義は少なくなる。

インフルエンザの核酸検出検査

　インフルエンザの検出感度が高い検査としては、PCRなどの核酸検出検査がある。また、インフルエンザウイルスや新型コロナウイルス（SARS-CoV-2）を含む多数の病原体を同時に検出できる全自動システム（Film Array® など）が一部の医療機関で使用可能となっている。コストや迅速性に関しては、迅速抗原検査に劣るが、高い感度を有している。保険診療上は、多項目同時検出を必要とした医学的根拠をレセプトの摘要欄に記載することが求められる。

Q2　COVID-19流行期の結核患者への対応

COVID-19流行時に、結核患者への対応において重要なポイントは何ですか？ 外来や病棟スタッフへはどのように伝えればよいですか？

何を伝えればよい？　何を実施すればよい？

- SARS-CoV-2と結核菌は呼吸器感染症を来す病原体であるが、感染伝播の仕方が異なり、感染対策も異なる。
- 結核は空気感染が感染ルートであり、換気と医療従事者のN95レスピレータ着用が感染対策となる。
- COVID-19は飛沫・エアロゾル感染が主な感染ルートであり、環境表面に付着した飛沫や鼻汁などが手に触れ、口や眼球粘膜などからウイルスが侵入する接触感染のリスクは低いと推測されている。医療従事者は、サージカルマスク、フェイスシールドを着用する。患者や環境との直接接触がある場合にはガウン、手袋を用いる。エアロゾルが発生する医療行為を行う場合（吸引、挿管、非侵襲的陽圧換気、高流量酸素療法）、換気が十分でない場所では、N95レスピレータの着用が推奨される。

▶どのように伝えたら効果的？

飛沫感染・エアロゾル感染・空気感染の定義

　現在（2024年10月）、単純な飛沫感染、空気感染の概念は見直しが必要とされ、COVID-19でエアロゾル感染という概念が出現し、飛沫感染、エアロゾル感染、空気

感染の定義に関して混乱がみられている[6]。

　従来、会話や咳で発生した飛沫は、$5\,\mu m$ 以上の大きさの場合は重力によって1〜2m 程度で落下するとされていた。飛沫感染を来す病原体には、インフルエンザウイルス、RS ウイルス、肺炎球菌、髄膜炎菌などの呼吸器病原体の多くが含まれ、病原体を含む水分が蒸発すると感染性を失うとされる。飛沫予防策には、医療従事者がサージカルマスクを使用することが推奨される。

　一方、病原体を含む水分が蒸発し $5\,\mu m$ 以下の大きさになり（飛沫核）、長く空気中に浮遊し、空気感染を来す病原体としては、結核菌、麻疹ウイルス、水痘・帯状疱疹ウイルスがある。患者が退去した空間に入ることにより感染が起こる可能性や、換気の状況によっては、建物の別の部屋に感染が拡大する可能性もある。換気を十分に行うことと、医療従事者の N95 レスピレータの着用が推奨されている。

　最近のエアロゾル研究領域の考え方では、飛沫の $100\,\mu m$ 以上の粒子（ドロップ）は1〜2m 先にただちに落下するが、$100\,\mu m$ の微粒子（エアロゾル）でも5秒以上空気中に漂うとされ、従来の粒形 $5\,\mu m$ をカットオフ値とした飛沫感染と空気感染の区別はできないとされている[7]。従来、飛沫感染とされていた短距離の感染のなかにはエアロゾル感染が存在するとされる。

　COVID-19 もエアロゾルの吸入によって伝播する[6]。気管挿管や抜管、気管吸引、非侵襲的陽圧換気、高流量酸素療法などのエアロゾルを発生しやすい手技（aerosol-generating procedures, AGP）を行う場合は感染リスクが高いため、医療従事者の N95 レスピレータの使用が推奨される。しかし、結核や麻疹でみられるような空間や時間距離が長い感染は起こりにくいとされている[8]。

N95 レスピレータの正しい着用

　空気予防策、エアロゾル感染対策を行うために重要なことは、N95 レスピレータを適切に着用することである。

　N95 レスピレータにはさまざまな形の製品があり、着用者の顔の形にフィットするものを選択することが重要である。どのマスクがフィットするかをチェックするためには、フィットテストを事前に行うことが望ましい。フィットテストには、甘味を感じるか否かで漏れの有無を確認する定性的フィットテストと、フィットテスターを使用して漏れを数値で継続測定する定量的フィットテストがある **表3**。複数の N95 レスピレータを準備して、自分に合ったマスクを選択する。顔の形は変化することがあるので、定期的にチェックすることが望ましい。

　また、N95 レスピレータを着用するたびに、正しく着用されているか確認するユーザーシールチェックを実施する **表4**。陽圧の確認は、N95 レスピレータのフィルタの

表3 フィットテスト

定性的フィットテスト	定量的フィットテスト
〈メリット〉 ・簡単に実施できる。 ・費用をかけずにフィット性を確認できる。 〈デメリット〉 ・味覚障害があればテスト不可。 ・客観性に欠ける。	〈メリット〉 ・正確な数値で客観的にフィット率を測定できる。 〈デメリット〉 ・フィットテスターが高額。

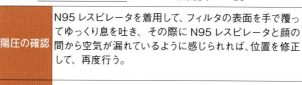

表4 ユーザーシールチェック
着用時に毎回きちんとフィットしているかを確認すること。

陽圧の確認	N95レスピレータを着用して、フィルタの表面を手で覆ってゆっくり息を吐き、その際にN95レスピレータと顔の間から空気が漏れているように感じられれば、位置を修正して、再度行う。
陰圧の確認	陽圧の確認と同様に、手で覆ってゆっくり息を吸い込み、N95レスピレータが顔に向かって引き込まれれば完了。

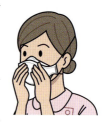

表面を手で覆ってゆっくり息を吐き、N95レスピレータと顔の間から空気が漏れているように感じられれば、位置を修正して再度行う。陰圧の確認は、フィルタの表面を手で覆ってゆっくり息を吸い込み、N95レスピレータが顔に向かって引き込まれるかを確認する。

COVID-19流行時の結核対策

　COVID-19の初期の流行時には、肺結核や非結核性抗酸菌症を疑った場合の喀痰検査が避けられていた時期があった。COVID-19流行時においても、結核患者や結核疑い患者に対応する場合は、N95レスピレータ着用による空気予防策を実施するため、COVID-19のエアロゾル感染対策となる。結核に加えてCOVID-19を疑う場合には、患者がマスクを着用できない場合にフェイスシールドを着用する。また、COVID-19を疑う患者と直接接触する場合や環境に接触する場合には、ガウン、手袋を着用する。

Q3 手術予定で結核合併を疑う患者への対応

看護師からの質問：膵臓がんの手術予定で入院した患者の胸部X線で異常所見を認め、核酸増幅検査で陽性と判明しました。明日の手術を実施してよいでしょうか？病棟スタッフや手術室スタッフへの指導方法も教えてください。

何を伝えればよい？ 何を実施すればよい？

- 全身麻酔を予定する患者のX線、CTなどの画像検査で肺結核を疑う場合は、術前に喀痰抗酸菌検査を実施する必要がある。
- 実施する喀痰検査は、抗酸菌塗抹検査、抗酸菌培養検査（液体培養法）、核酸増幅検査である。抗酸菌塗抹検査、抗酸菌培養検査は3回、核酸増幅検査は1回実施する。
- 抗酸菌塗抹検査や、核酸増幅検査で結核菌陽性の場合は、空気予防策を実施しつつ結核病棟のある医療機関への転院を検討する。
- 抗酸菌塗抹検査で陰性、核酸増幅検査で結核菌陽性の場合は、全身麻酔による手術は延期し、入院または外来で結核治療を先行する。結核治療が順調に実施された後に全身麻酔による手術を行う。

▶どのように伝えたら効果的？

全身麻酔手術前のスクリーニング

　全身麻酔手術の際の気管挿管、喀痰吸引などは、空気感染する結核の医療関連感染のリスクが高い行為である。結核の罹患率は低下し、日本も低蔓延国に分類されるようになった。しかし、全身麻酔の対象となることが多い高齢者の罹患率は依然高い。そのため、全身麻酔前に胸部X線検査を実施し、肺結核所見の有無についてスクリーニングを行う必要がある。胸部X線検査で結核の可能性のある陰影を認めた場合は、胸部CT検査を実施し評価を行う。また、結核感染の補助診断として、インターフェロンγ遊離試験（interferon-gamma release assays, IGRA）を実施する。

　胸部CTで、肺結核や気管支結核を否定できない場合は、喀痰検査を実施する。実施する喀痰検査は、抗酸菌塗抹検査、抗酸菌培養検査（液体培養法）、核酸増幅検査である 図1 。喀痰の喀出が困難な場合は、高張食塩水（5％食塩水）をネブライザーで吸入して誘発喀痰を得る。結核診断時の抗酸菌塗抹検査、抗酸菌培養検査は、1日1回、

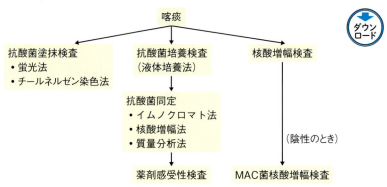

図1 肺結核を疑った場合の喀痰検査の進め方

表5 抗酸菌塗抹・培養検査の累積陽性率

	1回目	2回目	3回目	4回目
塗抹	64%	81%	91%	98%
培養	70%	91%	99%	100%

（文献10より作成）

連続して3日間行うことが推奨されている[9]。誘発喀痰の抗酸菌塗抹検査、抗酸菌培養検査の陽性結果の累積百分率は1回目の塗抹／培養：64%／70%、2回目：81%／91%、3回目：91%／99%、4回目：98%／100%となり、3回目までにほぼ感度の上限に達する**表5**[10]。結核菌の核酸増幅検査は1回のみが保険適用なので注意を要する。

　良質な喀痰の採取のためには、強い咳とともに喀痰を喀出する必要があり、結果的に大量の飛沫が発生し、感染源になる可能性がある。喀痰採取の際には、空気予防策に対応した個室（独立かつ陰圧室）、採痰ブース、あるいは戸外換気のできる個室で採取し、採痰後は十分に換気を行う[9]。医療従事者が採痰を介助する場合は、N95レスピレータ、ガウン、手袋、フェイルシールドを着用する。

　活動性肺結核を疑うが、誘発喀痰の抗酸菌培養検査や核酸増幅検査で結核菌を認めない場合には、気管支ファイバースコープによる気管支洗浄液の採取や生検を考慮する。その際には、陰圧空調が可能な検査室が望ましい。

　抗酸菌塗抹検査で陽性の場合は、結核菌、非結核性抗酸菌の両方の可能性があるため、結核菌、MAC（*Mycobacterium avium* complex）菌の核酸増幅検査を同時に実施することが有用である。結核菌の抗酸菌塗抹検査で陽性の場合は、感染性があると判定される。

肺結核を疑った場合の感染対策

病棟

　入院患者において肺結核を疑う場合は、喀痰検査などで感染性が否定できるまでは個室（可能であれば陰圧室）に隔離する。医療従事者が入室する際は、N95レスピレータを着用する。結核疑いの患者が、ほかの感染症で接触予防策を必要としなければ、手袋やビニールエプロンは必要ない。患者が画像検査などのために個室から出る場合は、患者はサージカルマスクを着用する。

　抗酸菌塗抹検査、核酸増幅検査で結核菌陽性と判明した場合は、転棟または転院のうえ、結核病棟に収容して結核治療を実施する。抗酸菌塗抹検査で陰性で核酸増幅検査で結核菌陽性と判明した場合は、一般病棟にて入院継続が可能である。標準的な抗結核治療が2週間程度実施されるまでは、個室にて空気予防策を実施する方が安全と思われる。特に喀痰吸引などの処置が必要でなければ、2週間の抗結核治療後は、多床室への移動が可能である。核酸増幅検査でMAC菌と判明した場合は、空気予防策は必要ない。

手術室

　結核患者の全身麻酔での外科手術が実施可能か否かの判断は、手術対象疾患の緊急性、抗酸菌塗抹検査、結核治療の期間、肺結核の画像所見などから総合的に判断する。原疾患手術の緊急性がなく、抗酸菌塗抹検査で陽性の場合は、抗結核治療が十分に実施されて、抗酸菌塗抹検査が3回連続して陰性化してからが望ましい。治療を要する活動性肺結核患者の全身麻酔による外科手術は、陰圧の手術室での実施が望ましく、麻酔医、術者、看護師などはN95レスピレータ着用による空気予防策を行う。

引用・参考文献

1) 新庄正宜. インフルエンザの診断. 臨牀と研究. 100（12）, 2023, 1435-9.
2) Seki, Y. et al. Very high sensitivity of a rapid influenza diagnostic test in adults and elderly individuals within 48 hours of the onset of illness. PLoS One. 15（5）, 2020, e0231217.
3) Merckx, J. et al. Diagnostic Accuracy of Novel and Traditional Rapid Tests for Influenza Infection Compared With Reverse Transcriptase Polymerase Chain Reaction：A Systematic Review and Meta-analysis. Ann Intern Med. 167（6）, 2017, 394-409.
4) Chartrand, C. et al. Accuracy of rapid influenza diagnosis tests：a meta-analysis. Ann Intern Med. 156（7）, 2012, 500-11.
5) 明石祐作ほか. 発症から検査までの時間がインフルエンザ迅速抗原検査に与える影響：前向き観察研究. 感染症学雑誌. 95（1）, 2021, 9-16.
6) 笹野寛ほか. 新型コロナウイルス感染症パンデミックに伴い明確になったエアロゾル感染様式. 人工呼吸. 40（2）, 2023, 150-6.
7) Milton, DK. A Rosetta Stone for Understanding Infectious Drops and Aerosols. J Pediatric Infect Dis Soc. 9（4）, 2020, 413-5.
8) 坂本史衣. ポストコロナの感染対策. 治療. 105（3）, 2013, 382-7.
9) 御手洗聡. "抗酸菌検査概要". 抗酸菌検査ガイド2020. 日本結核・非結核性抗酸菌症学会編. 東京, 南江堂, 2020, 1.
10) Al Zaharani, K. et al. Yield of smear, culture and amplification test from repeated sputum induction for the diagnosis of pulmonary tuberculosis. Int J Tuberc Lung Dis. 5（9）, 2001, 855-60.

3

VREやその他の感染症に関する Q&A

社会医療法人 厚生会 中部国際医療センター 副病院長・救急部門長　**山田実貴人**

Q1　薬剤耐性菌の環境整備

病棟看護師からの質問

「バンコマイシン耐性腸球菌（vancomycin-resistant *Enterococci*, VRE）は環境表面に長期間生存するから注意するように」と指導されましたが、アウトブレイクを引き起こさないためにどのような対策を施すべきでしょうか？

何を伝えればよい？　何を実施すればよい？

- 医療従事者や訪問者は、患者に接触する前後に必ず石けんと流水による手洗いや、擦式アルコール製剤を使用した手指消毒を実施する。
- 手袋やガウンなどの個人防護具（personal protective equipment, PPE）を使用し、患者ごとに交換する。
- 病室や共用スペースの高頻度接触面（ベッド柵、ドアノブ、テーブルなど）を定期的に消毒する。
- VRE陽性患者は個室に隔離し、接触予防策を徹底する。
- 入院患者や新規入院患者に対して定期的にスクリーニング検査を実施し、早期発見と対策を行う。
- 医療従事者に対して定期的に感染対策の指導と訓練を行い、意識を高める。

▶どのように伝えたら効果的？

　VRE感染症は、その治療薬の選択肢の少なさから、現在（2024年10月）世界的に拡大傾向にあり、重大な薬剤耐性（antimicrobial resistance, AMR）の脅威の一つである。

　VREは病院や高齢者施設での水平感染を制御すべき薬剤耐性菌で、感染症法上の5

類全数把握対象疾患であり、感染症発生動向調査における届出患者数は 2011～2019 年まで年間 100 例未満で推移してきた。しかし、2020 年は 135 例（2021 年 1 月 25 日現在）と、これまで最多であった 2010 年の 120 例を超えた[1]。

微生物の生存期間と対策

環境中に付着した微生物の生存期間は微生物種によって異なり、乾燥した環境表面において、メチシリン耐性黄色ブドウ球菌（methicillin-resistant *Staphylococcus aureus*, MRSA）は 7 日～12 ヵ月以上、VRE は 5 日～46 ヵ月以上、緑膿菌は 6 時間～16 ヵ月、ディフィシル菌は 5 ヵ月以上、アシネトバクター属は 3 日～5 ヵ月以上、ノロウイルスは 8 時間～7 日生存することが報告[2]されている。

これにより、微生物が環境表面に付着した場合、条件によっては比較的長期間生存が可能であると思われる。そのため、環境表面の定期的な清掃と消毒として、ドアノブ、ベッドサイドテーブル、ライトスイッチなど、頻繁に触れる表面は特に注意が必要となり、これらの表面は定期的に消毒することが重要である。

薬剤耐性菌のアウトブレイク対策

薬剤耐性菌のアウトブレイク対策ガイダンスには、2022 年に世界保健機関（World Health Organization, WHO）西太平洋地域事務局が発行した「医療施設における薬剤耐性病原体のアウトブレイクへの対応」[3]を日本語訳したものがある。AMR アウトブレイクに対応するための医療施設向けの具体的かつ段階的なガイダンスとして 10 ステップがあげられている **表1**[3]。また、医療施設レベルでの AMR に対する備えおよびその予防の要素を **図1**[3]に示す。

図1[3]のように、薬剤耐性病原体のアウトブレイクの調査および対応のために講じるべき対策が世界水準であり、あるべき姿として現場に採用することが望まれる。

表1 薬剤耐性病原体アウトブレイクを調査し、対応するための10のステップの概要

ステップ	概要
①AMRアウトブレイクの認識と確認	薬剤耐性病原体アウトブレイクを認識するために、サーベイランスデータおよび微生物検査レポートを定期的に確認する。症例数の増加を調査し、アウトブレイクであることを確認する。
②アウトブレイク管理チーム（OMT）の招集	OMTは、施設のアウトブレイク管理計画（OMP）の実施およびアウトブレイクの対応に必要なすべての決定および対策を監督する。
③症例定義	アウトブレイクの実際の発生またはその疑いを調査するために、症例を定義する必要がある。
④症例探索	IPCチーム、臨床医および微生物検査室が協力して、アウトブレイクに関与する可能性が高い薬剤耐性病原体が疑われる全症例を特定する。
⑤ラインリストと流行曲線の作成	ラインリストで症例情報を収集する。過去および現在の症例をグラフまたは図に示し、流行曲線を作成する。
⑥症例の情報収集、記述疫学、仮説の設定	これまでのステップで収集した情報および収集された詳細なデータを用いて、症例間の関連を見出し、仮説を立てる。
⑦さらなる調査の検討	当初の調査で原因またはリスク因子が特定されなかった場合、さらなる調査の実施を検討する。
⑧感染対策の強化	早急に強化IPC対策を実施する。施設管理、看護および清掃のチームと協力して、これらの対策を迅速かつ効果的に実施する。
⑨結果の確認と追跡調査の実施	OMTは収集したすべての情報を確認し、アウトブレイクの進行を監視する。アウトブレイクが解決するまで、必要に応じてステップ4〜8を繰り返す。
⑩対応の見直しと結果の報告	実施された対策と達成された結果を継続的に報告する。OMTは、アウトブレイクへの対応が完了した時点でその内容（どの対応が効果を発揮したか、どの対応が効果を発揮しなかったか）を見直す。

IPC：感染管理予防

（文献3より引用）

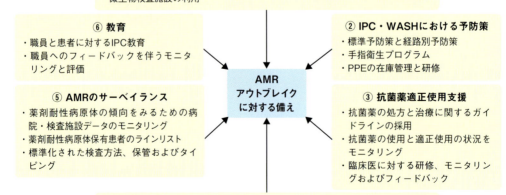

図1 医療施設レベルでのAMRに対する備えおよびその予防の要素

（文献3より引用）

Q2 TDMの採血のタイミング

病棟看護師からの質問

薬物治療モニタリング（therapeutic drug monitoring, TDM）の採血のタイミングについて教えてください。抗菌薬の投与後に採血忘れに気付いた場合や直前ではなく何時間も前に採血した場合、どのように対応することが適切ですか？

何を伝えればよい？ 何を実施すればよい？

- 血中濃度を測定する抗菌薬によっても違いがあるので、薬剤部に相談する。抗菌薬によっては投与開始時間、終了時間、採血時間を連絡して、その結果をもとにTDMを実施できるものもある。
- 指示を出した医師に次回の投与直前の採血でよいかの確認をする。場合によっては採血が翌日になることもある。
- TDMについての勉強会を薬剤部に開催してもらい、理解を深める。

▶どのように伝えたら効果的？

血中濃度から薬物の効果を予測する

　血中濃度測定の意義は治療効果を最大化することにある。適切な血中濃度を維持することで、薬物の効果を最大限に引き出す。また、血中濃度が過剰になると副作用のリスクが高まるため、定期的な測定が必要である。

　採血を行うことで予測される血中濃度を測定している。そのために採血する時間が決められる。抗菌薬使用前の採血は最も血中濃度の低いときの状態を知るために行う。

　バンコマイシン塩酸塩、テイコプラニンはトラフ値をもとに薬物血中濃度時間曲線下面積（area under the curve, AUC）ガイドでTDMを行い、アミノグリコシド系抗菌薬はトラフ値とピーク値を測定している。AUCガイドの主な目的は、治療効果を最大化し、副作用を最小化することである。これにより、患者ごとに最適な薬物投与量を設定し、治療の成功率を高めることが期待される。

表2 推奨される初回 TDM の時期①

・軽中等症／非複雑性感染やソフトウェアを使用しない場合、腎機能正常者で定常状態に達していると考えられる 4〜5 回投与直前（3 日目）に初回 TDM を行う。
・一方、重症／複雑性感染例でソフトウェアを使用する場合、治療開始早期の PK 評価を行うために、定常状態前の 3 回投与前後（トラフ値、ピーク値）に初回 TDM の実施を考慮する。1 日 2 回投与では翌日、1 日 1 回投与では 3 日目となる。
・トラフ値は投与前 30 分以内に採血を実施し、ソフトウェア（PAT）使用時には前回投与後の正確な時間を入力する。
・ピーク値は組織分布が完了した時点における血中濃度として点滴終了 1〜2 時間で採血を行う。
・前回投与終了時と採血時の正確な時間が入力されるのであれば、トラフ、ピークにとらわれず、ランダムな時間での採血も可能である。
・初回 TDM 後少なくとも 1 週間に 1 回、PK 評価を行う。ただし、初回 TDM において投与計画を変更した症例ではそれより短い間隔で測定を行う。

PK：薬物動態　　　　　　　　　　　　　　　　　　　　　　　　　　　　　　（文献 4 より改変）

表3 推奨される初回 TDM の時期②

AMK、GM／TOB、ABK
・C_{peak} は組織分布が完了した時点における血中濃度とし、点滴開始 1 時間後（30 分で投与した場合、終了 30 分後）に採血を行う。トラフ値の測定は投与前 30 分以内に採血を実施する。トラフ値の定義は投与直前の血中濃度であるが、実臨床を考慮しトラフ値の採血は投与前 30 分以内に行う。
・初回 TDM は 2 回目投与時に実施する。1 回目投与から少なくとも 16 時間経過していることが必要である（$CL_{cr} \geq$ 60 mL／min）。ただし、ABK は 1 回目投与から少なくとも 18 時間経過していることとした（$CL_{cr} \geq 50$ mL／min）。
・初回 TDM 実施後は少なくとも 1 週間に 1 回の TDM を推奨する。ただし、TDM により投与計画変更、腎機能低下または不安定、腎機能障害ハイリスク、血行動態不安定な症例においては、より頻回の測定が必要になる。

AMK：アミカシン、GM／TOB：ゲンタマイシン／トブラマイシン、ABK：アルベカシン

（文献 4 より改変）

採血前なら次回以降の投与直前に、採血後なら後日再検査をしてフォローする

　抗菌薬の投与後に採血忘れに気付いた場合や直前ではなく何時間も前に採血した場合に関しては、TDM ガイドラインにおけるバンコマイシン塩酸塩の推奨内容[3]の一文に「前回投与終了時と採血時の正確な時間が入力されるのであれば、トラフ、ピークにとらわれず、ランダムな時間での採血も可能である」（**表2**[4]）と記載されている。

　各薬剤の TDM ソフトウェアを使用する際に、血中濃度と測定時間を入力したうえで推定することができるため、正確な投与開始時間や投与時間、血中濃度測定時間が分かればトラフ値や AUC を推定することができる。ただし、あくまで予測であり、テイコプラニンやアミノグリコシド系抗菌薬はトラフ値またはピーク値の測定が推奨（**表3**[4]）されているため、採血前であれば次回以降の投与直前に採血する。すでに採血後であれば、後日血液検査の再検査をしてフォローすることが望ましいと考える。

Q3 *Clostridioides difficile* 感染症での便培養

病棟看護師からの質問

Clostridioides difficile 感染症を疑い、便培養を提出しました。固形便を提出しましたが、検査の意義はあるでしょうか？ 便培養の注意点について教えてください。

何を伝えればよい？ 何を実施すればよい？

- 保菌状態の人もいるので、下痢をしていなければ臨床的に意義はないと思われる。

▶ どのように伝えたら効果的？

この質問に対する回答は「*Clostridioides difficile* 感染症診療ガイドライン 2022」[5]に記載されているので、医師に対しても有効であると思われる。

ブリストルスケール 5 以上の便のみを検査すべきである

本ガイドラインでは、CDI 検査のポイント（表4[5]）と *C. difficile* 検査のフローチャート（図2[5]）、CDI の定義のポイント（表5、6[5]）が掲載されており、これらはこの質問の回答に対する根拠となるため、確認すべきである。

下痢の状態に関する評価は、評価者によって、表現方法や認識などが異なる可能性がある。そのため、ガイドラインでもブリストルスケール（表7[5]）による評価を推奨しており、「CDI を疑った際には、ブリストルスケール 5 以上の便を検査に提出する」となっている[5]。当院でも、ガイドラインに則り、ブリストルスケール 5 以上でないと検査は受け付けていない。これを院内でルール化しており、4 以下の場合は、病棟に検体として適さないと連絡をしている。

また、表5[5]の②については、WHO の下痢の定義に則ったものであり、海外のガイドラインでも CDI の定義には「24 時間以内に 3 回以上の下痢」という文言が含まれている。しかし、排便について自立していない高齢者などでは、排便の回数を正確に測定することは難しく、そのような場合は、便の性状を評価して CDI 検査を推奨している[5]。

したがって、固形便の検査は臨床的に意義はなく、検体として半固形の軟らかい便で便培養を提出すべきである。

表4 CDI検査の3つのポイント

①CDIの検査として、glutamate dehydrogenase（GDH）・トキシン検査とNucleic Acid Amplification Test（NAAT）が行われる。
②保菌患者が一定の割合で認められるため、下痢症状がない人の検査で菌が検出されても診断的意義は乏しい。便検体はBristol Stool Scale 5〜7の性状の検体を用いる。
③NAAT法が抗原検査よりも検出感度が高く、診断貢献ばかりではなく、感染制御的な側面からも利点がある。全自動機器が普及しており、ルーチン検査に取り入れることも容易である。

（文献5より引用）

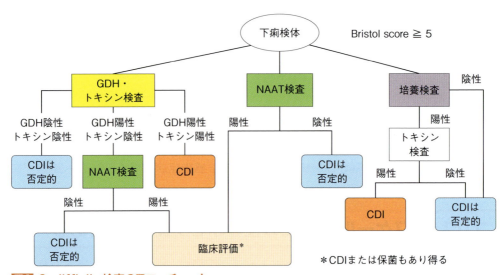

図2 *C. difficile* 検査のフローチャート

（文献5より引用）

表5 CDIの定義の4つのポイント

①*C. difficile*による腸管感染症は、2歳以上でBristol Stool Scale 5以上の下痢を認め、CDI検査にて便中のトキシンが陽性もしくはトキシン産生性の*C. difficile*を分離する、もしくは下部消化管内視鏡や大腸病理組織にて偽膜性腸炎を呈するものと定義する。なお、本ガイドラインでは2歳未満のCDIについては定義しない。
②下痢は、24時間以内に3回以上もしくは平常時よりも多い便回数で、泥状もしくは水様便を目安とする。
③下痢を認めずにイレウスや中毒性巨大結腸症を来すことがある。
④疫学調査の際には感染時期や発症状況によって、CDIを表6のように定義する。

（文献5より引用）

表6 サーベイランス時の CDI の定義

日本語表記	英語表記	定義
医療施設発症 CDI	Healthcare facility-onset (HO) CDI	入院後 3 日を超えて発症。10,000 患者・日あたりの症例数。
市中発症医療施設関連 CDI	Community-onset, healthcare facility-associated (CO-HCFA) CDI	医療関連施設から退院後 28 日以内に市中で発症。1,000 入院患者あたりの症例数。
市中関連 CDI	Community-associated (CA) CDI	過去 12 週以内に入院歴がなく市中で発症。

（文献 5 より引用）

表7 Bristol Stool Scale

スコア	便の性状
1	硬くてコロコロの兎糞状の便
2	ソーセージ様だが硬い便
3	表面にひび割れのあるソーセージ状の便
4	表面が滑らかでやわらかいソーセージ状の便
5	半固形のやわらかい便
6	境界不明、不定形の泥状便
7	固形物を含まない液体状の便

（文献 5 より引用）

第5章 感染症への対策のQ&A

引用・参考文献

1) 厚生労働省．"薬剤耐性感染症の集団発生への対応能力の強化"．薬剤耐性（AMR）対策アクションプラン2023-2027．54．https://www.caicm.go.jp/jp/seisaku/infection/activities/pdf/ap_honbun.pdf
2) 飯沼由嗣．グラム陰性薬剤耐性菌制御に関わる環境整備に関する資料集．https://amr.ncgm.go.jp/pdf/201812_grams_chromosome.pdf
3) 国立感染症研究所．医療施設における薬剤耐性病原体のアウトブレイクへの対応 西太平洋地域向けガイダンス．https://www.niid.go.jp/niid/images/amrc/AMRRC4/wpro_amr_guidance_jp.pdf（国立感染症研究所 薬剤耐性研究センター第四室）
4) 日本化学療法学会・日本TDM学会．抗菌薬TDM臨床実践ガイドライン2022（Executive summary）．(https://www.chemotherapy.or.jp/modules/guideline/index.php?content_id=82).（https://jstdm.jp/content/files/guidelines/2022AntibTDMGLExSum.pdf）
5) 日本化学療法学会・日本感染症学会．*Clostridioides difficile* 感染症診療ガイドライン2022．日本化学療法学会雑誌．71（1），2023，1-90．感染症学雑誌．97（Supplement），2023，1-96．

第6章

ICT活動の
Q&A

1

ラウンドに関するQ&A

名古屋大学医学部附属病院 看護部 感染対策 看護師長（感染管理認定看護師） **豊留有香**

Q1 加算要件のためのラウンドを心ときめくラウンドにする方法

ICT 専従看護師からの質問

専従のICTメンバーが一人しかおらず、加算上求められているラウンドを維持することが難しいです。ラウンドに集まることができるICTメンバーも少なく、どうすればよいでしょうか？

何を伝えればよい？ 何を実施すればよい？

- ラウンドはどのような目的をもって実施しており、その目的に対して現状はどのような状況であったのか、目的達成のためには何を改善するとよいのかという視点をもって取り組む。
- 自分（ICT専従看護師）以外のメンバーがラウンドしても一定の評価ができるように、年度初めに行うラウンドのための下準備を丁寧に行う。
- ラウンドに行く前に、その部署の傾向や、前回のフィードバック内容を確認する。前回の指摘事項がどのように変化しているのか、部署はどのようなことを課題として取り組みを行っているのかをラウンドで把握する。限られた時間のなかで効率的にラウンドできるように前準備がポイントとなる。

▶ どのように伝えたら効果的？

ラウンドの目的を見失わない

　感染対策向上加算では、1週間に1回程度定期的に院内を巡回し、医療関連感染事例の把握を行うとともに、医療関連感染対策の実施状況の把握・指導を行い、医療関連感染に関する情報を記録に残すことが加算の要件としてあげられている[1]。

　加算要件としてラウンドの実施が求められるが、加算要件を満たすだけのラウンド

は、本来の感染対策を行ううえでの目的ではない。ラウンドを行う本来の目的は、院内における感染対策が標準化されて適切に行われているかを確認し、改善が必要な場合には改善を促し、院内の感染対策を維持・向上させていくことである。

しかし実際には、感染対策担当者が行うべき業務は多岐にわたるため、理想とする姿は分かっていても人員が不足している、時間が足りないなどの現実が、ラウンドの本来の目的を霞ませてしまう。人員や時間の不足は大きな問題であるが、加算要件としてラウンドは必須のタスクであるため、他者に協力を要請しやすい。そうすることで、看護師だけでなく、多職種でのラウンドが実現し、看護師以外の目線の感染対策の問題点に気付くきっかけとなる。

どのような目的でラウンド項目をチェックするのか意識できるようにする

医療機関においては、患者を感染から守るために標準予防策を遵守することが求められる[2]。加算要件を満たすためのラウンドではなく、ICT が指導している感染対策が正しく実践されているのかを確認することが、本当の目的である。

当院では、患者を感染から守るために方針手順書や感染対策資料集を作成して、守るべきルールを職員に研修・指導している。そして、ラウンドにてそのルールが適切に実施できているかどうかを確認し、結果を評価指標として活用できるようにすると、ICT 活動の PDCA サイクルを回すための情報となる。

当院の感染対策に関連した方針手順書では、標準予防策の遵守を方針としている。そのため、方針手順書に記載されている内容の遵守状況が低い場合には、標準予防策が適切に行われていない、実践しにくい状況が存在している可能性がある。ラウンドで得られた評価をもとに改善策を考えて、感染対策の強化を行えるように ICT で活動している。

誰でも同じ評価ができるラウンドシートを作成する

複数名でラウンドを行うため、誰がチェックしても同じような評価ができるラウンドシートの作成が必要である。具体的には、どの状況の場合を「○」と判断し、どの状況の場合は「×」とするのか、細かい基準を設定している 表1 。前年度のラウンド結果から、ラウンドで確認する項目の見直しを行い、評価基準を明確に示す作業は準備に時間を要する。しかし、一人で収集することが困難な情報を ICT メンバーで協力して集めることができるため、丁寧な準備を行うことが ICT 活動をときめかせるためには不可欠な工程であると考える。

また、複数名でラウンドする場合に留意するべき点として、一貫性のなさが不信感につながるおそれがあるため、細心の注意を払う必要がある。具体的には、ラウンド

INFECTION CONTROL 2025 年 春季増刊 **235**

表1 当院における環境ラウンドの項目と評価基準の一例

チェック	ラウンド項目	評価基準
【期限管理】		
	擦式アルコール製剤の期限管理ができている（開封日・使用終わり目安…6ヵ月）	・個人携帯・病室前設置など10本確認：未記入3本まで△、4本以上× ・設置数が少ない場合は確認できる数の製剤を見て評価する。 ・期限の記載漏れや、期限切れがないことを確認する。10個以上見て1つのみ×の場合は○とみなし、状況を口頭で報告する。
	消毒薬の期限管理ができている（開封日・使用期限…1ヵ月）	・スワブの消毒薬のみの場合：○ ・ボトルの消毒薬：記入不十分（終わり日記載なし）が1本あれば△、記入不十分が2本以上、期限切れもしくは記載漏れなし1本以上の場合は× ・薬剤部より払い出されている消毒薬（ピューラックス®やハイポエタノールなども含む）を確認する。 ・設置数が少ない場合は確認できる数の製剤を見て評価する。
	環境クロスの期限管理ができている／期限切れがない（開封日が書いてあることを確認／期限は1ヵ月）	・5個確認：記入不十分2本・未記入1本まで△、記入不十分3本以上・未記入2本以上× ・設置数が少ない場合は確認できる数の製剤を見て評価する。
	衛生材料や手袋・エプロンなどの個人防護具の期限管理ができている（開封日が書いてあることを確認）	・ナースステーションおよび処置室・病室で10個確認：未記入3個まで△、未記入4本以上× ・設置数が少ない場合は確認できる数の製剤を見て評価する。10個以上見て1つのみ×の場合は○とみなし、状況を口頭で報告する。
	衛生材料や環境クロスについて、同じ製品や同じサイズが必要以上に開封されていない	・ラウンドで確認した場所に、明らかに不必要に複数開封済み製品がある場合には×とし、定数を見直してもらう。

> ラウンド項目だけ見ると観察者によって判定基準が異なる恐れがあるため、評価基準を設けている。判定基準を設けることで、異なるメンバーが観察に行っても同じ目線で評価をすることができる。また、この評価基準を即時フィードバックシートにも記載することで、指摘を受ける側の受け入れや、改善するために必要な指導に活用することができる。

当院ではラウンド時に×・△の評価項目のみチェック欄に書き込み、責任者に説明して渡している。

に行く際に、何を確認しなくてはいけないのか、前回ラウンド時の指摘事項が把握できるようにしている 図1 。当院では感染管理支援システムの環境ラウンド機能を活用しているため、その把握作業を簡便に行うことができる。前回の指摘事項を確認してからラウンドすることで、改善状況を見落とすことなく観察できる。

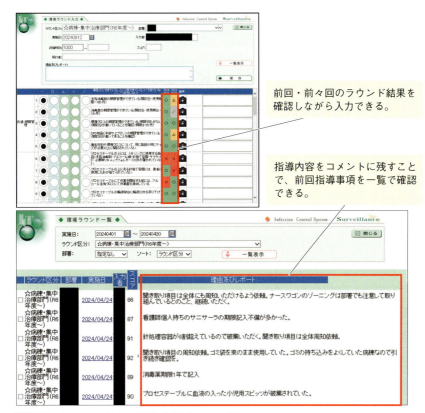

前回・前々回のラウンド結果を確認しながら入力できる。

指導内容をコメントに残すことで、前回指導事項を一覧で確認できる。

図1 前回ラウンド結果と指摘事項確認の一例
当院では、感染管理支援システムを使用している。

Q2 効率的なラウンドのフィードバック

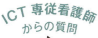

手指衛生ラウンドや環境ラウンドを行う部署がとても多いため、ラウンドをするだけでも大変です。ラウンド結果フィードバックを効率的に行うことが難しいのですが、よい方法はありませんか？

何を伝えればよい？ 何を実施すればよい？

- 「即時フィードバック」「部署（現場職員向け）の経時的なフィードバック」「病院全体（管理者向け）のフィードバック」に分けて考える。また、視覚的に課題が把握しやすい方法で、簡潔なフィードバックができるフォーマットを準備する。
- ICTのラウンドは粗探しをしているようにみられているのではないかと気になってしまうが、患者と職員を感染から守るためにラウンドを行い、フィードバックをしていることを忘れてはならない。
- ラウンドのフィードバックを行動変容につなげるためには、正しい知識の指導もセットで行う。研修指導を行い、なぜその感染対策が必要なのか知識をもってもらうことが必要である。

▶ どのように伝えたら効果的？

ラウンド結果を効率的にフィードバックするために、いつ・誰にフィードバックするのかを意識する

　手指衛生直接観察ラウンドや環境ラウンドは、ラウンドするだけでも多くの時間を必要とする。せっかくラウンドにて確認できた感染対策の課題を改善してもらうためには、いつ・誰に・どのようなフィードバックをしていくかがポイントとなる。「WHO手指衛生多角的戦略」[3-5]においては、測定評価の要素の一部としてフィードバックも重要な役割を果たすことが示されている。 表2 に、当院における手指衛生直接観察ラウンドに関連したフィードバックシートとフィードバックのポイントを示す。

　ラウンドで観察した結果をボトムアップ・トップダウンの両者からアプローチすることで、現場職員の行動変容につなげることがフィードバックの意義となる。いつ・誰に報告するのかでフィードバックシートが異なるため、効率的ではないようにみえるが、Excel などのフォーマットをあらかじめ準備することで、作業時間の短縮を図ることは可能である。

　資料の作成よりも、現場でラウンドをしてコミュニケーションに時間を使用することの方が重要である。当院では、手指衛生直接観察ラウンドおよび環境ラウンドを、感染管理支援システムを使用して実施している。システムの導入は、予算がかかり簡単に行えるものではないが、限られた時間・人員で感染対策を現場職員とともに改善していく際に大きな力となる。

　紙媒体に記載し、Excel に転記し、それからグラフを作成する作業は非常に多くの時間を費やすこととなる。そのため、感染管理支援システムの導入が難しい施設においても、アプリなどを活用して Excel などのデータに変換できると、転記作業にあてる時間を現場指導に使うことができる。

簡便に記載ができ、かつ視覚的に情報が伝わりやすいフィードバックシートを準備する

　以前は、ラウンド部署ごとに写真や文章を添えた各部署宛の報告書を作成していたため、かなりの時間をラウンド報告書作成に費やしていた。写真付きの報告書は改善が必要な項目が伝わりやすくなるため、有効な手段であると考えているが、報告書の作成がラウンドの目的になることは避けなくてはならない。当院で使用している感染管理支援システムでは、「○・△・×」で入力した環境ラウンドの結果を、数値化して点数をつけてくれる。数値化することで、経時的な改善状況の変化や部署ごとの課題、

表2 当院における手指衛生モニタリングフィードバックの一例

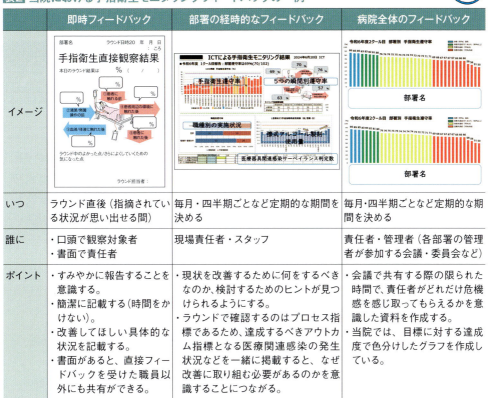

	即時フィードバック	部署の経時的なフィードバック	病院全体のフィードバック
いつ	ラウンド直後（指摘されている状況が思い出せる間）	毎月・四半期ごとなど定期的な期間を決める	毎月・四半期ごとなど定期的な期間を決める
誰に	・口頭で観察対象者 ・書面で責任者	現場責任者・スタッフ	責任者・管理者（各部署の管理者が参加する会議・委員会など）
ポイント	・すみやかに報告することを意識する。 ・簡潔に記載する（時間をかけない）。 ・改善してほしい具体的な状況を記載する。 ・書面があると、直接フィードバックを受けた職員以外にも共有ができる。	・現状を改善するために何をするべきなのか、検討するためのヒントが見つけられるようにする。 ・ラウンドで確認するのはプロセス指標であるため、達成するべきアウトカム指標となる医療関連感染の発生状況などを一緒に掲載すると、なぜ改善に取り組む必要があるのかを意識することにつながる。	・会議で共有する際の限られた時間で、責任者がどれだけ危機感を感じ取ってもらえるかを意識した資料を作成する。 ・当院では、目標に対する達成度で色分けしたグラフを作成している。

病院全体でスコアが低い項目においては手順の見直しを含めた検討につなげるなど、全体を俯瞰して捉えることができる。

全体のラウンド結果から、観察項目ごとのスコアを月別で表示することで、改善されていることや、エラーが増えていることを察知できる。また、部署ごとの結果でも同じように経時的なスコアの推移を示した報告書を作成し、部署スタッフと共有している。

全体をスコアでみることにより、弱み（伸びしろ）を見つけ出すだけでなく、改善策の効果を感じることができるため、職員とICTで一緒に取り組む際にモチベーションのアップにつながる。

ラウンド結果を感染対策の改善につなげるためのフィードバック

ラウンドの結果を会議で報告するだけでは、不十分である。フィードバックの先にある改善のために職員を支えることが、ICTが力を注ぐべき活動である。ラウンドで不遵守となっている項目には、できない理由が潜んでいる。「ルールだから」と感染対策マニュアルを押しつけてはならない。できない理由を探り、実施してもらうための

工夫を、職員と考えることが結果としては効率のよいフィードバックとなる。

Q3 フィードバックの苦手意識を克服するための心構え

ICT専従看護師からの質問

ラウンド時に声を掛けた医師から、「あなたは誰ですか？ 陰から見ていたのですか？ そんなのは盗撮と同じですよね」「感染対策が大切なことは分かるけど、実際にそれできますか？ やる意味があるの？」と言われてしまいました。このような発言には、どう対応すればよいでしょうか？

💬 何を伝えればよい？ 何を実施すればよい？ 💬

- 周囲の環境や相手を変えることはできない。「周囲のせいでうまくいかない」という考えから、「自分を変えれば、うまくいくかもしれない」という発想に変えてみる[6]ことをお勧めする。
- 自分の力で変えられること、変えられないことがある。今の自分の力で変えられる「影響の輪」[6]を意識した感染対策活動を考えてみる。
- 相手を理解する・理解したうえで理解されるためのコミュニケーション[6]を行い、妥協するのではなく、どのようにすれば患者と職員を守るための感染対策が実践できるのかを一緒に考えるきっかけとする。

▶ どのように伝えたら効果的？

自分が変わることで、周囲に影響を与えることを意識する

ラウンド時に声を掛けた相手から、思わぬ反撃を受けてしまうことや、不服そうな表情をされることは、ICT活動をしていると少なからず経験があるのではないだろうか。そのような反応をされると、悩んだり、腹が立ったりする感情が生まれる。しかし、簡単には周囲の環境や相手を変えることはできない。

図2[6]に「関心の輪と影響の輪」について関係を示す。「関心の輪」の中に、自分自身が変えることができる「影響の輪」（図2[6]の黄色の部分）が存在する。「影響の輪」の外側にある「関心の輪」（図2[6]のオレンジ色の部分）にあることは、時間をかけたり、エネルギーを傾けたりしても自分では変えられないとされている[6]。自分

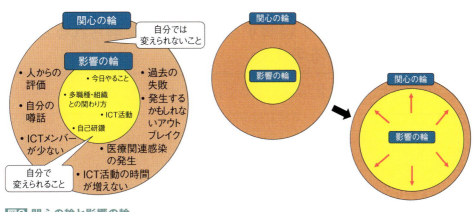

図2 関心の輪と影響の輪

（文献6より改変）

> 表3 筆者が自分で変えられることとして取り組んだ内容
> ・前年度の自施設の傾向を参考に、維持すべき項目と改善すべき項目の整理
> ・誰でも同じ視点で評価できるチェックシートの作成
> ・具体的な改善策を意識したフィードバックシートの検討
> ・ラウンドで確認する項目の根拠や理由のマニュアルへの明文化

では変えられないことに時間を注ぐことは、時間とパワーを無駄にしてしまう。それならば、自分が影響を与えられること、自分が変えられることに力を注ぎ、周囲に影響を与えていくことに意識した活動をする方が、エネルギーを無駄遣いすることなく感染対策活動ができる。

「影響の輪」のなかで自分が変えられること

　質問にある医師からの言葉を、実際に言われて悩まない人は少ないのではないだろうか。筆者も「ICTが嫌われてしまうのは、仕方のないこと」と考えていた時期がある。しかし、ここで悩みながら我慢して終わってしまうことは、感染対策の改善をストップさせてしまう。自分では変えられないことばかりに目を向けるのではなく、日々の業務として自分が行うことやICT活動のなかで改善できることに目を向けて力を注ぐことが重要である。当院の環境ラウンドなどを例に出すと、自分が変えられることとして、表3のことに主体的に取り組んだ。

　自分の力で変えられることや、ICTメンバーの力を合わせて変えられることに前向きに取り組み、根拠を示しながら感染対策に対する組織文化を醸成していくことは、影響の輪を広げる活動につながる。そして、自分が変えられることに一生懸命取り組み、それが明確な根拠をもって患者と職員を感染症から守るためだと自信をもつことができれば、職員からの心ない言葉にも毅然として対応できるのではないだろうか。

現場で受けた声をまず理解する、その次に理解されるためのコミュニケーションを考える

多くの医療従事者は、患者のために働いており、「感染対策は大切ではない」「患者が感染してもよい」と考えている職員は少ないのではないだろうか。しかし、感染対策が大切なことは分かっていても、実際にはできていない、後回しにされているという現状を、ラウンドをしていると目の当たりにする。

本書を手にしている人は感染対策に関心をもち、改善するために活動している人が多いであろう。感染対策は患者の命を守るために重要であることをよく理解しているからこそ、ガイドラインなどを参考に院内で適切に感染対策が実践できることを強く願いながら活動している。一方、ICT メンバーや感染対策担当者以外の職員も、患者の利益が最優先であるため「患者のため」を思って行動している。

双方の考えの中心に"患者"がいたとしても、ものの見方が異なっている場合には、問題を改善させることは難しい。まずは、相手の見方や考えを理解し、次に自分を理解してもらうためのコミュニケーションをとるという順番が重要であるとされている[6]。

相手を尊重し理解したうえで、自分（ICT）のゴールを相手が理解しやすい言葉で伝えていく。その過程で、どのようにすれば患者と職員を感染から守ることができるのか、現場職員と一緒に考えることができれば、より現実的で実践可能な感染対策につながっていくのではないかと考える。

引用・参考文献

1) 厚生労働省保険局医療課. 疑義解釈資料の送付について（その10）. 令和4年6月1日. https://www.mhlw.go.jp/content/12404000/000946084.pdf
2) CDC. 2007 Guideline for Isolation Precautions：Preventing Transmission of Infectious Agents in Healthcare Settings. https://www.cdc.gov/infection-control/media/pdfs/Guideline-Isolation-H.pdf
3) WHO. WHO Guidelines on Hand Hygiene in Health Care. https://iris.who.int/bitstream/handle/10665/44102/9789241597906_eng.pdf?sequence=1
4) WHO. A Guide to the Implementation of the WHO Multimodal Hand Hygiene Improvement Strategy. https://iris.who.int/bitstream/handle/10665/70030/WHO_IER_PSP_2009.02_eng.pdf?sequence=1
5) 坂本史衣ほか監訳. WHO Hand Hygiene Self-Assessment Framework 2010（WHO手指衛生自己評価フレームワーク2010年）. 国立国際医療研究センターAMR臨床リファレンスセンター. 2019. http://amr.ncgm.go.jp/pdf/medic-m1.pdf
6) 「7つの習慣」編集部監修. 13歳から分かる！7つの習慣 自分を変えるレッスン. 東京, 日本図書センター, 2020, 136p.

リンクナースの指導・兼任ICNの動き方に関するQ&A

東邦大学医療センター大森病院 感染管理部（感染管理認定看護師） **塚田真弓**

Q1 手指衛生遵守率の向上

ICNからの質問

ある部署の手指衛生遵守率が上がらず、困っています。リンクナースをどのように支援するとよいでしょうか？

何を伝えればよい？ 何を実施すればよい？

- 手指衛生を遵守する動機付けを考える。
- 「WHO手指衛生多角的戦略」を用いて支援を行う。
- リンクナースや部署責任者と相談しながら、手指衛生推進リーダーの任命を検討する。
- リンクナースが実施した対策を必ず評価・フィードバックできるように支援し、今後の改善策を再度立案する。
- 5年間以上の計画設定をしていく。

▶どのように伝えたら効果的？

手指衛生の遵守率はなぜ上がらない？

　手指衛生遵守率の向上は、永遠の課題のように多くの医療機関が苦戦していると思われる。手指衛生の知識は、研修会やマニュアルなどで十分に提供しているのにもかかわらず、実践に結び付かないのはなぜかを考えてみる。

手指衛生を遵守することで業務が減ることを理解できていない

　医療従事者はさまざまな業務を次々に行わなくてはならず、医療行為が円滑に進むために優先順位を考えながら実施している。そのなかで省いてしまう行動として手指

表1 看護師の手指衛生行動の動機付け構造因子

外発的動機付け	他者から強制・指示されて、やらされているから行動している状態。
取り入れ的動機付け	課題行動を行うことに価値を認め、それを自分の価値にしようとしているが、義務感が伴っている。
同一化的動機付け	自分にとって価値があり大切なことだという理由で、積極的に取り組もうとする。
内発的動機付け	自分の価値観と一致している状態であり、違和感なくその行動をやりたいと思える。

(文献1より改変)

衛生があり、やってもやらなくてもとりあえずの業務には支障は起こらない。

しかし、医療関連感染で感染症を引き起こしてしまうと、患者は処置・治療を受ける必要が出てくると同時に、医療従事者は血液培養や抗菌薬投与などの業務が増加する。手指衛生を適切なタイミングで実施することによって、患者は感染せず、医療従事者は業務量の減少につながる一歩となることを伝えていかなければならない。

適した動機付けが実施できていない

手指衛生の遵守率が上がらないのは、ある部署のスタッフの行動変容を起こすような活動を支援する方法が提供されていない可能性がある。医療従事者が手指衛生の遵守に対して、行動変容を起こす動機付けを検討しなければならない。

赤峰らは「看護師の手指衛生行動の動機づけ構造因子の検討」を報告しており、動機付けには「外発的動機付け」「取り入れ的動機付け」「同一化的動機付け」「内発的動機付け」があると述べている **表1** [1]。

動機付けにはさまざまな方法があるが、行動変容で無関心期から関心期に変更させるきっかけは各施設の方法で異なる。ある病棟の手指衛生遵守率が上がらないときは、どのような動機付けを実施していたのか分析してみるのもよいと思われる。ある部署に適した動機付けは何かを、リンクナースと今まで実践してきた方法を振り返りながら分析し、次の動機付けをまずは検討してみよう。はじめは「外発的・取り入れ的」な動機付けからスタートしても、一過性で手指衛生遵守率が低下するおそれがあるため、その後は「同一化的・内発的」な動機付けに移行できれば、高い遵守率が継続される可能性が高くなるだろう。

「WHO手指衛生多角的戦略」をもとに戦略的に改善する

世界各国では「WHO手指衛生多角的戦略」に準じた国家的な手指衛生改善プログラムが導入され、成果を上げている[2]。「WHO手指衛生多角的戦略」は「5つの要素」「5つのタイミング」「5つのステップ」があり、「医療関連感染を効果的に防止できる手指衛生の実践」を戦略的に改善できるように作られている **表2**[2]、**図1、2**[2]。

244 INFECTION CONTROL 2025年 春季増刊

5つの要素

「5つの要素」で取り組みやすいのは表2[2]の1〜4の要素ではないだろうか。しかし、5つ目の要素である組織文化を醸成するのは至難である。前述した動機付けで「内発的動機付け」が実施できる人に手指衛生推進リーダーを担ってもらい、各部署でどのように手指衛生が文化になるかを検討して戦略的に進めていくのがよい。ある部署のリンクナースと相談しながら手指衛生推進リーダーの育成方法を検討し、リーダーが中心となって、改革できる方法をともに模索していく仲間を増やすことが手指衛生遵守率の増加の第一歩になる可能性がある。

5つのタイミング

図1[2]の「5つのタイミング」はどの病院でも活用してポスターなどを作成し、掲示しているところが多いと思われる。しかしこのタイミングを100％遵守するのは困難である。当院では5つのタイミングが実施されているかを、ICT

表2 WHO手指衛生多角的戦略「5つの要素」

1. 物品設備
2. 研修教育
3. 測定評価
4. 現場掲示
5. 組織文化

（文献2より作成）

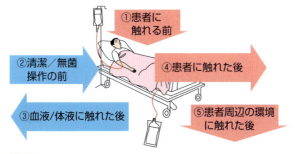

図1 WHO手指衛生多角的戦略「5つのタイミング」

①患者に触れる前
②清潔／無菌操作の前
③血液／体液に触れた後
④患者に触れた後
⑤患者周辺の環境に触れた後

（文献2より作成）

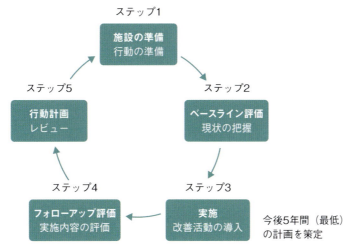

図2 WHO手指衛生多角的戦略「5つのステップ」

ステップ1 施設の準備／行動の準備
ステップ2 ベースライン評価／現状の把握
ステップ3 実施／改善活動の導入　今後5年間（最低）の計画を策定
ステップ4 フォローアップ評価／実施内容の評価
ステップ5 行動計画／レビュー

（文献2より作成）

ラウンドでリンクナースとともにチェックしている。リンクナース自身で自部署のチェックを行い、ICTからコメントをもらうため、どのようなタイミングが自部署の課題なのかを気付く機会となっている。

5つのステップ

図2[2]の「5つのステップ」をもとに、リンクナースが5年間の計画を設定できるように、ICNはともに検討しながら進めていくことが重要である。たとえば、行動の準備では、手指衛生推進リーダーなどを現場で決めて、ともに活動してくれる仲間を作ることで、リンクナースの不在時も協力して手指衛生の強化に尽力してくれるだろう。どの動線に擦式アルコール製剤を配置すべきか、また個人持ちを推奨する場合はどのように評価するかなど、相談して検討する。

ベースラインデータは擦式アルコール製剤使用率や「5つのタイミング」の実施率、スタッフの1日の使用量や使用本数調査などリンクナースが評価しやすい数値を用いた方がよい。また、現状の問題点をどのように改善するかが重要で、キャンペーンや勉強会、「5つのタイミング」の実施率調査、ロールモデルスタッフの選定などさまざまな方法を検討し、自部署に合った方法で実施して必ず評価し、次の行動計画につなげていくことが重要である。

Q2 リンクナース会の効果的な運用

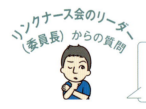

リンクナース会の活発な活動ができていません。どんな取り組みが効果的でしょうか？ また、目標や計画の立て方を教えてください。

何を伝えればよい？ 何を実施すればよい？

- 現場の問題をリンクナースからあげてもらえるようにディスカッションを行う。
- 現場の問題を院内の目標に組み込んでもらえるようにICNと検討する。
- 病院の目標に合わせたリンクナース会の目標を検討する。
- その目標を達成するために各リンクナースが各部署の目標を明確に立てる。
- リンクナースが目標を達成するために、主体的に活動できるようなリンクナース会の計画を立案する。
- 取り組みの具体例として、リンクナースが目標を達成するためにラウンド・グループワークなどを主体的に取り組めるリンクナース会にしていく。

▶ どのように伝えたら効果的？

リンクナースが部署の目標を立案することで、主体的な活動が可能になる

　リンクナースは院内の感染対策を実践するうえで重要な役割を担っている。リンクナースは各部署の感染対策のリーダー的な存在であるため、現場で困っていることやニーズを考えることが可能で、解決策を見出すことができる。

　まずはリンクナース会で、リンクナース同士の意見交換の場を設け、コミュニケーションを促進することにより、リンクスタッフ会のリーダーはニーズを把握することができる。ニーズをまとめることができたら、次はICNに相談して病院の感染対策の方向性や目標にリンクスタッフのニーズを盛り込んでもらえるか検討してもらう。ここで重要なのは、すべてのリンクナースのニーズをかなえることは困難であるため、病院の状況を理解しながら優先順位を立案して交渉していくことである。

　院内の目標に感染対策のリンクナースのニーズを盛り込んでもらえたら、次はその目標を達成するため、リンクナース会の目標も立案し、リンクナースの皆に相談してみよう。リンクナース会の目標を決定したら、各リンクナースが各部署の目標も立案することにより、リンクナース自身が主体的に活動することが可能となる。このことによって病院の目標が自分たちに関連した活動であると認識できるため、効果的な活動方法がみえてくる。

当院の場合

　当院は抗菌薬適正使用支援チーム（antimicrobial stewardship team, AST）活動で血液培養陽性患者の治療・処置などに介入しているが、カテーテル由来血流感染（catheter related bloodstream infection, CRBSI）対策に問題があると感じ、リンクナースとともにラウンドなどで問題点を抽出し、介入し始めた。しかし、なかなかCRBSIが減少せず、それと同時にメチシリン耐性黄色ブドウ球菌（methicillin-resistant *Staphylococcus aureus*, MRSA）も増加してしまった。

　そこでICTで協議し、入院後の「MRSA菌血症ゼロ」を目指すことにした。まず、各委員会・各部署に何度も目標と実際の数字を伝え続けた。また、研修会をCRBSI対策を中心に1年間実施した。MRSA菌血症でCRBSIが起こった場合は、関連部署の医師・看護師との振り返りや病院感染対策委員会への報告を行った結果、MRSA菌血症が半分以下になった。

　当院ではリンクスタッフ制度で「MRSA菌血症ゼロ」を目指し、「カテーテル感染症ゼロ」「MRSA新規発生ゼロ」の目標を掲げた。そのために、カテーテル感染症や

表3 目標や計画の立て方：SMART原則の活用

Specific（具体的）：目標を明確に定義
Measurable（測定可能）：進捗を測定できる指標を設定
Achievable（達成可能）：現実的な目標を設定
Relevant（関連性）：組織のビジョンやミッションに関連した目標を設定
Time-bound（期限付き）：目標達成の期限を設定

（文献3より改変）

　MRSAが新規発生した場合にリンクスタッフ会で医師と看護師がグループを作成し、振り返りを行っている。リンクスタッフは積極的に振り返りを行いながら、活発に改善策を話し合っている。

SMART原則の活用

　目標や計画の立て方にはSMART原則を活用する方法（表3[3]）もある。現場の問題点を抽出してリンクナースと共有しながら、組織の目標に対して問題点を明確に掲げ、さらに組織目標が達成できるようなリンクスタッフの目標を示すことで、ビジョンやミッションが明らかになってくる。目標達成の期限をしっかり設定し、リンクナースが一丸となって進めることによってリンクナース会が効果的に活動することが可能となる。

　目標を立案したら、次にリンクスタッフ会の計画を立てる。講義や情報共有も重要だが、リンクナース自身が考えながら活動できる会を中心にすることにより、積極的な活動となる。具体的には、前述した当院の経験のように、グループワークで問題解決方法を検討していく。そのほかにも、ICTラウンドにリンクナースが参加し、立案した目標に対してどんな解決策が必要なのかなどをディスカッションすることにより、リンクナースが活動できる方法を見出すことができる。

Q3 兼任ICNの役割

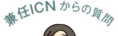

専任ICNがいるなか、兼任ICNである自分の役割を見出すことが難しいです。どのように「兼任」であることを生かして、活動すればよいでしょうか？

💬 何を伝えればよい？ 何を実施すればよい？ 💬

- 兼任ICNならではの強みを生かす。
- 兼任ICNは現場の感染対策情報を収集しやすく、臨床で活動しているスタッフの状況を理解しているため、改善点を抽出しやすい。
- 現場で改善すべき点を抽出し、組織的に介入が必要な感染対策があれば、専任ICNに相談しながら組織的な改善方法を検討していく。
- 自部署の課題である感染対策は、介入策を立案・実践・評価するなどPDCAサイクルを回して結果が導き出せれば、他部署のリンクナースなどに方法を伝達したり、研究発表をしたりするなどの活動ができる。
- 現場のスタッフに協力してもらいながら、自部署を感染対策強化モデル部署などの位置付けになるように活動し、病院感染ゼロを目指していく。

▶ どのように伝えたら効果的？

現場とICTの架け橋となる

　専任ICNと比べると、兼任ICNは業務時間や専門性の点で限られたリソースを抱えることから、自分の存在意義や役割を見失いがちになるのは理解できる。兼任ICNとして専任ICNがいる環境で自身の役割を見出すのは難しいかもしれないが、兼任ならではの強みを生かすことで貢献できる方法がある。

　兼任ICNは、感染対策の知識がありながら現場の状況を理解している存在であり、専任ICNが気付けないことや現場での詳細な介入策の実践が可能となる存在である。兼任ICNであれば、病院のICTの活動方針や病院の状況を把握できるため、現場とICTの架け橋となる存在である。

協力してもらえる体制作りが重要

　兼任ICNの役割（表4）を理解していても、専任ICNがいるとなかなか自分の役割を見出せない場合は、まずは自部署の課題に目を向けてみよう。専門的な視点で課題を抽出したら、可能であれば数値での評価方法を見出し、介入前後の比較を行うとよい。自部署の改革を積み重ねて、病院の感染対策強化モデル部署を目指す方法も、兼任ICNだからこそ成し遂げることができると思われる。

　これらを進めていくうえで重要なのは、一人で背負わず皆を巻き込みながら感染対策を実践していくことである。コミュニケーションの架け橋となるうえで、課題の内容によってはチームなどを編成し相談しながら進めていくことが望ましい。課題にも

表4 兼任ICNの役割

①多面的な視点
　医療現場の業務に関与することで、感染対策の視点に加えて、現場の状況を理解しながら問題点の抽出や介入方法の検討が可能。
②柔軟な対応力
　感染対策という枠組みに捉われず、広い視点で物事を捉えて柔軟に対応可能。
③コミュニケーションの架け橋
　他部署との信頼関係を築きやすいため、現場の細かいニーズや課題を拾い上げ、感染対策に反映させることで病院全体の感染対策の質を向上させることが可能。
④専任ICNと協働
　専任ICNが専門的な業務に集中できるよう、日常的な感染対策の実務や現場対応においては兼任ICNが主導的な役割を果たすことで、スムーズな協働が可能。
⑤現場での指導・サポート
　感染対策に関する啓発や教育を日々の業務のなかで行うことが可能。日常の現場をサポートする形で活躍。

よるが、チームメンバーには部署のリーダー的な存在のナース・責任者・病棟長・ICTメンバーなど、他職種を交えながら進めていくとより活発に問題解決を進めることが可能となる。専任ICNに助言をもらいながら、周りのスタッフに協力してもらえる体制作りが重要である。

　兼任ICNとしての役割を見出すためには、専任ICNとの違いを理解し、その違いを生かして活動することが重要である。多面的な視点、柔軟な対応力、コミュニケーション能力、そして専任ICNとの協働を通じて、感染対策の実践に貢献できる場は多く存在する。兼任であることをハンディと捉えず、むしろ強みとして捉え、日々の業務に前向きに取り組むことで、自分自身の価値を高めることができるだろう。

引用・参考文献

1) 赤峰みすずほか. 看護師の手指衛生行動の動機づけ構造因子の検討. 日本看護研究学会雑誌. 37 (1), 2014, 1_95-1_103.
2) WHO. WHO Guidelines on Hand Hygiene in Health Care. 2009. https://iris.who.int/bitstream/handle/10665/44102/9789241597906_eng.pdf
3) Doran, GT. There's a S.M.A.R.T. way to write management's goals and objectives. Management Review. 70 (11), 1981, 35-6.

3

地域連携に関する Q&A

箕面市立病院 感染制御部 副部長（感染管理認定看護師） **四宮 聡**

Q1 感染対策向上加算3の担当者が病院幹部（院長・看護部長など）の場合の対応・支援

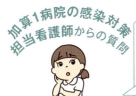

連携を組んでいる先方の担当者が、看護部長になっています。職位が高く、対応・支援をする際のハードルがとても高く感じています。どのような関わりや工夫をするとうまく連携ができるでしょうか？

何を伝えればよい？ 何を実施すればよい？

- 先方の職位が高くても、やるべきことは同じである。社会人・専門家として常識的な態度で対応すれば、それほど困ることはない。あまり肩肘を張らずに、「感染対策以外のことでは、看護師の大先輩として学ぼう」と考えるとよい。
- 感染対策の連携では、連携先の施設における診療の特性と感染対策に関連する業務と流れを把握することが大切である。そのうえで、感染対策を改善する視点をもって支援できることに一つずつ丁寧に対応すればよい。
- 看護部長なので、普段は管理業務を行っている。つまり、対外的な仕事が多く人的ネットワークも広い可能性が高いため、自施設の看護部長とも面識があるケースが想定される。事前に自施設の看護部長に報告、相談しておくことで有益な情報を得られるかもしれない。感染対策の具体的な改善活動では、ポジションパワーを駆使したヒト・モノ・カネを効果的に配分すると、連携病院の感染対策が大いに改善することも期待できそうである。

▶どのように伝えたら効果的？

看護部長の業務内容を俯瞰し、相談応需や提案を行う

　看護部長は組織を大きく捉える管理業務を主たるものとする代わりに、各所の物品や業務内容を隅々まで把握しているケースはまれだろう。看護組織のマネジメントが

主な業務なので、日々の看護ケアや処置を行うことは通常想定されない。一方で、病院全体の課題や組織を動かすための視座の高さをもった判断力を備えている。連携の際には、それらを念頭に置きながら、活動のなかで相談応需や提案を行うとよいだろう。

物事を俯瞰できることは感染対策においても重要な視点だが、もしあなたがスタッフであれば、自分より2つ程度職位の高い上司を想像するのも一案である。師長（自分が師長の場合は看護部長）だったらどう考え、行動するかを考えるのは、マネジメント思考の訓練にも役立つ。次項から、具体的な取り組みの例について紹介する。

信頼を得るために改善や変化が分かりやすいテーマから手をつける

一般的な活動には、年に4回開催するカンファレンス、新興感染症を想定した訓練、連携強化加算取得要件となる各種データ提出と共有がある。また、指導強化加算を取得している施設では、直接訪問して感染対策の改善支援を行うことが求められる。参加する立場では、カンファレンスへの参加、新興感染症訓練への参加、連携強化加算取得病院の場合は各種データの提出も必要になる。

これらを踏まえ、感染対策担当者の窓口が看護組織の長ということを考慮すると、まずは信頼を得るために戦略を練りたい。短期間で信頼を得ることは、その後行われるやりとりや依頼の心理的障壁が低くなることにつながり、業務負荷にも大きく影響する。そのため、改善や変化が分かりやすいテーマを選択するのがよい。

たとえば、薬剤耐性菌で課題になることが多い洗浄室や汚物処理室、オムツカートの清潔／不潔のゾーニングは取りかかりやすく、リスクも伝えやすい。院内ラウンドは加算要件にも設定されているため、コンサルテーションとしても対応可能で、これらの改善支援では、報告・提案書を作成し、記録として双方で保管しておく。そうすることで、連携病院内での課題の共有と経時的な変化も可視化でき、改善を院内全体へ広げることにもつなげられる。

最初は対面を心掛ける

看護部長は、通常多忙を極めており、時間はきわめて貴重な資源であることは容易に想像できる。また、時間管理を効果的に行うことは誰にとっても重要な課題でもある。しかし、関係性が十分に構築できていない間は、ある程度効率を落としてでも対面や訪問を優先する方がよいと考える。

ウェブやメールの利便性はもちろん高い。しかし、連携を安定的に進めていくためには、相互の関係性が受け入れや円滑さに影響するものだと感じる場面に遭遇する。

特に、アウトブレイクやクラスター支援のように迅速な対応を要するケースでは、同じ場所、状況に身を置くことの意義が大きいと感じる場合も多い。これは、対面のメリットであり、画面を介することで危機的な意識や伝えたい熱量が目減りすることがある。関係性が構築できた後は、IT を活用し、必ずしも訪問や対面にこだわらなくても対応できることは多いはずである。

筆者の施設では、連携先病院の看護部長とのやりとりに障壁はなく、連携先の病院に関する構造的な特徴も把握できていることから、メールや電話を主なコンサルテーション対応としつつ、定期的な訪問支援を継続している。

連携のなかで取り組むことができる活動例

汚物処理室や洗浄室はスペースが十分ではなく、感染対策上の課題を抱えている病院が多いと思われる。これらは、基本的な考え方は病院規模によらず、アドバイスが行いやすい。いくつかテーマを紹介する。

テーマ例：汚物処理室のゾーニングを整理し、区別する

①事前に課題のある場所の写真を撮り、報告書に使用することについて施設の内諾を得ておく。

②最初に汚物処理室内の清潔／不潔物品を確認し、職員の動線（ベッドサイドからの搬入、洗浄・消毒）と保管場所を確認する。可能であれば、図面で換気状況も同時に確認する。

③感染対策上課題がある場所の写真を撮り、担当者に今の課題が何か、どうするとよいか、放置するとどんなリスクが考えられるかについて説明する。

④後日、課題と改善策について報告書を送付する。

⑤報告書の送付後、数ヵ月ごとまたはカンファレンスの機会に改善の進捗を確認する。

そのほか取り組む例は、 表1 を参照していただきたい。

表1 連携活動で取り組むことができる活用例

①包帯交換車の適正化を進めるときのヒント
【確認】
・包帯交換車の物品リスト、定数、定位置
・当該部署の診療科と創処置の方法（手順）
　（処置は個別／連続か、介助者の有無、処置マニュアルの有無と内容；妥当性含む）
【提案する頻度の高い内容】
・包帯交換車の天板に常時物品がある場合は、定数を見直し、（擦式アルコール製剤以外）天板への保管を避ける
　＊天板の保管を避けられない場合は、患者ゾーンに入れることで包帯交換車が間接的な感染源になるリスクを
　　伝え、避けるよう推奨する
・処置後の物品は下段に、清潔物品は上段に保管する
・処置のマニュアル・ルールがない場合は、診療科と協力して作成する
・処置時は清潔・不潔を明確に区別し、包帯交換車の汚染を防止するルールを組み込む
補足：事前に、課題のある場所の写真を撮り、報告書に使用することについて施設の内諾を得ておく

②消毒法を適正化するときのヒント
【確認】
・採用されている消毒薬の一覧
・消毒の適応と対象器材
・マニュアルに定められている消毒の濃度と接触時間
・薬剤部以外で希釈する場所の希釈ルールの掲示と内容
・浸漬消毒容器の大きさと落としぶた
【提案する頻度の高い内容】
・確実な浸漬ができる容器と濃度
・次亜塩素酸ナトリウムの遮光環境での保管
・接触時間の追記
・掲示場所（希釈を行う場所から目視確認できる範囲に掲示）
補足：マニュアルは事前に入手すると時間短縮が可能。浸漬消毒は現場の写真撮影が望ましい

Q2 加算1取得要件となっている新興感染症を想定した訓練の企画・運営

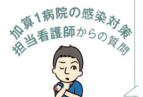

加算要件として、「新興感染症を想定した訓練の実施」が求められています。連携している病院、クリニックも多数あるのですが、どのような訓練を行うとよいかイメージがわきません。毎回個人防護具（personal protective equipment, PPE）の着脱を行うだけではすぐにマンネリ化しそうです。

何を伝えればよい？　何を実施すればよい？

●「新興感染症」のキーワードと疑義解釈の「たとえば、PPEの着脱訓練が該当する」に縛られるとアイデアを出しにくくなってしまうと思われる。新型コロナウイルス感染症（COVID-19）で経験したように、クラスターの抑制、発生時の早期収束には標準予防策と感染経路別予防策の理解と実践が不可欠である。連携病院、クリニックの感染対策における業務の内容と流れを把握し、課題を収集・分析することが効果的な訓練につながる。

●2024 年度から、高齢者・障害者施設においても感染対策向上加算が新設され、連携施設とのカンファレンスに参加することが要件の一部として認められた。COVID-19 のクラスター発生頻度の高い施設を地域全体で改善する機会と捉え、その課題を解決する手段として訓練を認識できれば、感染対策向上における有意義な機会にすることが期待できる。これらを踏まえ、戦略的に訓練を企画・運営したい。

▶ どのように伝えたら効果的？

訓練の捉え方を整理する

　新興感染症は、今後新たに発生するであろう感染症を想定する必要がある。COVID-19 と同様のイメージとしてもつのではなく、感染経路が不明で、ワクチンもなく、治療薬も未開発の感染症をイメージするとよい。

　加算のための訓練に終始しないためにも、COVID-19 の対応からみえた感染対策上の課題を抽出し分析したうえで、地域の感染対策レベルを高める戦略の一つに訓練を位置付ける思考が求められている。

開催側に求められる訓練の位置付けと工夫

　地域のクラスター発生時の外部支援は広く実施された。支援の際に感じた課題として、隔離予防策に基づいた知識・実践レベルの不十分さがあったと感じた感染対策担当者も多かったと推測する。そのため、課題の解決には基本的な感染対策の習得が必要であるものの、これまで支援する法的根拠はなく、自助的な取り組みにとどまっていた。

　2024 年度の診療報酬加算では、要件に従って実効的な訓練を開催することで、アウトブレイクやクラスター発生の防止・早期収束につなげることが期待できる。この訓練は、新興感染症患者などを受け入れることを想定した基本的な感染対策に関わるものであり、たとえば、PPE の着脱訓練が該当する。また、当該訓練はリアルタイムでの画像を介したコミュニケーション（ビデオ通話）が可能な機器を用いて実施して差し支えない[1]とされる。

　訓練の詳細は PPE のみ記載されており、そのほかどのようなテーマとするかについては各加算病院にゆだねられている。COVID-19 対応では、ガウン・マスク・アイガード・手袋などを用いた PPE の着脱訓練が院内外で何度も実施されたと思われる。これらの内容は、電動ファン付き呼吸用保護具などの特殊な防護具を除けば、感染対策としては基本的な要素がほとんどであり、新興感染症であっても基本的な感染対策の習

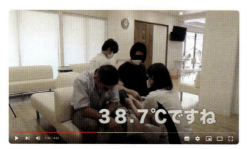

図1 新興感染症訓練動画クリニック編（感染対策なしバージョン）

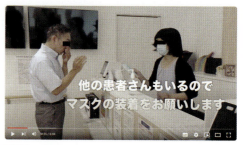

図2 新興感染症訓練動画クリニック編（感染対策ありバージョン）

熟が不可欠であることを示している。そのため、加算対象の訓練を開催する場合であっても、患者受け入れのみを想定する必要はなく、受け入れるために必要なさまざまな感染対策に関連する知識・技術の習得を目指すとよい[2]。

訓練で取り上げたテーマと実際

　これまでに訓練で取り上げたテーマと実際を紹介する。今回紹介する動画は、事前にそれぞれの連携活動で使用することについて合意が得られたICNネットワーク（北摂地域感染管理ネットワーク）活動の一環として作成したものである。病院単位での作成は時間、内容、負担の面で効率が悪いと考え、協力して作成するに至った。これらの動画は、リアリティを出すため加算病院や連携しているクリニックへ依頼し、場所を提供していただいた。また、訓練に参加する職員は一部であることから、動画を視聴できる環境を整備し、連携病院・クリニック内での研修などにも活用を依頼した。

例1　クリニックを想定した場合の訓練

　感染症患者が、事前に病院へ連絡し、最初から感染症指定病院に受診する可能性はほとんどない。COVID-19で経験したように、発生初期で受診するのは、かかりつけのクリニックが多い。そこで、クリニックに発熱・呼吸器症状がある患者がマスク未着用のまま受付・診察を受ける「感染対策なしバージョン」と適切な咳エチケットと感染対策を講じた「感染対策ありバージョン」の動画を作成した。この動画を訓練時に視聴し、感染対策上の課題を確認した。そして、正答とともに留意すべき点について説明した 図1、2 。

例2　病院を想定した場合の訓練

　クリニックと異なり、病院であればすみやかに感染対策が講じられるわけではない。新興感染症を疑った時点から新興感染症対策が始まる。病院編では、新型インフルエンザ患者が受診し、入院となった架空の事例とした。海外渡航歴があり、発熱と呼吸器症状を認めたが、入院時迅速検査陰性で総室入院とし、院内で感染拡大した事例と

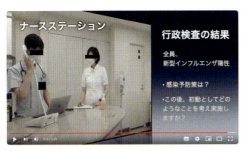

図3 新興感染症訓練動画病院編(感染対策なしバージョン)

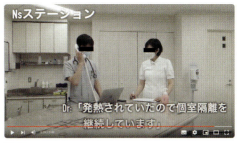

図4 新興感染症訓練動画病院編(感染対策ありバージョン)

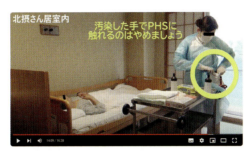

図5 PPEの間違い探し動画

した。クリニックと同様に感染対策のあり、なしバージョンを作成した。感染症の流行情報や病棟内の発熱患者の増加など、情報共有と感染対策の意識をつなげることが重要であるというメッセージを伝えるため訓練で活用した 図3、4。

例3 PPEを基本から学び、着脱まで体験する訓練

感染対策に不可欠なPPEは、想定される場面で安全に着衣・脱衣できるよう一定の質が担保されたものを使う必要がある。しかし、どのように品質を確認すべきか、どのような規格があるのかについての情報は周知されていない場合も経験する。そのため、着衣・脱衣のさらに前段階である選択（適応・規格）まで広げた構成とした。また、PPEのよくある間違いを動画にし、その解説を追加した 図5。

引用・参考文献
1) 厚生労働省. 疑義解釈資料の送付について（その1）. https://kouseikyoku.mhlw.go.jp/shikoku/iryo_shido/00023 5070.pdf
2) 厚生労働省. 疑義解釈資料の送付について（その19）. https://www.mhlw.go.jp/content/12404000/000969100. pdf

索引

欧文

CLABSI······················16, 154
COVID-19············30, 41, 57, 104, 175,
206, 209, 211, 218
ICU·····························201
N95 レスピレータ········61, 102, 207, 219
SARS-CoV-2······58, 163, 176, 209, 218
SMART 原則······················248
VIP スコア······················147
VRE·····························224
WHO 手指衛生多角的戦略···············244

あ

アウトブレイク··············14, 41, 116, 133,
189, 192, 202, 225
アルコール系消毒薬·····················174
医療関連感染···11, 36, 116, 132, 221, 234
医療関連感染サーベイランス··············16
胃瘻·····························129
陰部保清·······················121
インフルエンザ···················82, 211, 215
エアロゾル感染
·············60, 97, 104, 176, 207, 218
塩素系消毒薬·························181
嘔吐物処理·····················34, 54
汚物処理室·······················70, 253
オムツ交換·······················84

か

喀痰吸引·························72
カテーテル関連尿路感染················121
環境クロス·····················183, 236
看護師·························11

看護補助者··········24, 88, 178, 183, 192
感染経路別予防策··············52, 101, 118
吸引カテーテル·····················107, 112
業務継続計画·····················40
グラム陰性桿菌···69, 91, 111, 125, 189, 192
クリティカル·····················179
クロストリディオイデス・ディフィシル
·····················14, 170, 180
経管栄養·························79
血管内留置カテーテル···············74, 149
兼任 ICN·························248
高水準（消毒薬）·····················179
酵素系洗浄剤·····················174
高頻度接触面···········68, 171, 176, 224
高齢者施設··················30, 82, 160
ゴーグル·····················51, 98, 109, 161
個人防護具············24, 60, 72, 107, 118

さ

サージカルマスク··········60, 61, 85, 102
採尿バッグ·····················135
擦式アルコール製剤·····················19, 88
次亜塩素酸ナトリウム········54, 120, 124,
165, 174, 178, 181, 202
紫外線（UV）照射·····················173
シューズカバー·····················195
手指衛生遵守率··········38, 89, 243
手術部位感染·····················16
症候群サーベイランス·····················38
消毒·························185
小児病棟·························199
静脈炎スケール·····················147
シンク·····67, 69, 90, 162, 165, 187, 189
新興感染症·························254

浸漬消毒⋯⋯⋯⋯⋯⋯⋯⋯126, 165	ビニールカーテン⋯⋯⋯⋯⋯⋯⋯⋯206
診療報酬⋯⋯⋯⋯⋯⋯40, 199, 255	飛沫感染⋯⋯⋯⋯⋯⋯104, 176, 218
スポンジタワシ⋯⋯⋯⋯⋯⋯⋯⋯⋯187	病室清掃⋯⋯⋯⋯⋯⋯⋯⋯170, 175
精神科⋯⋯⋯⋯⋯⋯⋯⋯⋯⋯⋯⋯195	病室配置⋯⋯⋯⋯⋯⋯⋯⋯⋯⋯206
清掃会社⋯⋯⋯⋯⋯⋯⋯⋯173, 192	標準予防策⋯⋯39, 50, 60, 84, 101, 120,
石けんボトル⋯⋯⋯⋯⋯⋯⋯⋯⋯192	160, 207, 235
セミクリティカル⋯⋯⋯⋯⋯⋯⋯⋯179	フィードバック⋯⋯15, 19, 26, 89, 237, 240
ゾーニング⋯⋯⋯⋯59, 80, 206, 253	フィットテスト⋯⋯⋯⋯⋯⋯⋯⋯⋯220

た

多剤耐性緑膿菌⋯⋯⋯⋯⋯⋯⋯⋯132	フェイスシールド⋯⋯⋯⋯⋯⋯98, 104
中水準消毒薬⋯⋯⋯⋯⋯⋯⋯⋯⋯181	ブリストルスケール⋯⋯⋯⋯⋯⋯⋯229
中性洗浄剤⋯⋯⋯120, 124, 174, 188	ベッド周り⋯⋯⋯⋯⋯⋯⋯⋯⋯⋯64

ま

腸内細菌目細菌⋯⋯⋯⋯⋯⋯⋯⋯189	水治療⋯⋯⋯⋯⋯⋯⋯⋯⋯⋯⋯201
手荒れ⋯⋯⋯⋯⋯⋯⋯⋯⋯⋯⋯91	水回り⋯⋯⋯⋯⋯⋯⋯⋯⋯69, 187
低水準消毒薬⋯⋯⋯⋯⋯⋯⋯⋯⋯180	メチシリン耐性黄色ブドウ球菌
ディスポーザブルタオル⋯⋯⋯⋯⋯115	⋯⋯⋯⋯14, 23, 89, 119, 202, 225, 247
低頻度接触面⋯⋯⋯⋯⋯⋯⋯⋯⋯176	面会⋯⋯⋯⋯⋯⋯⋯⋯⋯⋯⋯⋯83
電子カルテカート⋯⋯⋯⋯⋯⋯⋯80	

や

点滴調製台⋯⋯⋯⋯⋯⋯⋯⋯⋯66	薬剤師⋯⋯⋯⋯⋯⋯⋯⋯⋯⋯⋯12
トイレ⋯⋯⋯⋯⋯⋯⋯⋯⋯68, 90	薬剤耐性菌⋯⋯⋯⋯⋯24, 118, 201, 224
ドレッシング（被覆）材⋯⋯⋯75, 140, 155	薬物治療モニタリング⋯⋯⋯⋯⋯⋯227

な

ナースステーション⋯⋯⋯⋯⋯67, 80	ユーザーシールチェック⋯⋯⋯⋯52, 220
ニードルレスコネクタ⋯⋯⋯⋯⋯⋯150	輸液製剤⋯⋯⋯⋯⋯⋯⋯⋯⋯⋯75
入浴介助⋯⋯⋯⋯⋯⋯⋯⋯⋯⋯118	輸液ルート⋯⋯⋯⋯⋯⋯⋯149, 158
尿道留置カテーテル⋯⋯⋯⋯⋯77, 132	床⋯⋯⋯⋯⋯⋯⋯⋯⋯⋯⋯⋯173

ら

布タオル⋯⋯⋯⋯⋯⋯⋯⋯⋯⋯115	楽のみ⋯⋯⋯⋯⋯⋯⋯⋯⋯⋯⋯165
熱傷患者⋯⋯⋯⋯⋯⋯⋯⋯⋯⋯201	リネン⋯⋯⋯⋯⋯⋯⋯⋯⋯⋯⋯55
ノロウイルス⋯⋯⋯⋯⋯⋯⋯70, 225	リンクナース⋯⋯⋯⋯⋯⋯⋯28, 243
ノンクリティカル⋯⋯⋯⋯⋯⋯⋯179	臨床検査技師⋯⋯⋯⋯⋯⋯⋯⋯12

は

	レクリエーション⋯⋯⋯⋯⋯⋯⋯86

わ

排水口⋯⋯⋯⋯⋯⋯⋯⋯111, 202	ワクチン⋯⋯⋯⋯⋯⋯⋯⋯⋯⋯211
歯ブラシ⋯⋯⋯⋯⋯⋯⋯⋯⋯⋯163	
針刺し⋯⋯⋯⋯⋯⋯⋯⋯⋯⋯⋯76	
バンコマイシン耐性腸球菌⋯⋯⋯⋯⋯224	

このたびは本増刊をご購読いただき、誠にありがとうございました。編集部では、今後も皆様のお役に立てる増刊の刊行をめざしてまいります。読者の皆様のご要望、本書に関するご意見・ご感想など、編集部（e-mail：infection@medica.co.jp）までお寄せください。

INFECTION CONTROL
The Japanese Journal of Infection Control
ICT・ASTのための医療関連感染対策の総合専門誌

2025年春季増刊（通巻410号）
スタッフの疑問に対応できる

ダウンロードして使える指導セットつき
最新版 感染対策のQ&A 厳選集 56

2025年2月1日発行　第1版第1刷	**編　集**　深尾 亜由美（ふかお あゆみ）
	発行人　長谷川 翔
	編集担当　上野加苗　青木 海　細川深春　井奥享子
	編集協力　有限会社メディファーム
	印刷製本　三報社印刷株式会社
	発行所　株式会社メディカ出版

〒532-8588　大阪市淀川区宮原3-4-30ニッセイ新大阪ビル16F
（編集）tel 06-6398-5048
（お客様センター）tel 0120-276-115
（広告窓口／総広告代理店）株式会社メディカ・アド　tel 03-5776-1853
URL：https://www.medica.co.jp/
e-mail：infection@medica.co.jp

Printed and bound in Japan

● 無断転載を禁ず。
● 乱丁・落丁がありましたら、お取り替えいたします。
● 売上の一部は、各種団体への寄付を通じて、社会貢献活動に活用されています。
● 本誌に掲載する著作物の複製権・翻訳権・翻案権・上映権・譲渡権・公衆送信権（送信可能化権を含む）は株式会社メディカ出版が保有します。
● **JCOPY**〈（社）出版者著作権管理機構 委託出版物〉　本書の無断複写は著作権法上での例外を除き禁じられています。複写される場合は、そのつど事前に、（社）出版者著作権管理機構（電話 03-5244-5088、FAX 03-5244-5089、e-mail：info@jcopy.or.jp）の許諾を得てください。

定価（本体4,000円＋税）
ISBN978-4-8404-8618-7

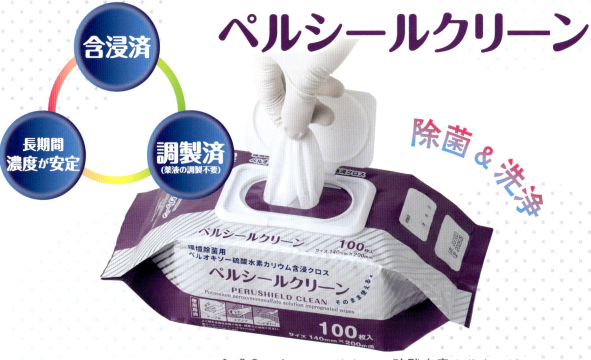

開封後すぐに使える
ペルオキソ一硫酸水素カリウム含浸クロス
ペルシールクリーン

- 含浸済
- 長期間濃度が安定
- 調製済（薬液の調製不要）

除菌 & 洗浄

ペルシールクリーンの主成分であるペルオキソ一硫酸水素カリウムは下記の感染予防に関するガイドラインに記載されています。

「*Clostridioides difficile* 感染対策ガイド（一般社団法人日本環境感染学会）」
「透析施設における標準的な透析操作と感染予防に関するガイドライン六訂版（日本透析医会）」
「手術医療の実践ガイドライン（手術医療の実践ガイドライン改訂第三版準備委員会［編］）」

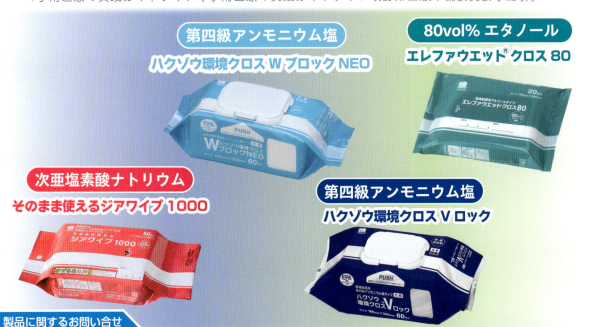

- 第四級アンモニウム塩 ハクゾウ環境クロスWブロックNEO
- 80vol% エタノール エレファウエッド®クロス80
- 次亜塩素酸ナトリウム そのまま使えるジアワイプ1000
- 第四級アンモニウム塩 ハクゾウ環境クロスVロック

製品に関するお問い合せ

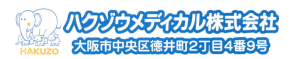

ハクゾウメディカル株式会社
大阪市中央区徳井町2丁目4番9号

お客様相談窓口 ☎ 0120-50-0451
（受付時間 9:00〜17:00 ※土・日・祝日・当社休業日を除く）
ホームページ https://www.hakuzo.co.jp/

CHG-E 消毒剤シリーズ

0.5%を超える（>0.5%）濃度のクロルヘキシジンアルコールは感染予防に関する下記のガイドラインで推奨されています。

- 血管内留置カテーテル関連感染予防のためのCDCガイドライン（2011年）
- 透析施設における標準的な透析操作と感染予防に関するガイドライン（六訂版）
- 国公立大学附属病院感染対策協議会「病院感染対策ガイドライン（改訂第5.1版）」

医療用医薬品 薬価基準未収載　　　外皮用殺菌消毒剤

クロルヘキシジングルコン酸塩エタノール液 1%R14mm綿棒セット「ハクゾウ」

1% クロルヘキシジングルコン酸塩液（80vol% エタノール含有）と綿棒を別ポケットで一体包装にした、塗布箇所がわかる色付きタイプの消毒用綿棒

14mm(綿径)1本入（薬液量2.5mL）
14mm(綿径)2本入（薬液量5.0mL）

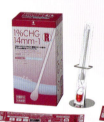
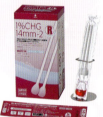

塗布箇所がわかる色付きタイプ

クロルヘキシジンの吸着が少ない綿棒を使用。濃度の低下がありません。

エタノール含浸綿での着色落としが可能！

医療用医薬品 薬価基準未収載　　　外皮用殺菌消毒剤

クロルヘキシジングルコン酸塩エタノール液 1%12mm 綿棒セット「ハクゾウ」
クロルヘキシジングルコン酸塩エタノール液 1%16mm 綿棒セット「ハクゾウ」

1% クロルヘキシジングルコン酸塩液（80vol% エタノール含有）と綿棒を別ポケットで一体包装にした消毒用綿棒

12mm(綿径)1本入（薬液量1.5mL）
12mm(綿径)2本入（薬液量3.0mL）
16mm(綿径)1本入（薬液量5.0mL）

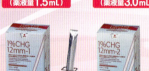

クロルヘキシジンの吸着が少ない綿棒を使用。濃度の低下がありません。

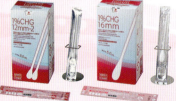

医療用医薬品 薬価基準未収載　　　外皮用殺菌消毒剤

クロルヘキシジングルコン酸塩エタノール液 1% 消毒布 4×4「ハクゾウ」

1% クロルヘキシジングルコン酸塩液（80vol% エタノール含有）を含浸させた2枚入の消毒布です。

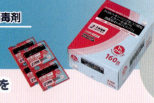

carell

排泄ケアを変革！
陰部洗浄から陰部清拭へ

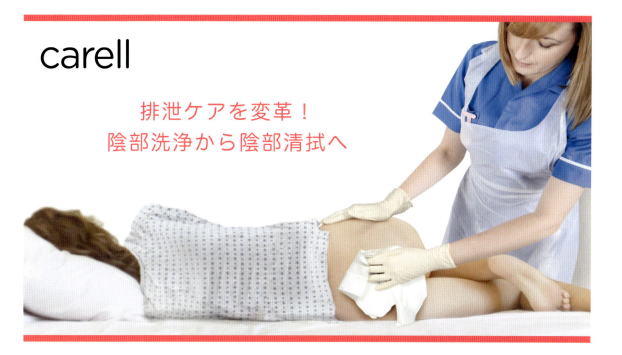

ケアエル

クレンジング保湿ワイプ

ケアエルは、失禁等の汚れの拭き取りから、
皮膚の **洗浄・保湿・保護** まで
ワンステップで行える
オールインワンタイプの陰部清拭用ワイプです。

- クレンジング成分配合
- 保湿 肌の乾燥を防ぎます
- 天然植物エキス配合

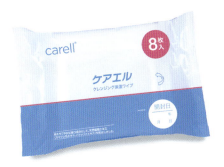

 軽い力でスルッと感動の汚れ落ち
保湿成分でドライスキンにも最適です

 尿や便などの体液から肌を守ります

 肌にやさしい弱酸性

■ 日本総代理店・総発売元
株式会社 モレーン コーポレーション

〒164-0003 東京都中野区東中野 5-1-1 ユニゾンモール 3F　Phone 03-5338-3911
www.moraine.co.jp

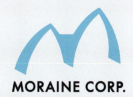
MORAINE CORP.

Moraine Complete Clean
モレーン・コンプリートクリーン

マニュアル除菌

高い洗浄効果と確実な除菌性能を
第三者機関で実証済みの除菌ワイプ

クリネル スポリサイダル
芽胞にも対応

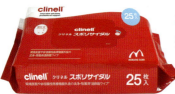

クリネル ユニバーサル
感染性胃腸炎を含む、
幅広い病原性微生物に対応

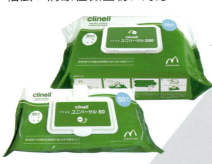

&

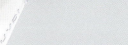

UVDI-GO
紫外線による
バンドル・アプローチ
広域除菌から
局所除菌まで

自動で高頻度接触面を
さらに高度に除菌可能な
UVC 照射ユニット

UVDI-360

自動除菌

- ◆ 芽胞を含む耐性菌を除菌（4 log リダクション、対象距離2.5m、5分）。
- ◆ 院内における臨床試験検証済み。
- ◆ 医療施設の環境表面から微生物を強力に除去。
- ◆ 接触予防策が必要な医療環境のターミナルクリーニングに最適。

■ 日本総代理店・総発売元
株式会社 モレーン コーポレーション
〒164-0003 東京都中野区東中野 5-1-1 ユニゾンモール 3F　Phone 03-5338-3911
www.moraine.co.jp

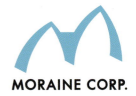
MORAINE CORP.